健康城市建设理论与实践研究

以贵阳市为例

主 编 张爱华 陈 霏 王 灏

U0345173

科学出版社

北 京

内 容 简 介

本书是在贵阳市委、市政府支持下，由贵州医科大学组织相关专家编写，全书在学习国内外健康城市建设与实践经验基础上，重点以贵阳市健康城市建设为实证，系统总结贵阳市健康城市建设过程中的实践经验，分析健康城市建设中的问题和启示，为促进健康城市建设提供参考和实践指导。本书分为五部分。第一部分以贵阳市为实证分析健康城市发展的基础与策略；第二部分重点介绍健康细胞建设路径与措施，并对健康细胞建设的经验进行总结和效果评估；第三部分探讨了贵阳市健康环境与可持续性发展所面临的挑战，并提出相应对策；第四部分对健康人群与健康服务中存在的问题进行分析，并提出对策建议；第五部分探讨了健康促进与健康文化发展模式。

本书可供公共卫生与预防医学、卫生健康事业管理学、医学人文学、城市建设等领域研究人员参考。

图书在版编目（CIP）数据

健康城市建设理论与实践研究：以贵阳市为例 / 张爱华，陈霏，王灏主编. —北京：科学出版社，2020.4
　ISBN 978-7-03-064830-3

　Ⅰ. ①健… Ⅱ. ①张… ②陈… ③王… Ⅲ. ①城市卫生-研究-贵阳
Ⅳ. ①R126

中国版本图书馆 CIP 数据核字（2020）第 062396 号

责任编辑：丁慧颖 / 责任校对：张小霞
责任印制：徐晓晨 / 封面设计：吴朝洪

科学出版社出版
北京东黄城根北街 16 号
邮政编码：100717
http://www.sciencep.com

北京建宏印刷有限公司 印刷
科学出版社发行 各地新华书店经销
*
2020 年 4 月第 一 版 开本：787×1092 1/16
2020 年 10 月第二次印刷 印张：13 3/4
字数：305 000
定价：78.00 元
（如有印装质量问题，我社负责调换）

《健康城市建设理论与实践研究
——以贵阳市为例》
编 委 会

组织编写单位

贵州医科大学贵州省卫生发展研究院
贵阳市爱国卫生运动委员会办公室
贵阳市卫生健康局

序　一

党的十九大报告提出，中国特色社会主义进入了新时代，我国社会主要矛盾已经转化为人民日益增长的美好生活需要和不平衡不充分的发展之间的矛盾。尽管处于不同情境下的人们对美好生活理解各有不同，但对每一个人而言，健康肯定是美好生活的重要方面，是"促进人的全面发展的必然要求""人全面发展的基础，关系千家万户幸福"。对全社会而言，保证人人健康可以提高国民素质，延长人力资本的使用时间和提高使用效率，避免疾病造成的直接和间接的经济损失，减少社会医疗费用的支出，使社会收入再分配能够向高层次需求和提高生活质量转移，有利于促进社会的良性循环和经济的快速发展，所以健康是"经济社会发展的基础条件"，是社会可持续发展的重要前提和要素。因此，实现国民健康长寿，是国家富强、民族振兴的重要标志，也是全国各族人民的共同愿望。

但是，仅认识到健康的重要性是远远不够的，仅靠科学证据和专家的说教来促进转换往往也难使改变发生。然而，我们很高兴地看到，在一切以人民为中心的新时代精神昭示下，为了全民健康和幸福，"政府主导，多部门协作，全社会参与"的"健康城市"策略已成为当今国家以及各地党委和政府的政治选择，通过"健康共治"来保障和促进人民的健康也已成为社会的共识。贵州省贵阳市于 2017 年专门出台了《关于坚持人民健康优先发展战略全力推进健康贵阳建设的实施意见》，将《贵阳市全国健康城市建设行动计划》作为附件一并印发；同年，贵阳市形成了"1+7"的建设模式，在市委、市政府隆重举行纪念爱国卫生运动 65 周年暨健康城市建设启动仪式，贵阳市健康城市建设正式启动。

为了正确地引导健康城市沿着科学的轨道顺利运行，贵阳市组织有关专家学者，以健康城市的核心价值观为指导，从多视角、多层面及多维度开展了贵阳健康城市需求评估，并据此制定了贵阳市健康城市规划。为了和全国各地有关专家分享他们的经验，将相关工作整理成了《健康城市建设理论与实践研究——以贵阳市为例》一书，我有幸提前浏览了全书。作者基于贵阳市自身的特点和发展规律，把健康城市建设和当地经济社会发展紧密结合，把健康城市建设与自身的历史和文化紧密结合，同时总结国际和国内其他健康城市建设中的经验，有理论，更有自身的实践体会，我想此书对其他城市尤其是经济不很发达的西部地区开展健康城市建设，很有参考和借鉴的价值，我很高兴能为此书作序。

　　开展健康城市建设，标志着我国在保障和促进人民健康的过程中，从健康是个人的责任和卫生部门的事，转向了健康是全社会的责任以及政治的选择和担当。我们有幸目睹这样的转变，并亲身参与其中。让我们大家一起努力，从我做起，从本单位和本部门做起，为了社会的可持续性发展，为建设我们美丽的家园、健康的星球而努力。

复旦大学健康传播研究所

序 二

党的十九大报告指出大力实施健康中国战略，强调"人民健康是民族昌盛和国家富强的重要标志"，切实将关注和重视人民群众健康上升至国家治理高度。同时，《"健康中国 2030"规划纲要》中又提出"深入推进健康城市健康村镇建设工作，为健康中国目标的实现奠定良好基础"。作为推动健康中国建设的重要举措和主要路径，健康城市建设在整个经济社会发展中具有举足轻重的地位。发挥政府主导作用是有效推动健康城市建设的重要基础，自 2016 年贵阳市被确定为全国健康城市建设试点以来，贵阳市委、市政府积极采取一系列务实举措，制定出台有效推进健康贵阳建设的规定，全力推动全市各项工作与全民健康深度融合，从政策层面切实保障健康城市试点工作有序进行。

拥有"全国文明城市""国家卫生城市""中国十大宜居城市""国家森林城市""中国避暑之都"等称号的贵阳市，风景优美、气候宜人。得天独厚的自然地理条件，加之作为贵州省省会，为贵阳市的健康城市建设奠定了良好基础。

当然，与发达地区相比，贵阳市作为西部地区健康城市建设试点，在实际建设过程中还面临诸多问题，例如：随着城市化和城镇化进程加快，群众对健康的需求不断释放，与健康需求相匹配的健康服务体系还不健全；群众健康素养水平仍需不断提高；人口的流动性增加，城市环境建设与管理机制尚不完善；高节奏的生活方式和工作模式下，健康文化的形成路径有待探索；老龄化社会背景下，如何为群众提供高效、便捷、可及又公平的卫生服务等问题仍较为突出，等等。一系列实际而又亟待解决的现实矛盾和存在的问题一定程度上阻碍和制约了贵阳市的健康城市建设。为高效推进贵阳市健康城市建设，贵阳市委、市政府联合贵州医科大学等高校、科研机构积极开展健康城市建设方面的理论研究工作，相继制定健康城市发展规划、构建健康细胞建设指标体系等方案，实地进行健康城市建设的干部培训和市民大讲堂工作，充分调动全社会力量共同促进健康贵阳建设，群策群力保障健康城市建设各项工作顺利实施。

该书是在贵阳市委、市政府及其爱国卫生运动委员会办公室的支持下，由贵州医科大学贵州省卫生发展研究院组织公共卫生与预防医学、卫生健康事业管理学、医学人文学、城市建设等相关领域的专家学者对贵阳市健康城市建设所进行的理论研讨，目的在于通过对贵阳市在健康城市建设进程中的实践探索和经验总结，构建形成契合西部地区发展实际的健康城市建设理论体系，以期为全国其他地区，尤其是西部欠发达地区的健康城市建设提供经验借鉴和措施参考。

贵州医科大学

前　言

　　健康城市建设是健康中国的重要基础和内容，既是目标，也是一个漫长探索和建设的过程。贵阳市于 2016 年 11 月被确定为全国 38 个健康城市建设试点之一以来，市委、市政府高度重视健康城市建设工作，成立贵阳市卫生与健康事业暨建设全国健康城市工作领导小组，出台了《关于坚持人民健康优先发展战略全力推进健康贵阳建设的实施意见》及配套文件，召开全市卫生与健康大会暨建设全国健康城市动员大会，推出了一系列健康城市建设的措施，还邀请全国知名专家教授来贵阳市进行指导，在全市范围内开展倡导健康城市建设的专题讲座、市民大讲堂，有力地推动了贵阳市健康城市建设工作的全面开展。

　　健康中国建设体现了人民群众对美好生活的愿望，健康城市建设是实现这一目标的路径之一。尽管全国爱国卫生运动委员会（全国爱卫会）为健康城市建设制定了相应评估指标，对健康城市建设提供了重要指导，但如何开展健康城市建设仍需要各地创新探索。贵阳市有"全国文明城市""国家卫生城市""中国十大宜居城市""国家森林城市""中国避暑之都"等称号，健康城市建设具有自身的优势和特点，但与其他发达地区相比，仍存在基础、理论指导和地域等方面的劣势。然而，健康城市建设本身就是不断创新和探索的过程，建设中的各项措施需要不断评估并及时调整。作为全国建设试点城市，不仅需要加强自身的能力建设，还需要在理论上创新和实践上的示范作用，以丰富和创新我国健康城市建设理论体系，为全国类似地区开展健康城市建设提供借鉴和参考。在此背景下，贵阳市委、市政府与贵州医科大学联合组织开展了健康城市建设的理论与实践的研究，由贵州医科大学、贵阳市爱卫会及相关单位的公共卫生、卫生事业管理、卫生经济学、卫生服务理论研究等相关领域的专家针对贵阳市的健康城市建设相关问题进行调查研究，对健康城市建设中取得的成绩、经验和问题进行总结，为进一步有序推进健康城市建设提供参考。

　　本书作为贵阳市健康城市建设的阶段性成果，其出版得到贵阳市委、市政府，贵州医科大学，贵阳市爱卫会的大力支持，在课题研究过程中得到贵阳市各地社区，以及贵阳市健康细胞建设单位的大力帮助和支持，尤其是众多基层工作人员在岗位中默默付出，为贵阳市健康城市建设做出的重要贡献也为本书的完成提供了基础，借此机会向他们表示崇高的敬意和衷心的感谢！由于我们的能力和水平有限，加之时间紧迫，书中难免存在不足，恳请同行专家及广大读者不吝赐教和指正。

编　者

目 录

第一部分 健康城市发展基础与策略

第二部分　健康细胞建设路径与措施

第三部分　健康环境与可持续性发展

第四部分　健康人群与健康服务

第五部分　健康促进与健康文化

第一部分

健康城市发展基础与策略

第一章 贵阳市健康城市建设发展现况分析

健康城市建设已成为国内外许多城市或地区应对经济、生态和人口问题，提升城市发展质量，改善城市形象的重要路径。近年来，贵阳市居民生活水平不断提高，人民群众对健康的多元化需求不断增强，健康城市建设正是顺应了社会的发展需求而推进的一项城市系统工程，其建设需要紧扣科学发展观和以人为本的理念，从城市的规划、建设到管理应全面贯彻"以人的健康为中心"的原则，把城市建设为健康环境、健康社会、健康人群、健康服务和健康文化相结合的有机整体。自贵阳市 2016 年入选全国首批 38 个健康城市建设试点城市以来，全市围绕健康城市建设要求，从政策支持、组织保障、打造特色、创新措施等方面开展了全方位建设活动。本研究以贵阳市健康城市建设基本现况为立足点，通过文献研究方法分析健康城市建设主要评价指标情况，探讨建设的工作成效及存在的主要问题，并开展相关对策思考，旨在为深入了解贵阳市健康城市建设的发展基础、促进健康城市建设发展提供参考。

一、贵阳市健康城市建设的背景

（一）推进过程

贵阳市是贵州省政治、经济、文化、科教、交通中心，西南地区重要的交通、通信枢纽，工业基地及商贸旅游服务中心。近些年来，贵阳市高度重视爱国卫生工作，持续稳步推进健康城市基础建设发展。在全市努力下，2011 年，获得"国家卫生城市"荣誉称号，2015 年，蝉联"国家卫生城市"，为健康城市的建设奠定了良好的先期条件。2016 年，全国爱卫会印发《关于开展健康城市健康村镇建设的指导意见》（全爱卫发〔2016〕5 号），提出"开展建设试点，形成可推广建设模式"的要求，全国 38 个"国家卫生城市（区）"作为全国健康城市建设首批试点纳入建设名单，其中贵阳市因具备"国家卫生城市"的建设基础顺利入围。为此，2017 年，贵阳市政府出台了《关于坚持人民健康优先发展战略全力推进健康贵阳建设的实施意见》，并印发《贵阳市全国健康城市建设行动计划》；同年，贵阳市形成了"1+7"的建设模式，在市委、市政府隆重举行了纪念爱国卫生运动 65 周年暨健康城市建设启动仪式，标志着贵阳市健康城市建设工作正式启动。

（二）组织管理

鉴于健康城市建设的组织保障需要，2017 年 3 月，贵阳市建立了由市委、市政府领导的贵阳市卫生与健康事业暨建设全国健康城市工作领导小组（图 1-1），下设指挥部，并设

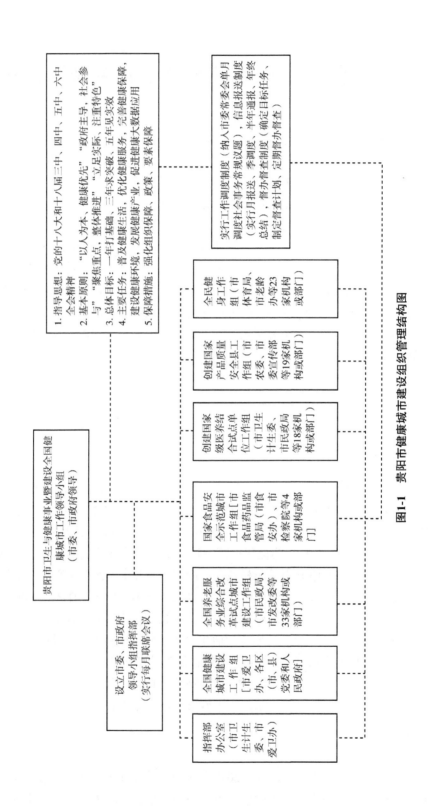

图1-1 贵阳市健康城市建设组织管理结构图

有 1 个办公室和 6 个建设工作组，其中办公室分设在市卫生计生委和市爱卫办，市卫生计生委负责牵头推进卫生与健康事业发展工作，市爱卫办负责牵头推进全国健康城市建设的统筹协调、督促推进等工作。办公室主要承担健康城市建设的日常管理、日常调度和组织工作，协调解决推进过程中的问题和困难，对重大问题和事项进行梳理汇总并报指挥部、领导小组研究。

二、贵阳市健康城市建设的基础优势

（一）健康环境持续改善

贵阳市近来把绿色生态理念贯穿到经济社会发展的全过程，良好的生态环境是贵阳市的基础优势，全市空气质量长期保持在较好的水平。数据显示，近五年全市环境空气质量优良天数占比平均为 93.16%，全天空气质量指数（AQI）≤100 的天数平均为 340 以上（表 1-1），贵阳市空气质量优于国内绝大多数大中型城市。除空气质量外，贵阳市主要健康环境指标均处于较好水平，如近五年饮用水水源地水质达标率全部为 100%，公共厕所设置密度持续提高，国家卫生县城（乡镇）占比稳步上升，生活垃圾无害化处理率（建成区）保持在 95% 以上。

表 1-1 2013～2017 年贵阳市健康城市建设主要指标分析

主要指标	口径范围	2013 年	2014 年	2015 年	2016 年	2017 年
环境空气质量优良天数占比（%）	市域	95.90	86.00	93.20	95.60	95.10
重度及以上污染天数	市域	0.00	0.00	0.00	1.00	0.00
全年空气质量指数（AQI）≤100 的天数	市域	351.00	314.00	340.00	350.00	347.00
全年空气质量指数（AQI）>200 的天数	市域	0.00	0.00	0.00	0.00	0.00
饮用水水源地水质达标率（%）	市域	100.00	100.00	100.00	100.00	100.00
公共厕所设置密度（座/千米²）	建成区	1.81	1.81	1.58	1.50	3.16
国家卫生县城（乡镇）占比（%）	市域	10.52	10.87	12.50	10.87	23.75
生活垃圾无害化处理率（%）	建成区	95.43	97.59	97.40	97.60	97.73
无害化卫生厕所普及率（农村）（%）	农村	—	30.67	82.60	61.07	68.28
人均公园绿地面积（米²）	建成区	15.47	15.47	14.22	16.18	17.70
城市人均体育场地面积（米²/人）	建成区	0.25	0.79	1.30	1.50	2.99
每千人拥有社会体育指导员（人）	市域	0.04	0.36	0.30	0.29	3.19
每万人口拥有公共卫生人员（人）	市域	2.10	5.40	5.32	5.80	9.34
每千人口医疗卫生机构床位（张）	市域	6.07	5.69	6.05	6.73	7.47
提供中医药服务的基层医疗卫生机构占比（%）	市域	5.11	4.36	4.66	60.83	96.38
卫生健康支出占财政支出的比重（%）	市域	3.43	5.33	5.69	7.00	7.30

（二）体育健身产业稳步发展

大力推进体育健身、养生养老等健康产业的发展是贵阳市健康城市建设的重要内容。贵阳市的体育健身、养老产业等指标稳步提升，数据显示贵阳市每千人拥有社会体育指导员从 2013 年的 0.04 人上升至 2017 年的 3.19 人，高于国内许多一二线城市。2017 年，贵阳市城市人均体育场地面积为 2.99 平方米，高于全国平均水平（1.66 平方米/人），亦高于北京、上海、广州等城市，已经实现 2020 年 2.5 平方米/人的预期建设目标。培育发展体育新产业、新业态、新模式已成为贵阳市现阶段发展的重要战略目标，全市在全民健身活动中心、社区健身中心、智能健身房等体育健身基础设施建设上稳步推进，人民大众体育健身的参与度不断提高。

（三）健康服务能力不断提升

2013～2017 年，全市卫生健康支出占财政支出的比重等指标呈逐年上升，医疗卫生服务资源稳步增加。到 2017 年，全市拥有卫生机构 3242 个，每千人口医疗卫生机构床位为 7.47 张；每万人口全科医生为 1.75 人；提供中医药服务的基层医疗卫生机构占比达到 96.38%；全市有公共卫生人员 3661 人，每万人口拥有公共卫生人员从 2013 年的 2.10 人提高至 2017 年的 9.34 人，儿童健康管理率为 92.65%、孕产妇系统管理率为 91.70%，公共卫生服务能力明显提高。

（四）全民健康水平稳步提高

各类健康指标持续改善。2017 年，全市人均期望寿命达到 74.86 岁。弱势群体健康保障得以加强，婴儿死亡率为 4.23‰，5 岁以下儿童死亡率为 5.65‰，孕产妇死亡率为 23.42/10 万。全市无甲类传染病疫情报告，乙类传染病总发病率为 218.93/10 万。城乡居民达到《国民体质测定标准》合格以上的比例达 90.18%。

（五）健康文化氛围逐渐形成

贵阳市将人民共建共享健康城市等健康内涵融入各项宣传活动中。2017 年各市、区（县）共投入建设资金 800 余万元，举办健康主题活动千余次；发布了贵阳健康城市的标志（LOGO）；开发了贵阳市健康细胞工程建设工作视频和健康细胞宣传动漫视频；不断提高媒体科普宣传水平，开办健康主题网站/主页 1 个，在电视台、广播电台、报纸、期刊设有健康栏目；全市经常参加体育锻炼的人口比例达到 51.85%，注册志愿者比例为 15.20%；全民健康的文化氛围逐渐形成。

三、贵阳市健康城市建设的发展机遇

（一）健康中国战略的政策导向支持

实施健康中国战略是提高人民健康水平、促进人民健康发展的重要战略安排，《"健康中国 2030"规划纲要》《健康中国建设规划（2016—2020 年）》《国务院关于实施健康中国行动的意见》等系列规划和意见的出台，为健康中国提供了政策指引。健康城市建设是实施健康中国的载体，是推进健康中国建设、全面建成小康社会的重要内容，使健康城市在建设过程中获得全方位、全要素的政策导向支持，保障贵阳市健康城市建设可以顺利实现。

（二）优越宜居环境的天然条件保障

良好的生态环境是贵阳市发展的"名片"，气候宜人，天气凉爽，空气清新，空气质量优良，森林覆盖率高，享有"森林之城，避暑之都"的美名，年平均气温 15.2℃，年平均相对湿度 77%，所处纬度属于人类居住的最佳纬度范围，海拔适中，平均海拔 1100 米。贵阳市在推进健康城市建设的过程中，将全国健康城市建设、全民健身、"一河百山千园"等七大行动计划融合，形成了独特的"1+7"建设模式，对于推进健康城市的建设提供了良好的基础条件。

（三）交通、旅游业快速发展

2017 年，贵阳机场通航点达到 102 个，其中国际通航点 18 个；全年各种运输方式完成旅客发送量 73361.48 万人，比上年增长 10.9%；四通八达的城市交通网络，丰富生态旅游文化资源，促进了旅游业高速发展，2017 年全市全年旅游总人数比上年增长 34.1%，旅游总收入比上年增长 34.7%，其中旅游外汇收入达 18562.96 美元，增长 134.9%，旅游业已成为贵阳市经济发展中的重要组成部分。2018 年贵阳市地铁 1 号线的正式运营，进一步助力贵阳市的发展。交通、运输、旅游业的迅速发展刺激了贵阳市经济发展水平的持续升温，主要经济指标呈快速上升趋势。

（四）大数据产业成为贵阳市发展新动力

近几年来，贵阳市的大数据产业飞速发展，初步构建了大数据核心、关联、衍生业产业链，实现了社区服务、教育、民政、社会保障、交通、扶贫、医疗、政务服务等 8 个试点领域 100 项以上服务；每年举行的国际大数据产业博览会暨全球大数据时代贵阳峰会、生态文明贵阳国际论坛、中国（贵州）国际酒类博览会、亚洲青年动漫大赛等国际性会议为贵阳的健康文化交流活动提供平台，进而不断提升贵阳形象，助力城市的发展。

四、贵阳市健康城市建设中存在的不足

随着城镇化进程加快，贵阳市健康城市发展的过程中也面临着诸多的困难，目前全市户籍人口城镇化率已经接近 75%且将继续提高，这同时也产生了生态维护、交通拥堵、人口密度提高、房价飙升、慢性病患病人数增多、卫生资源配置不均等建设上的问题，主要体现在以下几个方面。

（一）多部门共建协作的合力需进一步强化

贵阳市健康城市建设是由政府主导的多部门、多机构合作开展的协作管理模式。由于当前健康城市建设尚处于起步阶段，存在一部分机构或部门对全市健康城市建设的战略要

求和部署学习不够、理解不深，部分基层政策执行层未认识到健康城市建设的重要意义，对其认知度、认同度不高，甚至少数基层管理人员建设工作思维模式仍处于过去传统的"创卫"模式，其工作方法和工作思路较为固化，全市在多部门的健康城市协作尚未形成强大的合力和有效的动力，仍需进一步强化和提升。

（二）健康服务总体水平需进一步提升

随着公共卫生服务资金的不断投入，贵阳市基本公共卫生服务不断提升，贵阳市人群健康得到了前所未有的发展，期望寿命稳步提高，2017年，全市婴儿死亡率降低至4.23‰，孕产妇死亡率降低至23.43‰，再创历史新低，但与北京（婴儿死亡率2.29‰、孕产妇死亡率8.17‰），上海（婴儿死亡率3.71‰、孕产妇死亡率3.01‰），广州（婴儿死亡率1.73‰、孕产妇死亡率6.5‰）等国内发达地区健康城市试点城市相比仍存在一定差距。妇女儿童依然是重点保护对象，围生期、围产期疾病预防控制工作仍是今后医疗工作的重点。大健康产业、养老医疗服务等工作仍有较大发展空间，养老床位数与国家"十三五"的相关养老规划还有差距，养老院、养老公寓、养老地产等还有很大增量空间。

（三）健康城市评价监测体系需进一步完善

健康城市建设评价涉及多个机构或部门的监测工作，随着《2018年全国健康城市评价指标体系》的公布，部分指标需要再次摸底和调查采集。本研究组收集的相关评价监测指标也显示，贵阳市健康城市建设的部分指标缺失，如重大慢性病过早死亡率，18~50岁人群高血压患病率、肿瘤年龄标化发病率变化幅度、居民的健康素养水平、15岁以上人群吸烟率等，针对这些指标的稳定可持续的监测机制还尚未完善。在今后的建设工作中需进一步完善相关监测体系，保证相关评价指标长期、持续地进行监测。

（四）城乡居民健康素养、健康教育、健康文化的发展尚不平衡

近年来，贵阳市居民的健康关注度不断提升，健康教育全面推广，居民健康素养持续提升，健康文化氛围逐步形成。但城乡居民的健康素养、健康教育化发展总体上存在发展不平衡，且健康文化传播立体多元，数字化、网络化和共享性为最大特色，但信息芜杂，良莠并存。随着贵阳市群众健康需求不断提高和健康城市建设步伐的推进，需要不断缩小城乡居民的健康文化的差距，实现总体平衡。

五、思考与建议

（一）优化多部门协调机制，提升健康城市建设管理能力

随着政府管理职能机构和部门的调整，在现有工作机制框架下，进一步优化政府多部门协调机制，确保各机构、各部门职能发挥。同时，加强组织机构管理，强化基层政策执行者健康城市建设理论和实践培训工作，充分发挥其主观能动性，进一步增强健康城市建

设管理的分工协作效果。此外，进一步加强监督政策保障，将健康城市建设工作纳入相关机构或部门的年度考核内容，并制订相应的激励机制，不断推动贵阳市健康城市建设管理能力的稳步提升。

（二）维持良好的生态基础，进一步改善城市环境质量

生态文明城市建设是贵阳发展的必然选择，也是贵阳市健康城市建设需要体现的重要内容，贵阳市环境优良，在城市建设中，继续稳步开展生态文明示范城市建设，保持城市生态环境质量。坚守"发展"和"生态"两条底线是贵阳市城市发展根本要求，通过实施水体治理、山体整治、公园建设，持续提升生态环境质量，以大数据引领生态环境治理、监管、保障，逐步实现对生态环境的全面掌控，科学规划提升生态环境监管能力，构建大数据环境信息互联互通平台。以健康城市建设、农村环境综合治理，以及富美乡村建设和卫生创建为载体，开展综合治理，使生活垃圾无害化处理率、农村无害化卫生厕所普及率等指标进一步提升，争取到2020年建成全国生态文明示范城市，构建优质人居环境，为健康城市建设奠定良好生态基础。

（三）进一步完善社会保障体系，打造新型养老服务产业特色

不断提升公共服务水平，健全社会保障和构建公共安全保障体系，依然是健康社会建设中的重要内容。此外，随着老龄化的增长，养老产业已成为健康社会中必须重视发展的重要项目，在以居家养老、社区为依托、机构养老为主干的养老产业模式中，可与贵阳市得天独厚的生态环境、宜居环境发展新型养老服务产业，积极寻求具有地区特色的养老模式，如旅居养老、候鸟式养老，医联体结合等多种模式协同开展。

（四）加强重点人群健康服务工作，进一步提升居民健康素养水平

加强对儿童、孕产妇、老年人等重点人群的健康服务工作，完善健康服务保障机制和体系，优化健康服务模式。进一步完善市、县、乡、村四级妇幼健康服务网络，加强县级妇幼保健机构标准化建设，为广大妇女儿童提供全生命周期全程服务，加强妇女儿童健康管理，全面实施免费孕前优生健康项目，做好妇女儿童常见病、多发病的防治和监测。同时，强化健康促进工作，进一步提高居民健康素养总体水平，促进慢性病防控和社会资源的均衡分配，保障全体居民能获得公平、可及的健康服务。

（五）依托新理念优化路径，创新贵阳市健康城市建设模式

学习借鉴国内外健康城市建设的理论和实践经验，树立"大健康、大卫生、大服务、大共享"的新理念，将"健康贵阳"理念全面融入经济、社会发展的大格局中，促进自然生态保护、社会和谐及人的全面发展。提倡绿色出行，进一步优化建设路径，强化居民的主人翁意识，促使其积极主动地参与到健康城市建设中。充分利用好全媒体的宣传手段，多渠道开展健康文化活动，营造良好的健康氛围。在现有工作模式基础上，继续创新健康城市建设管理的模式，推动城市管理水平的进一步提升。

综上，贵阳市健康城市建设工作在保持良好生态基础上，继续依托"健康贵阳"战略理念，围绕"医、养、健、管、游、食"大健康全产业链，推动大健康产业与大数据、大生态、大旅游融合创新发展，加快把贵阳市建设成为全省大健康产业创新引领示范区，"健康中国"引领示范城市，高端健康服务集聚区、中医药产业化新高地、健康云产业孵化基地、康体养生养老首选地和以生态为特色的世界旅游名城，为中国的健康城市建设理论和实践提供参考。

（胡　瑾　杨　星）

参 考 文 献

贵阳市统计局，国家统计局贵阳调查队，2018. 2018 年贵阳统计年鉴. 北京：中国统计出版社

贵阳市统计局，国家统计局贵阳调查队，2017. 2017 年贵阳统计年鉴. 北京：中国统计出版社

贵阳市统计局，国家统计局贵阳调查队，2016. 2016 年贵阳统计年鉴. 北京：中国统计出版社

贵阳市统计局，国家统计局贵阳调查队，2015. 2015 年贵阳统计年鉴. 北京：中国统计出版社

贵阳市统计局，国家统计局贵阳调查队，2014. 2014 年贵阳统计年鉴. 北京：中国统计出版社

李宗阳，傅华，2007. 健康城市理论与实践. 北京：人民卫生出版社

苏智良，鲍宗豪，2018. 2017 年中国健康城市研究报告. 上海：上海教育出版社

王鸿春，2016. 北京健康城市建设研究报告（2016）. 北京：社会科学文献出版社

王鸿春，盛继洪，2017. 健康城市蓝皮书——中国健康城市建设研究报告（2017）. 北京：社会科学文献出版社

第二章　贵阳市健康城市建设评价指标体系构建及实证研究

健康城市建设评价指标体系对于引导和促进健康城市的建设具有重要作用。2018年4月，国家卫生健康委员会发布《全国健康城市评价指标体系（2018版）》，为全国各地健康城市的建设及评价提供了重要的指导性参考。贵阳市作为全国健康城市建设试点城市之一，正处于健康城市建设的关键时期，通过借鉴其他城市经验，形成一套适合本地区发展的评价指标对健康城市的建设具有重要价值。本研究于2018年8月至12月期间以《全国健康城市评价指标体系（2018版）》为基础框架，结合文献分析建立了预选指标体系，采用德尔菲法构建贵阳市健康城市建设评价指标体系，对14名专家进行了2轮专家咨询，同时结合贵阳市近3年数据对构建的指标进行了实证评价，旨在建立适合贵阳市发展实际的健康城市建设评价指标体系，为健康城市建设提供评价依据。

一、健康城市建设评价指标体系预选

（一）评价指标体系确立的原则

1. 绿色发展原则

坚持实施可持续发展战略，保护生态环境。

2. 以人为本原则

以人群长远发展需求、健康需求为主要评价要求。

3. 重要性原则

所选指标是公认的、重要的指标。

4. 可操作性原则

为提高评估指标的准确性，指标应尽可能量化。

5. 方向性原则

所构建指标要与国家健康城市建设评价体系契合，在《全国健康城市评价指标体系（2018版）》基础上进行构建。

（二）国内外相关地区健康城市建设指标体系概况

对世界卫生组织（WHO）、全国爱卫办以及北京、广州、上海、苏州等地健康城市指标体系进行对比显示，各种来源的评价指标范围主要集中于按照健康环境、健康社会、健康人群、健康服务等进行划分。《全国健康城市评价指标体系（2018版）》涵盖了健康环境、健康社会、健康服务、健康人群、健康文化5个一级指标，是全国各地区健康城市建设的重要参考评价体系；上海市指标体系包含健康生活、健康服务、健康保障、健康环境和健康产业5个一级指标；苏州市健康城市指标较多，共95条，主要分为健康核心、健康基本、健康发展指标三大块，见表2-1。

表 2-1　国内外 6 种健康城市评价指标体系情况

指标来源	主要指标	评价指标数量
WHO	健康环境、健康社会、健康人群、健康服务	32
全国爱卫办	健康环境、健康社会、健康服务、健康人群、健康文化	42
北京市	健康人群、健康服务、健康环境	35
广州市	健康人群、健康服务、健康环境、健康社会、健康民意	34
上海市	健康生活、健康服务、健康保障、健康环境、健康产业	47
苏州市	健康核心、健康基本、健康发展	95

（三）贵阳市健康城市建设评价预选指标及领域分解

按照评价指标体系确立的原则，为保证本地区健康城市建设评价指标与全国各地区建设方向的总体一致性，预选指标以《全国健康城市评价指标体系（2018版）》为基础参考，同时结合贵阳市生态文明建设实际、健康城市建设的进展状况、区域内健康城市建设特色等因素，初步构建由5个一级指标（健康环境、健康社会、健康服务、健康人群、健康文化），30个二级指标，81个三级指标形成的树状结构的预选指标体系。指标的领域分解情况如下：

1. 健康环境因素

包括空气质量、水质、垃圾废物处理、厕所、绿化、噪声、其他相关环境因素共7个二级指标及20个三级指标。为体现本地区生态优先、绿色发展的特色，本部分相较于其他指标体系，纳入的指标更多，对健康环境的评估和考核要求更高。

2. 健康社会因素

包括社会保障、就业、经济、健身活动、职业安全、食品安全、文化教育、养老、交通、控烟、健康细胞工程共11个二级指标及23个三级指标。

3. 健康服务因素

包括精神卫生管理、妇幼卫生服务、老年人管理、慢性病管理、居民健康管理、卫生资源共 6 个二级指标及 20 个三级指标。

4. 健康人群因素

包括健康水平、传染病和慢性病共 3 个二级指标及 12 个三级指标。

5. 健康文化因素

健康文化领域的相关指标可获得性均不理想，考虑与全国指标体系保持一致，选择了健康素养、健康行为、健康氛围共 3 个二级指标及 6 个三级指标。

二、德尔菲法专家咨询

（一）咨询专家基本情况

本研究共进行了二轮专家咨询，专家年龄在 30～49 岁；学历分布，本科 4 人、硕士 7 人、博士 3 人；专业领域分布，从事健康管理研究工作 3 人，公共卫生管理工作 5 人，爱国卫生管理工作 4 人，城市建设管理工作 2 人。专家权威程度用权威系数 Cr 表示，由专家对指标的判断依据（Ca）、专家对指标的熟悉程度（Cs）的算术平均数计算得出，公式：$Cr=（Ca+Cs）/2$。一般认为 $Cr \geqslant 0.7$，则调查结果具有参考价值，本次调查专家权威系数为 0.78；专家意见协调程度用指标的重要性评价的变异系数 CV 以及 Kendall 协调系数 W 进行表示，重要性评价变异系数 CV 范围为 0.00～0.24、0.00～0.35，协调系数分别为 0.467（$\chi^2=453.626$，$P<0.01$）、0.353（$\chi^2=233.121$，$P<0.01$）。

（二）第一轮专家咨询结果

第一轮咨询对指标的重要性、可获得性进行了评价，重要性按照非常重要、很重要、一般、不太重要、根本不重要进行评判，可获得性按非常好、很好、一般、不太好、根本不好进行评判，赋值依次为 5、4、3、2、1 分。汇总意见后分别计算各指标重要性和可获得性的等级和、算术均值、满分频率（%）、变异系数等，对可操作性低于 3 分或重要性低于 4 分、变异系数小于 0.25、等级和以及满分频率较低的指标，经分析讨论后进行取舍，另外根据专家提出的意见对指标进行修改或补充。经第一轮专家咨询，共剔除 24 个指标。另外，从专家意见中，增加了 3 个指标，最终形成第二轮专家咨询指标，其中一级指标 5 个、二级指标 26 个、三级指标 60 个。

（三）第二轮专家咨询结果

经第二轮咨询后城市可吸入颗粒物年均浓度、居民垃圾分类参与率、城市公共交通出行比率这 3 个指标可操作性较低，均根据专家意见筛除。同时，建成区绿化覆盖率、城镇居民人均可支配收入、农村居民人均可支配收入这 3 个指标因重要性低于 4 分而被筛选掉。而每千人拥有社会体育指导员人数及注册志愿者比例两个指标虽经专家咨询后评估其重要性低于 4 分，因其属于全国评价体系指标，经研究小组讨论后未予以剔除。最终，经两轮咨询后，形成了贵阳市健康城市建设评价指标体系，其中一级指标 5 个、二级指标 25 个、三级指标 54 个（表 2-2）。

表 2-2　贵阳市健康城市建设评价指标体系及权重

一级指标	权重	二级指标	权重	三级指标（单位）	权重
健康环境	0.2581	1 空气质量	0.0554	1 环境空气质量优良天数占比（%）	0.0195
				2 重度及以上污染天数（天）	0.0186
				3 二氧化硫浓度（$\mu g/m^3$）	0.0173
		2 水质	0.0599	4 生活饮用水水质达标率（%）	0.0205
				5 集中式饮用水水源地达标率（%）	0.0205
				6 城市生活污水集中处理率（%）	0.0189
		3 垃圾废物处理	0.0192	7 城市生活垃圾无害化处理率（%）	0.0192
		4 厕所	0.0343	8 公共厕所设置密度（座/千米^2）	0.0173
				9 农村无害化卫生厕所普及率（%）	0.0170
		5 绿化	0.0360	10 人均公园绿地面积（米^2）	0.0180
				11 森林覆盖率（%）	0.0180
		6 噪声	0.0186	12 区域环境噪声平均值（昼间）[dB（A）]	0.0186
		7 其他环境	0.0347	13 国家卫生县城（乡镇）占比（%）	0.0158
				14 病媒生物密度控制水平（%）	0.0189
健康社会	0.2256	8 社会保障	0.0362	15 基本医保住院费用实际报销比（%）	0.0189
				16 城镇居民最低生活保障标准（元）	0.0173
		9 就业	0.0170	17 城镇登记失业率（%）	0.0170
		10 健身活动	0.0327	18 城市人均体育场地面积（米^2）	0.0173
				19 每千人拥有社会体育指导员人数（人）	0.0154
		11 职业安全	0.0183	20 职业健康检查覆盖率（%）	0.0183
		12 食品安全	0.0176	21 食品抽样检验 3 批次/千人（批次/千人）	0.0176
		13 文化教育	0.0359	22 学生体质监测优良率（%）	0.0176
				23 财政支出中教育支出所占比例（%）	0.0183
		14 养老	0.0170	24 每千名老年人口拥有养老床位数（张）	0.0170
		15 健康细胞工程	0.0509	25 健康社区、健康村覆盖率（%）	0.0254
				26 健康学校覆盖率（%）	0.0255
健康服务	0.2367	16 精神卫生管理	0.0170	27 严重精神障碍患者规范管理率（%）	0.0170
		17 妇幼卫生服务	0.0570	28 儿童健康管理率（%）	0.0186
				29 孕产妇系统管理率（%）	0.0189
				30 儿童免疫规划接种率（%）	0.0195
		18 居民健康管理	0.0173	31 居民健康档案建档率（%）	0.0173
		19 卫生资源	0.1454	32 基层医疗卫生机构标准化建设达标率（%）	0.0180
				33 每千人口执业（助理）医师数（人）	0.0186
				34 每千人口注册护士数（人）	0.0183

续表

一级指标	权重	二级指标	权重	三级指标（单位）		权重
				35	每万人口全科医生数（人）	0.0183
				36	每万人口拥有公共卫生人员数（人）	0.0186
				37	每千人口医疗卫生机构床位数（张）	0.0180
				38	提供中医药服务的基层医疗卫生机构占比（%）	0.0167
				39	卫生健康支出占财政支出的比重（%）	0.0189
健康人群	0.1901	20 健康水平	0.1175	40	人均预期寿命（岁）	0.0189
				41	婴儿死亡率（‰）	0.0199
				42	5 岁以下儿童死亡率（‰）	0.0199
				43	孕产妇死亡率（1/10 万）	0.0199
				44	达到《国民体质测定标准》合格以上人数比例（%）	0.0194
				45	出生缺陷发生率（%）	0.0195
		21 传染病	0.0195	46	甲乙类传染病发病率（1/10 万）	0.0195
		22 慢性病	0.0531	47	重大慢性病过早死亡率（%）	0.0177
				48	18～50 岁人群高血压患病率（%）	0.0168
				49	肿瘤年龄标化发病率变化幅度（%）	0.0186
健康文化	0.0895	23 健康素养	0.0186	50	居民健康素养水平（%）	0.0186
		24 健康行为	0.0372	51	15 岁以上人群吸烟率（%）	0.0189
				52	经常参加体育锻炼人口比例（%）	0.0183
		25 健康氛围	0.0337	53	媒体健康科普情况	0.0183
				54	注册志愿者比例（%）	0.0154

（四）指标体系及其权重确定

本研究采用等级和法计算指标的权重系数。等级和法是对同一层次的指标按照专家评价的结果进行重要性排序，计算公式为

$$S_j = \sum_{i=1}^{n} B_i N_i$$

式中，S_j 表示第 j 个指标的等级分总和；j 表示被评价的指标数；i 表示评价的等级数；B_i 表示排在第 i 等级的得分；N_i 表示某指标在第 i 等级的专家打分频数。

权重系数为

$$KB_j = \frac{S_j}{N \sum_{i=1}^{n} B_i}$$

式中，KB_j 表示第 j 个指标的权重系数，N 表示全部参与评价的专家总数。

（五）与《全国健康城市评价指标体系（2018 版）》的比较

本研究构建的适用于贵阳市健康城市建设评价的指标体系，涵盖了《全国健康城市评价指标体系（2018 版）》42 个三级指标中的 41 个指标（健康企业覆盖率暂未纳入），并在

此基础上增加了 13 个评价指标（表2-3）。

表 2-3　本研究构建指标体系与全国健康城市评价指标体系比较

全国健康城市评价指标体系（2018 版）			贵阳市健康城市评级指标体系相比全国体系的主要变化
一级指标	二级指标	三级指标	
健康环境	空气质量	环境空气质量优良天数占比	增加了二氧化硫浓度、城市生活污水集中处理率、森林覆盖率、区域环境噪声平均值（昼间）4 个指标
		重度及以上污染天数	
	水质	生活饮用水水质达标率	
		集中式饮用水水源地达标率	
	垃圾废物处理	城市生活垃圾无害化处理率	
	其他环境	公共厕所设置密度	
		农村无害化卫生厕所普及率	
		人均公园绿地面积	
		国家卫生县城（乡镇）占比	
		病媒生物密度控制水平	
健康社会	社会保障	基本医保住院费用实际报销比	增加城镇居民最低生活保障标准、城镇登记失业率、财政支出中教育支出所占比例 3 个指标，未纳入健康企业覆盖率指标
	健身活动	城市人均体育场地面积	
		每千人拥有社会体育指导员人数	
	职业安全	职业健康检查覆盖率	
	食品安全	食品抽样检验 3 批次/千人	
	文化教育	学生体质监测优良率	
	养老	每千名老年人口拥有养老床位数	
	健康细胞工程	健康社区覆盖率	
		健康学校覆盖率	
		健康企业覆盖率	
健康服务	精神卫生管理	严重精神障碍患者规范管理率	增加儿童免疫规划接种率、居民健康档案建档率、基层医疗卫生机构标准化建设达标率、每千人口执业（助理）医师数、每千人口注册护士数 5 个指标
	妇幼卫生服务	儿童健康管理率	
		孕产妇系统管理率	
	卫生资源	每万人口全科医生数	
		每万人口拥有公共卫生人员数	
		每千人口医疗卫生机构床位数	
		提供中医药服务的基层医疗卫生机构占比	
		卫生健康支出占财政支出的比重	
健康人群	健康水平	人均预期寿命	增加了出生缺陷发生率 1 个指标
		婴儿死亡率	
		5 岁以下儿童死亡率	
		孕产妇死亡率	
		达到《国民体质测定标准》合格以上的人数比例	
	传染病	甲乙类传染病发病率	
	慢性病	重大慢性病过早死亡率	
		18～50 岁人群高血压患病率	
		肿瘤年龄标化发病率变化幅度	

续表

全国健康城市评价指标体系（2018 版）			贵阳市健康城市评级指标体系相比全国体系的主要变化
一级指标	二级指标	三级指标	
健康文化	健康素养	居民健康素养水平	未增加指标
	健康行为	15 岁以上人群吸烟率	
		经常参加体育锻炼人口比例	
	健康氛围	媒体健康科普情况	
		注册志愿者比例	

三、指标体系实证应用分析

根据构建的指标体系，本项目选取了 2015～2017 年贵阳市健康城市建设的相关基础数据进行实证分析，鉴于相关基础数据及其各年度的完整性，从本次构建的评价指标体系中遴选了 39 个指标对贵阳市 2015～2017 年的健康城市状况进行实证评分，见表 2-4。

相关指标按照公式进行标准化，为了同样用于评价计算，均采用归一法对原始数据进行标准化处理，公式如下

$$P_i = \frac{X_i - X_{\min}}{X_{\max} - X_{\min}} \quad \text{或} \quad P_i' = \frac{X_i - X_{\max}}{X_{\min} - X_{\max}}$$

式中，X_i 为某一参评指标原始值，$X_{\min}$ 为某一参评指标结果中最小值，$X_{\max}$ 为某一参评指标结果中最大值，P_i 为参评指标标准化值，当原值数据越大评价越好时运用 P_i 公式，而当原值数据越小越好时运用 P_i' 公式。以各指标标化后数值乘以各指标权重得到每年度各指标得分，各指标得分之和即为各年度城市健康水平评价标准化得分。

表 2-4　贵阳市 2015～2017 年城市健康状况评价实证结果

指标序号	评价指标	标化后得分		
		2015 年	2016 年	2017 年
1	环境空气质量优良天数占比	0.0000	0.0250	0.0195
2	重度及以上污染天数	0.0186	0.0000	0.0186
3	二氧化硫浓度	0.0000	0.0173	0.0173
4	生活饮用水水质达标率	0.0000	0.0000	0.0205
5	集中式饮用水水源地安全保障达标率	0.0000	0.0000	0.0000
6	城市生活污水集中处理率	0.0000	0.0084	0.0189
7	生活垃圾无害化处理率	0.0168	0.0000	0.0192
8	公共厕所设置密度	0.0008	0.0000	0.0173
9	无害化卫生厕所普及率（农村）	0.0000	0.0047	0.0170
10	人均公园绿地面积	0.0030	0.0180	0.0000
11	森林覆盖率	0.0000	0.0057	0.0180
12	区域环境噪声平均值（昼间）	0.0093	0.0000	0.0186
13	国家卫生县城（乡镇）占比	0.0020	0.0000	0.0158

续表

指标序号	评价指标	标化后得分		
		2015年	2016年	2017年
14	基本医保住院费用实际报销比	0.0000	0.0000	0.0189
15	城镇居民最低生活保障标准	0.0000	0.0141	0.0173
16	城镇登记失业率	0.0000	0.0170	0.0170
17	城市人均体育场地面积	0.0000	0.0020	0.0173
18	每千人拥有社会体育指导员人数	0.0001	0.0000	0.0154
19	每千名老年人拥有养老床位数	0.0000	0.0088	0.0170
20	严重精神障碍患者规范管理率	0.0000	0.0048	0.0170
21	儿童健康管理率	0.0000	0.0138	0.0186
22	孕产妇系统管理率	0.0187	0.0189	0.0000
23	儿童免疫规划接种率	0.0000	0.0012	0.0195
24	每千人口执业（助理）医师数	0.0000	0.0040	0.0186
25	每千人口注册护士数	0.0000	0.0008	0.0183
26	每万人口全科医生数	0.0000	0.0107	0.0183
27	每万人口拥有公共卫生人员数	0.0000	0.0022	0.0186
28	每千人口医疗卫生机构床位数	0.0000	0.0101	0.0180
29	提供中医药服务的基层医疗卫生机构占比	0.0000	0.0102	0.0167
30	卫生健康支出占财政支出的比重	0.0000	0.0154	0.0189
31	人均预期寿命	0.0000	0.0095	0.0189
32	婴儿死亡率	0.0000	0.0167	0.0199
33	5岁以下儿童死亡率	0.0000	0.0145	0.0199
34	孕产妇死亡率	0.0000	0.0199	0.0117
35	城乡居民达到《国民体质测定标准》合格人数比例	0.0000	0.0075	0.0194
36	甲乙类传染病发病率	0.0000	0.0097	0.0195
37	经常参加体育锻炼人口比例	0.0000	0.0011	0.0183
38	媒体健康科普情况	0.0000	0.0000	0.0000
39	注册志愿者比例	0.0000	0.0050	0.0154
	合计得分	0.0692	0.2971	0.6291

对2015～2017年贵阳市部分健康城市建设评价指标进行实证分析显示，2015～2017年贵阳市健康城市指标评价总得分逐年升高，见图2-1。

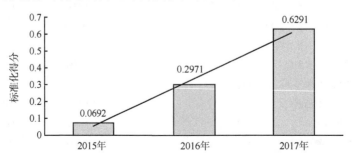

图2-1　2015～2017年贵阳市健康城市建设评价标准化得分变化

四、思考与建议

（一）指标体系对区域健康城市建设发展的指导意义

1. 契合贵阳市健康城市理念，具备地区评价特色

《全国健康城市评价指标体系（2018 版）》的构建强调健康城市建设应当秉持"大卫生、大健康"理念，实施"把健康融入所有政策"策略，坚持"共建共享"，发挥政府、部门、社会和个人的责任，共同应对城市化发展中的健康问题。贵阳市生态环境基础相对全国其他地区有自身的优势。作为全省唯一获批建设全国生态文明示范城市的贵阳市，在建设生态文明方面起步早、动作大、效果好，在建设健康城市的过程中，生态文明建设将是其中的重要内涵建设点。因此，本课题组在构建贵阳市健康城市建设评价指标体系时，除保留《全国健康城市评价指标体系（2018 版）》指标外，为突出贵阳市生态环境特色、城市文明特色等，在本指标体系中进一步强化了绿色、森林覆盖等指标，以体现贵阳市生态环境特色，这些指标的构建与贵阳市生态文明建设目标理念相契合。

2. 为健康城市可持续发展提供科学、客观的评价依据

健康城市建设是一项复杂的系统工程，涉及政治、经济、社会、医疗、卫生等诸多领域的要素。通过实证研究分析，结合贵阳市现有相关基础数据，本指标体系对本地区近 3 年健康城市评价指标的评分持续向好，指标对于本地区健康城市建设具有科学、客观的评价价值。本指标体系的建立，相关评价结果可为准确评价贵阳市健康城市建设的客观情况提供参考，在指标体系评价的基础上，可进一步认识健康城市建设现状，发现相关问题，挖掘相关特色和发展潜力。

（二）主要建议

1. 进一步优化组织协调管理体系，完善健康城市建设发展的机制保障

健康城市建设中相关部门间的协作，是健康城市建设发展的组织机构保障。一方面要重视组织保障指标的落实。各部门平时各司其职，且大部分健康城市创建相关部门之间系横向关系，协调力度弱。而健康城市建设涉及面广，需要相关部门之间加强合作，这需要进一步完善领导协作机制，强化部门间的协作。另一方面要注意政府、卫生行政部门与高校研究机构协作，这样既保证在健康城市建设推进中有理论支持和技术指导，也有组织、机制和实践活动措施落实。

2. 加强相关基础数据的监测管理，为健康城市发展提供评价支撑

可操作性是本课题组在进行专家咨询过程中指标评价的一个重要角度和筛选标准，每一个类型指标的可获得性、可持续性等是此指标能否作为健康城市建设评价的重要参考。

在进行指标体系实证研究过程中，本课题组对相应指标的收集、分析发现，涉及相关指标的机构和管理部门对相关信息和数据的可持续监测和有效管理将是健康城市建设及时评估、评价的必然基础要求，也是改进健康城市建设方式的基础依据。因此，在健康城市建设过程中，相关职能机构和部门应进一步加强基础性信息统计工作，做好健康城市建设相关基础信息和数据的可持续监测和管理。

3. 结合健康城市评价指标体系，创新考评方式，推动健康城市建设发展

健康城市建设评价指标体系构建的重要目的包括对地区健康城市建设进行及时的考评，如何更好地利用健康城市建设评价指标体系的评估、评价和监督作用，进一步在本地区创新针对健康城市相关管理机构、业务部门的考评机制和方式，将是接下来健康城市建设过程中的关键举措和手段。只有结合指标体系进行定量考评，较好地展现指标的具体完成情况，并不断创新考评方式，及时根据建设实际适当更新指标体系，才能推动整个健康城市建设的可持续发展。

（杨 星）

参 考 文 献

广州市人民政府，2013. 广州市人民政府办公厅关于印发广州市建设健康城市规划（2011—2020年）的通知（穗府办〔2013〕1号）. [2018-11-13]. http://www.gz.gov.cn/gkmlpt/content/4/4436/post_4436173.html

罗勇，2011. 中国健康城市发展现状、问题及对策. 中国公共卫生，27（10）：1229-1230

全国爱国卫生运动委员会，2018. 全国爱卫会关于印发全国健康城市评价指标体系（2018版）的通知（全爱卫发〔2018〕3号）. [2018-10-11]. http://www.nhc.gov.cn/jkj/s5899/ 201804/fd8c6a7ef3bd41aa9c24e978f5c12db4.shtml

王玉梅，杨雄，2018. 健康上海绿皮书（2018）. 上海：上海人民出版社

温秋月，卢东民，姜宝荣，等，2018. 我国城市健康城市指标体系的系统评价. 中国循证医学杂志，18（6）：617-623

于海宁，成刚，徐进，等，2012. 我国健康城市建设指标体系比较分析. 中国卫生政策研究，5（12）：30-33

翟羽佳，郭俊，尤海菲，等，2014. 国际健康城市计划的理论与实践. 医学与哲学，35（7）：50-53

第三章　爱国卫生运动发展与贵阳市健康城市建设的融合关系

建设健康城市是着力保障改善民生的重要内容，是深化爱国卫生运动、提高全体市民健康水平的关键举措。在过去60多年的爱国卫生运动中，贵阳市委、市政府高度重视各时期爱国卫生工作，深入开展爱国卫生运动，常态化推进卫生城市、健康城市建设工作，逐步在完善城市规划、建设和管理，改善自然环境、社会环境、生活环境等方面取得巨大成绩。在爱国卫生运动的背景下，进一步向实现城市建设与健康协调发展的方向努力。本章通过收集《贵阳市志》《贵阳市创建全国文明城市工作志》《贵阳市创建国家卫生城市工作志》《贵阳年鉴》和贵阳市人民政府以及贵阳市爱国卫生运动委员会办公室等官方网站资料，对贵阳市从新中国成立后至今各时期组织开展的爱国卫生运动进行汇总、整理和分析，总结爱国卫生运动经验，推进其在健康城市建设中的融合。

一、爱国卫生运动的背景

新中国成立之初，祖国大地满目疮痍，百废待兴，特别是当时医疗条件落后，老百姓缺医少药，卫生习惯较差，城乡医疗卫生条件和环境恶劣，天花、鼠疫、血吸虫病等地方疾病、传染疾病泛滥。1952年春，在抗美援朝战争中，美国对朝鲜和中国发动了细菌战争，毛泽东同志发出号召："动员起来，讲究卫生，减少疾病，提高健康水平，粉碎敌人的细菌战争"。随后，在中央防疫委员会的领导下，各地迅速掀起群众性卫生运动的新高潮，即"除四害运动"，人们把这项群众运动称之为"爱国卫生运动"，不仅受到全国上下的一致拥护和参与，而且获得国际上的赞誉。在社会主义革命和社会主义建设的各个历史时期，爱国卫生运动显示出它"移风易俗，改造国家"的伟大作用，取得了丰硕的成果。

1952年12月，中央防疫委员会改名为中央爱国卫生运动委员会。第二届全国卫生工作会议上，在新中国卫生工作方针"面向工农兵，预防为主，团结中西医"中，增加了"卫生工作与群众运动相结合"，成为四大工作方针。从此，爱国卫生运动一直是我国卫生事业一个重要组成部分。

二、解放初期贵阳市爱国卫生运动的发展与成果

新中国成立后不久，贵阳市委、市政府即组织人力、物力、财力，协调各方面组织专

业队伍与群众卫生运动相结合。1953 年，贵阳市就成立了爱国卫生运动委员会，同时，各区县也相应成立地方爱国卫生运动委员会。到 20 世纪 50 年代中期，各区街道办事处、乡镇、企事业等单位，都普遍建立了爱国卫生运动委员会或领导小组，也专门成立了贵阳市除害灭病指挥部。从 20 世纪 50 年代初期，以除害灭病为中心的爱国卫生运动，在不同时期和不同地区，针对严重危害人民健康的主要疾病和致病因素，确定不同内容和不同重点，取得了多项成果。

（一）群众广泛参与"除四害"，爱国卫生运动成效显著

"苍蝇蚊虫传疾病，老鼠麻雀偷食粮。六万万人民齐上阵，一定要把它们消灭光！"1953 年，"除四害"运动开展，很快形成了爱国卫生运动的高潮。贵阳市开阳县爱卫活动层层发动群众消灭虱子、跳蚤、臭虫、蚊蝇、老鼠，清理垃圾 30.08 万斤，疏通阴沟 4605 米。之后，又成立"除四害"指挥部，发动群众"除四害"、讲卫生，全县陆续又清除垃圾 3.15 万吨，疏通阴沟、阳沟 89.94 万米，灭鼠 44.23 万只，改良厕所 3267 个。1959 年夏秋，贵阳市花溪区组织 10 万人的队伍掀起围剿"四害"的群众运动高潮，组织专业队伍深入农村、厂矿、学校进行三大寄生虫病和性病调查，至 1960 年，全区基本消灭钩虫、丝虫和疟疾传播媒介——中华按蚊。

（二）开展各项卫生整治活动，显著改善人居环境

1. "清河"行动，保卫碧水清流

20 世纪 50 年代，市西河、贯城河水流量并不大，但由于市民卫生习惯不好，市政设施缺乏，大量生活污水被直接排入河中，沿河倾倒的各种生活垃圾和建筑废料等致使两河一度变成臭气熏天的"污水河"。贵阳人的母亲河——南明河，也由于垃圾倾倒，工业与生活污水排入，污染十分严重。为改变这种状况，控制传染病的流行，贵阳市的爱国卫生运动围绕大力整顿环境卫生，以贯城河、南明河、市西河三条河流为整治重点，开展突击卫生整治活动。通过这些整治活动，清除了积存多年的垃圾，疏通沟渠、铲除杂草，治理了蚊蝇滋生的场地。据不完全统计，1950～1956 年，贵阳市累计清河流除垃圾近 20 万吨，仅 1956 年一年时间，就消灭老鼠 25 万多只。

2. 院落治理，改善街巷卫生

在二十世纪五六十年代，贵阳市多数群众居住条件差，加之以往卫生突击运动多注重"大环境"，对街巷院落，尤其深藏在小胡同里面的卫生状况就很少集中进行治理，导致一些巷道"藏污纳垢"、环境很差。部分污水沟长年失修堵塞，一些院落连基础的排水沟都没有，污水横流，不少街巷无垃圾堆放清运点，垃圾随地乱倒。针对这种状况，贵阳市爱卫会提出，搞好街巷、院落、室内卫生的要求，同时建立了"街巷一日一小扫、三日一大扫""院落每户每日轮流扫""污水沟随时疏通""不乱泼污水""不随地倾倒垃圾"等卫生制度，并定期检查制度执行情况。经过数年坚持不懈的治理，贵阳市区的街巷、院落环境卫生有了很大改观，河坎街还被中央爱卫会授予了"全国卫生模范街道"光荣称号。

3. 培养个人卫生意识，改变落后的卫生观念

新中国建立初期，由于旧社会遗留下的陈规陋习和生活条件的限制，贵阳市民大多数对"讲卫生"这一关系群众身体健康、公共卫生的大事没有引起足够的重视。当时，环境卫生和个人卫生极差，"市民垃圾随处倒、污水随处泼、大小便随处解"等现象十分普遍，给那些危害人体健康的苍蝇、蚊子、老鼠、虱子等病媒生物提供了生存繁殖的环境。为倡导文明健康的生活习惯，20世纪60年代初，贵阳市爱卫会提出"不乱倒垃圾、不乱泼污水、不随地吐痰、不乱丢果皮纸屑、不随地大小便"的要求。与此同时，贵阳市爱卫会和各区县着力加强市民的公共卫生道德教育，不断提高市民的卫生意识，贵阳市卫生局编印了《除害灭病》《讲卫生》《健康之友》等卫生小报，还不定期出卫生墙报，设立街头卫生宣传栏等，对培养人们公共卫生道德和个人卫生意识发挥了积极作用。通过多年坚持不懈的大力宣传和监督措施，贵阳市大部分市民落后的卫生观念得到了极大改变，形成了"讲究卫生，人人有责"的社会新风气。乱倒、乱泼、乱吐、乱丢、随地大小便等不卫生现象得到有效纠正，对改变环境卫生发挥了重要的作用。

三、新时期贵阳市爱国卫生运动的发展与成果

1966年以后，贵阳市爱国卫生运动工作同全国一样，也受到了"文化大革命"影响，有些工作被迫处于停顿状态，致使一些城乡的卫生面貌开始恶化，疫情回升。在此背景下，贵阳市的卫生防疫专业人员和爱国卫生运动工作者仍坚持深入城镇农村积极组织开展以"除四害、讲卫生、消灭疾病"为主要内容的爱国卫生运动。1978年4月，国家爱卫会提出"城市重点治理环境卫生，农村管好水、粪，标本兼治，以治本为主"的新时期爱国卫生运动任务。

（一）农村"两管五改"，各种传染性疾病大幅度下降

从20世纪60年代中期开始，贵阳市各地在原来管理好粪便的基础上，逐渐形成了以"两管五改"为中心内容的爱国卫生运动新形式。

"两管五改"，即管理饮水、管理粪便，改良厨房、水井、厕所、畜圈和卫生环境。20世纪70年代，贵阳市的粪便管理工作已初见成效。第一，绝大部分地区都基本上做到了"人有厕，畜有圈，禽有窝"，从而改善了城乡卫生环境状况；第二，广大群众初步养成了管理粪便和垃圾的习惯，随地大小便、乱倒马桶、乱丢垃圾的现象大大减少；第三，很多地区改变了露天堆放粪便和使用鲜粪施肥的陋习，开始采用泥封堆肥、挖坑堆肥、密闭贮粪和修建防病厕所、双坑厕所等方法，对粪便、垃圾进行无害化处理，从而减轻了粪便对水源、土壤和空气的污染，减少和防止了肥分的流失。

1979年8月23日，贵阳市多个部门联合制定《贵阳市市容卫生管理条例》，当年农村改良水井539口，改良厕所177个。1980年开始，以街道办事处为单位，组织专业队伍，定期对公共厕所下水道进行灭鼠、灭蝇蛹、灭蚊等消杀灭除四害工作，对贵阳市拨

出 120 万元修建公共厕所 70 座、增加机械垃圾台 22 个，193 个居民端实行定时摇铃收垃圾，从硬件设施方面进一步推进改厕工作。

（二）城市持续开展"除四害"工作，饮食和环境卫生明显改善

1960 年早期至 1970 年末期，贵阳市各基层单位、街道召开各种会议，利用各种宣传工具，将预防传染病的诸多措施广泛宣传，使之家喻户晓。1983 年 5 月 26 日，贵阳市发出《关于保护贵阳市水源的通知》，加强了水源污染的控制和管理。1988～1991 年，贵阳市分别对集中供水、分散供水的单位水质浊度、细菌总数、余氯等进行科学测定，自来水公司提高灭菌效率，以确保市民得到清洁、卫生的饮用水。到 1991 年底，累计受益人口达到 991 多万，解决了群众吃不上水、吃脏水的问题，为讲卫生、促健康创造良好条件。

同时，爱国卫生运动配合商业、工商部门共同采取有力措施，严格执行《食品卫生管理条例》，狠抓饮食店摊的食具消毒、防蝇防尘设备。对各类食品进行监督检验，凡不符合卫生要求者，一律禁止出售。对卫生状况不良的食品店摊，给予停业整顿。对各公私厕所，尽量做到不留积粪，灭蛆灭蝇，由两城区"消杀队"坚持定期对全市 4000 多个厕所喷洒药物。通过"三管一灭"措施，对切断疾病传播途径、控制流行病起到了重要作用。

（三）"五讲四美"提升道德风气，卫生整治与评比活动反响热烈

1981 年"五讲四美"口号提出后，在全国引起了广泛关注，迅速变成了一场全民运动。一时间，讲究个人和环境卫生，行为举止要文明礼貌，在贵阳市蔚然成风，全市职能部门、机关厂矿把它作为建设社会主义精神文明的一件大事认真抓，无论男女老少，党员群众都上下振奋，努力成为有理想、有道德、有文化、守纪律的人，精神氛围浓烈，"全民文明礼貌"活动声势、规模之大，社会效果之好，群众影响之深是多年来少有的。

爱国卫生运动在具体工作中，坚持爱国卫生与生产劳动相结合、群众运动与专业队伍相结合、突击性整治与经常性工作相结合，治标与治本相结合的方针，最常用的方法就是卫生检查，卫生整治和评比，好的表扬、差的批评，激发群众和单位的积极性。自"五讲四美"口号提出后，从 1985 年起，贵州省包括贵阳市在内的各城市，持续开展了卫生达标竞赛活动，1990 年，贵阳市被全国爱卫会授予"灭鼠先进市"称号。

四、爱国卫生运动助力贵阳市"国家卫生城市"建设

1990 年，贵阳市提出了创建"国家卫生城市"的口号，随着贵阳市"创卫"之路不断深入推进，至 2011 年长达 20 余年中，贵阳市的爱国卫生运动，重点也是围绕全市"创卫"的工作部署而展开。

"大城市、大农村""欠发达、欠开发"，这样的背景注定贵阳市的"创卫"工作将无可回避地面临着"问题多、条件差、基础薄"的实际，加之"创卫"工作本身是一项系统工程，涉及城市建设、卫生管理、社会管理等方方面面，贵阳市"创卫"工作困难重重。为

从实际层面提升整体环境,贵阳市提出了"五大工程"和"八大战役"计划,动员和组织了广大市民积极投身创建工作,形成了大家参与、大家受益、大家快乐的良好社会环境。

(一)"五大工程"计划,显著提升城市卫生面貌,助力国家卫生城市建设

贵阳市创建国家卫生城市工作围绕"让蓝天、碧水永驻,打造绿色、宁静、畅通的生活空间"这一目标,大力实施"五大工程"计划。

1. 蓝天工程,使空气质量优良率明显提升

据 1990 年以前的观测数据,贵阳市大气中总悬浮微粒的年日平均值为 $0.47mg/m^3$,超过国家标准 1.7 倍,空气中二氧化硫的年日平均值为 $0.44mg/m^3$,超过国家标准 1.9 倍。贵阳市被列为"全国三个酸雨污染最严重城市之一",全年大气质量属于"极度污染"级。1994 年 1 月 24 日,贵阳市燃气工程通气运行,结束了贵阳市没有管道煤气的历史,使全市的市容市貌、空气中的含尘量、二氧化硫排放量以及酸雨等,都得到很大改善和控制。2002 年后,贵阳市全面开展清洁能源建设工程,逐步取缔燃煤锅炉和各类燃煤供热装置,降低原煤使用量,减少二氧化硫排放。2005 年 11 月 1 日,《贵阳市大气污染防治办法》颁布实施,全市实施能源改造和清洁能源建设工程,加大城镇人口稠密区域工业企业关停并转迁力度,淘汰、关停污染严重的落后生产工艺和企业。到 2010 年,对经营性燃煤炉灶的专项整治行动全面启动,贵阳城区实现"告别煤火"。同年,贵阳市成立机动车排气污染防治管理中心,建立贵阳市机动车排气检测仲裁线,有效促进了机动车环保定期检测量的增长,同时在全省率先实施机动车"黄绿标"发放管理工作,实施"黄绿车"及老旧车辆以旧换新。据测量,2007~2009 年空气优良天数达到全年天数的 70%,达到国家指标考核要求。2015 年贵阳市空气质量优良率达 93.25%,优良空气天数达到 340 天,在全国省会城市中排名第 5 位。

2. 碧水工程,有效防止和减少工业污水、生活污水流入

从 20 世纪 80 年代开始,贵阳市历届市委、市政府对南明河进行过多次清淤和疏浚。2000 年贵阳市开始实施"南明河三年变清"工程,随后为巩固成果,又出台《贵阳市南明河环境保护和管理办法》等文件。2007 年贵阳市全面启动"依法治理两湖一库,确保市民饮水安全"工作,创新管理机制组建两湖一库管理局,成立全国首家环保法庭和审判庭,制定全国首部生态文明建设的地方性法规,依法关闭一批污染严重的企业、改造一批企业、监管一批企业、治理一批企业,推进农村环境综合治理,推行改水改厕,有效防止和减少了工业污水和生活污水流入。

3. 绿地工程,全面推进"森林之城"建设

从 20 世纪 90 年代开始,贵阳市结合本市实际特点,按照"规划建绿、科学建绿"的思路,通过采取见缝插绿、破墙透绿、拆房增绿、规划建绿等一系列措施,大力开展全民义务植树活动,全面推进风景林地、防护绿地、生产绿地和城市道路绿地建设,让"森林之城"的美誉更加名副其实。

4. 宁静工程，控制城市噪声污染，营造宁静的城市环境

1997 年，贵阳市批准施行《贵阳市环境噪声污染防治规定》。2007 年，贵阳市在城区实行机动车禁鸣，减少交通堵塞与鸣笛，降低交通噪声。2008 年，贵阳市在全市开展建筑工地和社会噪声专项整治，严把行政审批关，禁止在中小学校周边 200 米范围内和医院等特殊区域开办歌舞娱乐场所，对原有娱乐场所噪声超标的做出停业整顿等处罚。

5. 畅通工程，提升城区道路交通环境，缓解交通通行压力

2007 年 9 月，贵阳市政府出台《贵阳市中心城区"畅通工程"实施方案》，加强城区路网建设和改造，加快停车场（库）建设，完善城市道路交通系统。从 2007 年 11 月起，贵阳市开始在中心城区全面推行公交专用车道，并形成完善的公交专用车道网络。2009 年，贵阳市全面提出加快推进"三环十六射"城市骨干路网建设，抓好城市交通基础设施建设，提升城区道路交通环境，缓解交通通行压力，畅通城市交通内外循环系统。

（二）"八大战役"实施，贵阳市容环境卫生水平大幅提高

2010 年 8 月 11 日，贵阳市委、市政府召开贵阳市创建国家卫生城市工作会议，对"创卫"工作再动员、再鼓劲、再部署，要求集中人力、物力和财力解决带有全局性、与群众生活密切相关的一些突出的重大卫生问题，打好"八大战役"。包括："城中村"及城乡接合部整治；农贸市场整治；建筑工地整治；公共厕所整治；食品安全及"六小"（小食店、小旅馆、小美容美发厅、小浴室、小歌舞厅、小网吧、小诊所等）公共场所整治；居民院落整治；落实"门前三包"责任制；开展病媒生物防制。

垃圾处理方面，从 2007 年起，全市在城中村和城乡接合部新建垃圾转运站、垃圾清洁间、实施城中村公厕改造，使环卫基础设施数量在原来的基础上大幅增加，通过投资新建生活垃圾无害化处理厂，新、改、扩建市区新型压缩式垃圾转运站，将全市生活垃圾无害化处理率提升至 100%；到 2010 年，共完成农贸市场升级改造 111 个，形成了农贸市场管理长效机制。

通过 3 年时间的强力集中整治，全市"六小"行业经营单位的达标率由整治前的不足60%提高到 96.54%，基本形成了区、部门、办事处（乡镇）三级监管网络，初步实现了"六小"行业长效管理机制。

从 2007～2010 年城区病媒生物灭效考核结果看出，鼠密度，蚊虫密度，苍蝇、蟑螂侵害率呈逐年下降趋势，从 2009 年起，鼠、蚊、蟑螂的灭效都达到国家标准，苍蝇平均侵害率不超过国家标准的 3 倍，到 2010 年，全市病媒生物滋生地治理率达到 100%。

通过 20 余年的努力，在 2011 年 11 月，全国爱卫办正式授予贵阳市"国家卫生城市"称号。贵阳市开展创建国家卫生城市活动，是确保全市爱国卫生运动持续向纵深发展，对于改善城市卫生面貌、提高城市管理水平、促进两个文明建设具有十分重要的意义。2015年贵阳市蝉联"国家卫生城市"称号，2018 年，贵阳市再次接受全国爱卫会复核，各级部门在职责范围内组织自查，针对检查存在的问题，迅速落实整改，形成了长效管理机制，认真落实了迎检相关要求，最终通过了全国爱卫会的暗访考核和综合评审。

五、爱国卫生运动融入贵阳市健康城市建设

近年来，贵阳市紧紧围绕创新型中心城市打造和生态文明建设，积极推进城市环境卫生整洁行动和"四在农家·美丽乡村"基础设施建设等各项行动，取得了显著成就。2016年年底，贵阳市成功入选全国首批健康城市建设试点，踏上由卫生城市向健康城市的转型升级之路。健康城市是卫生城市的升级版，2017年贵阳市先后出台《关于坚持人民健康优先发展战略全力推进健康贵阳建设的实施意见》（筑党发〔2017〕3号）等"1+7"配套文件，凸显对健康城市建设的高度重视，形成了系统完整的顶层设计，同步提升深化爱国卫生工作对于建设健康城市也尤为重要。健康城市没有统一的建设模式，在国家未出台统一考核标准和可供具体操作的建设指导意见的情况下，如何出色完成试点建设这一任务，贵阳市爱卫办进行了积极探索。通过深化爱国卫生运动，调动一切积极因素，在国家卫生城市建设的基础上，坚持政府主导、部门协作、社会参与的工作机制，形成了稳步加快推进健康城市建设的"贵阳经验"。

（一）继承和发扬爱国卫生运动优良传统，丰富活动形式和内容

2016年3月，贵阳市印发《贵阳市进一步加强新时期爱国卫生工作实施方案的通知》，通过弘扬爱国卫生运动，要求进一步提高对爱国卫生工作重要性的认识，使城乡环境卫生条件明显改善，影响健康的主要环境危害因素得到有效治理，并不断丰富工作内涵，使人民群众卫生素质显著提升，健康生活方式广泛普及。全市为适应新形势新任务，将有利于健康的社会环境和政策环境进一步改善，重点传染病、慢性病、地方病和精神疾病等问题防控干预取得明显成效，城乡居民健康水平明显提高。在"五大工程"持续推进的背景下，2017年贵阳市全年空气质量指数（AQI）≤100的天数为347天，全年空气质量优良率为95.1%，比10年前提升了25%左右；生活垃圾无害化处理量达106.97吨，生活垃圾产生量达109.45吨，生活垃圾无害化处理率为97.7%，高于城市生活垃圾无害化处理率达90%以上的国家标准；建成区公园绿地总面积3606.4万平方米，建成区体育场地面积1020.3万平方米。

同时，全市不断完善工作机制，创新工作方法，以改革创新的精神切实加强新时期爱国卫生工作。着力提高病媒生物防制水平，防制工作市场化探索。从统一采购杀虫剂分发各区（市、县）到向专业病媒生物防制公司购买服务，贵阳市爱卫办将政府组织与社会力量相结合，实现"管干分离"，对病媒生物专业服务工作的服务质量进行监管和评估，进一步提高了防制工作的质量和效益。

此外，全市丰富爱国卫生活动的形式和内容，广泛动员社会力量，通过捐赠、创办服务机构、提供志愿服务等方式参与爱国卫生公益活动，发挥群众组织在自我教育、自我管理、自我服务等方面的积极作用，为广大人民群众开展自我健康管理搭建平台、提供便利。

（二）加大健康城市宣传工作，倡导健康生活方式

为了让更多市民积极参与健康城市建设，发挥爱国卫生运动"改造环境、除害防病、普及卫生、预防为主，促进健康"的优势，以爱国卫生运动为契机，贵阳市全方位铺开健康城市宣传工作。其中 2017 年组织开展系列主题活动 80 余次；印发宣传读本、手册共 2 万余册；在各媒体刊播健康城市工作信息 200 余条。通过一系列密集的立体化宣传措施，健康讲座、健康课堂、健康文化逐渐走进广大市民群众的生活。

每年 8 月是贵阳的"全民健身月"，定期举办各种体育单项年度比赛；发展体育健身指导服务，利用"体育云"平台，建设"贵阳市全民健身公共服务平台"，开发全民健身APP，提高全民健身指导水平和健身设施监管效率。据不完全统计，近三年，贵阳市年均举办各级各类全民健身活动 260 余场次，吸引 30 余万市民参加，带动 150 余万人参与体育锻炼。

加强控烟工作，早在 1998 年，贵阳市政府就制订实施《贵阳市公共场所禁止吸烟暂行规定》，至今实施成效显著。

（三）深化城乡环境卫生综合整治，着力改善生产生活环境

近几年来，贵阳市以大扶贫战略为统揽，以美丽乡村建设和农村环境综合治理为抓手，紧紧围绕生态建设和环境保护两大职能，采取多项措施着力改善农村生产生活环境。2017年，市级环保部门实施农村环境综合整治项目 33 个，总投资约 2230 万元，其中生活污水收集处理项目 9 个、生活垃圾收运设施采购项目 24 个，2018 年已全部完成。开展畜禽养殖污染防治专项执法检查行动，对全市 77 家规模化畜禽养殖场（小区）分批次推进废弃物处理利用设施建设。其中，2016 年全市列入治理计划的企业共 15 家，达到规模化养殖场（企业）均建有粪污处理设施，如沼气池、沉淀池及有机肥生产设备等，实现畜禽养殖场100%建设废弃物处理设施。

围绕加快建设公平共享创新型中心城市目标，贵阳市爱卫办从治脏、治乱、治差入手，积极探索卫生村镇创建、健康村镇建设与富美乡村建设相结合的方法，以"健康城市建设、农村环境综合整治、富美乡村建设和卫生创建"等为载体，通过项目捆绑、整合资源，扎实推进环卫基础设施建设，加快建立和完善环境卫生长效管理机制，促进城乡环境面貌不断改善。截至 2018 年，贵阳市 372 个村庄已全面开展综合整治；农村卫生厕所普及率达到92.61%；建制镇生活垃圾无害化处理率达到 71.64%；建制镇生活污水处理率达 52.8%；对生活垃圾进行处理的行政村达 83.32%；对生活污水进行处理的行政村达 47.21%；农村集中式供水人口比例达 95.12%；国家卫生城市（县城）巩固率达 100%。

（卢　芸　朱　焱）

参 考 文 献

邓智旺，2011. 新中国成立初期爱国卫生运动中的社会动员. 兰台世界，6：74-75

贵阳市创建国家卫生城市工作指挥部，贵阳市爱国卫生运动委员会办公室，贵阳市地方志编纂委员会办公室，2012. 贵阳市创

建国家卫生城市工作志. 贵阳：贵州人民出版社

贵阳市志编纂委员会编，1990. 贵阳市志——城市建设志. 贵阳：贵州人民出版社

贵阳市志编纂委员会编，1997. 贵阳市志——卫生志. 贵阳：贵州人民出版社

李自典，2010. 近年来关于爱国卫生运动研究综述. 北京党史，3：25-30

张薇，2010. 重造一座爽爽贵阳：爱国卫生运动，一个都不能说少. 贵阳文史，3：89-91

中共贵阳市委宣传部，贵阳市地方志编纂委员会办公室，贵阳市精神文明建设指导委员会办公室，2014. 贵阳市创建全国文明
    城市工作志. 贵阳：贵州人民出版社

周亮，2015. 创建国家卫生城市，推动爱国卫生运动新发展. 健康管理与促进，1：32-34

周明浩，李延平，史祖民，2000. 卫生城市和健康城市. 环境与健康，6（17）：377-380

周云鸿，2017. 关于新时期爱国卫生运动的几点思考. 江苏卫生事件管理，3（28）：11-12

第四章 健康城市视野下城市形象建设研究
——以贵阳市为例

城市形象是一个城市在其经济、文化、生态综合发展过程中形成的物质与精神、自然与社会的整体风貌，及其在社会公众心目中形成的对于城市的印象、看法和总体评价。健康城市形象旨在将健康理念融入城市形象建设的方方面面，将城市形象建设与健康城市构建有机结合。贵阳作为我国西南地区重要的中心城市之一，近年来通过完善城市规划，改善自然环境，全面普及健康生活方式，逐步实现城市建设与人的健康协调发展，获得"全国文明城市""国家卫生城市""中国十大宜居城市"等诸多殊荣，并在 2016 年入选全国健康城市建设首批试点城市，城市形象品质不断提升。本研究在文献研究的基础上，采用方便抽样法对国内外人士进行了贵阳市健康城市形象认知调查，并对贵阳市健康城市建设相关机构领导及工作人员进行深入访谈，了解城市形象建设基础、优势及不足，在此基础上，提出构建贵阳市健康城市形象的对策与建议，为政府制定健康城市相关政策提供依据及参考。

一、城市形象与健康城市的内涵及其关系

（一）城市形象与健康城市的基本内涵

城市形象是构成城市所有因素的综合外显，是社会公众对城市形成认知或印象的总和，它是多个印象的叠加，包括地理位置、市区建筑、空间布局、周边环境、历史传统、人文氛围等。健康城市是一个由健康环境、健康社会、健康服务、健康文化和健康人群有机结合的整体，旨在提高和改善城市居民的生理和精神、社会和环境等水平，几乎涵盖了所有与健康相关的领域，涉及教育、营养、休闲、娱乐、医药、交通、环境、产业等。在健康城市视野下，对城市形象进行构建提升，将健康理念融入城市形象的建设、宣传与推广中。

（二）城市形象与健康城市相互促进、相辅相成

第一，良好的城市形象与健康城市倡导的"可持续发展理念"相契合。健康城市可持续发展建设包含生态环境、市政规划、文化教育、产业发展、对外交流等城市的方方面面，无形中促进了城市形象的提升，扩大了城市的知名度。城市一旦形成独有的知名度，城市形象资源即转化为城市发展强有力的内在驱动力，反过来促进健康城市经济、社会、文化、环境的可持续发展。

第二，好的城市形象有着巨大的感召力，将国内外生产要素（人力资本、货币资本、

商品资本、技术资本等）源源不断地吸引进来，推动生产力的发展，进而推动城市经济的发展，提升健康城市综合实力和竞争力，城市综合实力的提升又将进一步提高城市的对外形象，营造良好的营商环境，吸引更多的资金、人才与技术，形成良性循环。

第三，良好的城市形象充分展示其地域特色。城市地域特色通过城市形象得以诠释，是城市品牌定位的基础和灵魂，各健康城市在共性建设的基础上，如何突显自身优势，打造独一无二的健康城市形象，势必紧扣地域特色，待鲜明的城市形象确立后，健康城市对外认可度不断提升，无疑进一步巩固了城市的对外形象。

第四，健康城市的建设，力图实现城市在医疗保障、食品安全、休闲娱乐、养生养老等方面的不断完善，最终提升人们的生命质量，生命质量的提高可极大地增强居民的归属感、凝聚力和自豪感，同时促进人们健康素养的提高，良好的健康素养能唤起人们自觉投入到维护和提升健康城市形象的行动中，从而巩固和发展城市形象。

第五，健康城市建设旨在实现人与自然、人与社会的和谐发展，以健康理念为核心的城市形象作为对外交流的名片，向周边及国内外地区展示城市的自身特色和亮点，吸引各地前来交流、合作，提高城市对外影响力。对外影响力的增强，让更多国家、地区认识和了解健康城市，势必进一步提升城市形象。

二、贵阳市健康城市形象构建基础

近年来，贵阳市通过完善城市规划、建设和管理，改善自然环境、社会环境和健康服务模式，全面普及健康生活方式，满足居民健康需求，逐步实现了城市建设与人的健康协调发展，良好的城市形象建设基础，使城市形象的品质不断提升。

（一）生态气候享誉国内

贵阳冬无严寒，夏无酷暑，气候宜人，年平均温度 15.3℃，夏季平均温度 23.2℃，被中国气象学会授予"中国避暑之都"称号。近年来，贵阳市借助气候优势，深入贯彻生态发展理念，2017 年，贵阳市环境空气质量优良天数为 347 天，优良率为 95.1%。此外，贵阳市还被授予首个"国家森林城市"称号，森林覆盖率达到 48.66%，并根据《贵阳市推进"千园之城"建设行动计划（2015—2020 年）》，构建"一河百山千园"自然体系，形成"山中有城，城中有林，林在城中，绿带环绕，湖水相伴"的具有高原特色的现代化城市，展现了生态、健康、可持续发展的城市形象，为健康城市形象的塑造奠定了生态优势。

（二）市政交通不断改善

市政交通直观地展现了一个城市的形象，近年来，贵阳大力推进社会事业发展，实施十大民生工程，逐步改善市政，提升市民幸福指数，健康城市形象日益增强。在健康城市的建设中，贵阳市立足"环境立市""建设生态经济市"等战略决策和部署，大力推进生态建设和环境保护，发展绿色经济、低碳经济。与此同时，交通升级，"三环十六射线"城市骨干道路网络系统、城市轨道交通、市域快铁、城际高铁相继开通，使贵阳快速融入全国主要经济区（2~7 小时经济圈）。交通基础设施的逐步完善，在提升市民出行便捷性的同时，也促进了对外交流与合作，为健康城市形象的推广提供了基础保障。

（三）健康产业发展迅速

产业升级、城市综合实力增强，加速城市形象提升。2017 年 10 月，贵阳市政府印发《贵阳市促进大健康医药产业加快发展实施方案（2017—2020 年）》，以建设健康贵阳为目标，围绕"医、养、健、管、游、食"大健康全产业链，推动大健康产业与大数据、大生态、大旅游融合创新发展，加快把贵阳市建设成为全省大健康产业创新指引示范区，"健康中国"指引示范城市，到 2020 年，全市大健康产业总产值达到 1200 亿元以上。具有特色的健康产业发展战略路径，为构建贵阳市良好的健康城市形象奠定了重要的基础。

（四）健康旅游持续升温

2018 年国庆长假，贵阳市 7 天累计接待国内外游客 1057.47 万人次，实现旅游总收入81.11 亿元、同比增长 33.14%。近年，贵阳市借助气候及自然风光优势，结合全市战略发展，将健康理念融入旅游产业，推出生态观光、乡村旅游、养生旅游等新业态，通过主题活动策划、境外旅游推介会、避暑旅游产品发布会等多种方式宣传贵阳旅游，吸引了众多国内外游客，旅游市场持续火爆。在宣传贵阳旅游的同时，实现了健康城市形象的推广，让更多国内外游客认识贵阳、了解贵阳。

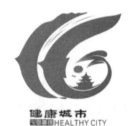

图 4-1　贵阳"健康城市"标志

（五）健康城市标志发布

2018 年 3 月 19 日，贵阳市爱国卫生运动委员会正式对外发布贵阳健康城市标志（Logo）。贵阳健康城市标志以"G（贵阳）H（健康）C（城市）"三个英文字母的有机融合为创意基础展开设计，综合了竹子、红日、水鸟、河流和甲秀楼等多种元素。从视觉上看，辨识度高，易懂易记，充分体现了"健康贵阳"的精神内涵，彰显了贵阳健康城市美好形象（图 4-1）。

三、国内外人士对贵阳市健康城市形象认知情况调查

城市形象是人们对城市可感知特征的主观看法和印象。贵阳市作为健康城市，为深入了解社会公众对其城市形象的认知，本课题组采用方便抽样法对 762 名国内外人士进行了问卷调查。其中，国内人士 557 人，包括政府官员，企事业单位工作人员，市民，来贵阳工作、学习或旅游的外省人士；外籍人士 205 人，主要为来贵阳工作和学习的外籍人士。调查的 762 人中，男性 380 人，女性 382 人。本次调查对象主要以中青年为主，年龄集中

在 18～39 岁，小计 617 人，占总调查人数的 80.97%。职业以企事业单位人员为主，其次为高校学生和政府机关工作人员。在 762 人中，有 448 人为来贵阳学习或工作，占总调查人数的 58.79%，在贵阳居住的人员（含本市市民和外地人）为 239 人。

（一）贵阳健康城市形象总体认知情况

调查显示，国内外人士对贵阳健康城市形象总体评价较好，认为非常好和比较好的共 501 人（占 65.75%），认为一般的 215 人（占 28.21%），6.04% 的受访者认为不太好或非常不好（图 4-2）。在本次调查中发现，国内外人士对贵阳健康城市形象整体评价基本一致，评价非常好和比较好的 501 人中，国内人士 367 人（占被调查国内人士的 65.89%），外籍人士 134 人（占被调查外籍人士的 65.37%），二者占所在调查人群类别中比例相当；其他三个选项（一般、不太好、非常不好）

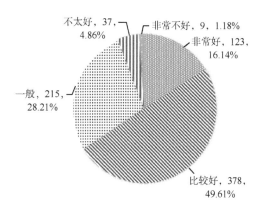

图 4-2　国内外人士对贵阳健康城市形象的总体印象

结果显示也类似，无论国内人士，还是外籍人士，对贵阳健康城市形象评价的结果基本一致。

（二）贵阳健康城市形象宣传情况

通过国内外人士对贵阳的了解程度、对贵阳的了解渠道、对贵阳健康城市形象宣传工作的评价、对贵阳入选健康城市的知晓率 4 项指标的调查，以了解当前贵阳市健康城市形象宣传工作的情况。

数据显示，在对贵阳的了解程度上，国内外人士对贵阳了解程度尚可，非常了解和比较了解人数共计 288 人（占 37.80%），317 人（占 41.60%）对贵阳的了解程度一般，151 人（占 20.60%）对贵阳不太了解及非常不了解（表 4-1）。

表 4-1　国内外人士对贵阳的了解程度（n，%）

了解程度	国内人士	外籍人士	小计
非常了解	68（12.21）	19（9.27）	87（11.42）
比较了解	161（28.90）	40（19.51）	201（26.38）
一般	223（40.04）	94（45.85）	317（41.60）
不太了解	96（17.24）	35（17.07）	131（17.19）
非常不了解	9（1.62）	17（8.29）	26（3.41）
合计	557（100.00）	205（100.00）	762（100.00）

算法标注：①国内人士对贵阳了解程度占比=国内人士了解程度人数/国内人士被调查总人数×100%（例：国内人士对贵阳非常了解人数占比=68/557×100%=12.21%）；②外籍人士对贵阳了解程度占比=外籍人士了解程度人数/外籍人士被调查总人数×100%（例：外籍人士对贵阳非常了解人数占比=19/205×100%=9.27%）；③国内外人士对贵阳了解程度小计占比=国内外人士了解程度人数之和/总调查人数×100%（例：国内外人士对贵阳非常了解人数小计占比=（68+19）/762×100%=87/762×100%=11.42%）。

在了解渠道上，国内外人士主要通过亲身感受和网络对贵阳市进行了解，分别占26.18%、22.18%，其次通过电视和他人讲述，通过展览、会议和旅行社对贵阳进行了解的较少，3项合计占比不到10%（图4-3）。

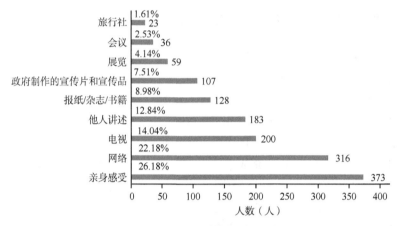

图4-3　国内外人士了解贵阳的主要渠道

在调查的762名国内外人士中，接近半数的受访者认为贵阳健康城市形象宣传工作非常好和比较好，共371人，占总调查人数的48.69%；343人（占45.01%）认为一般，48人（仅占6.30%）认为不太好和非常不好（表4-2）。

表4-2　国内外人士对贵阳健康城市形象宣传的评价

健康城市形象宣传	人数	占比（%）
非常好	88	11.55
比较好	283	37.14
一般	343	45.01
不太好	44	5.77
非常不好	4	0.53
合计	762	100.00

调查显示，国内外人士对贵阳市入选全国健康城市的知晓率不高，只有297人（占38.98%）知道贵阳市入选全国健康城市建设首批试点城市，465人（占61.02%）不知道。

（三）贵阳健康城市形象相关指标满意度

就健康城市形象所涉及的"气候条件""空气质量""水质""公园绿化"等16项指标，本课题组对762名国内外人士进行了满意度调查。作为健康城市，国内外人士对贵阳城市形象最为认可的3方面："气候条件"、"空气质量"与"公园绿地"，满意度均高于80%，分别为88.45%、85.83%、81.76%，这3方面也正是贵阳自身最突出的城市特点及优势（避暑之都、森林之城），成为国内外人士对贵阳健康城市形象感受最深的部分。受访者对"旅游景点"这一指标评价也较高，非常满意和比较满意占总调查人数的77.17%。此外，近年贵阳市加大对基础设施等方面的建设和改善，对健康城市形象的提升起到了促进作用，受访的国内外人士对"水质""基础设施""文化教育""休闲健身""垃圾废物处理""媒体健康宣传""市民健康素养"7 项指标的满意度也超过了 50%，满意（非常满意和比较满意）率分别为 65.09%、63.38%、62.34%、61.42%、54.99%、53.67%、51.31%。对贵阳健康城市形象满意度最低的 3 方面依次为"交通状况""公共厕所""对外交流"，分别有 190 人（占 24.93%）、143 人（18.77%）、122 人（16.01%）认为不太满意和非常不满意（表 4-3）。

表 4-3　国内外人士对贵阳健康城市形象各指标满意度评价（n，%）

指标	非常满意	比较满意	一般	不太满意	非常不满意	合计
气候条件	392（51.44）	282（37.01）	76（9.97）	9（1.18）	3（0.40）	762（100.00）
空气质量	349（45.80）	305（40.03）	102（13.39）	5（0.65）	1（0.13）	762（100.00）
水质	203（26.64）	293（38.45）	214（28.08）	39（5.12）	13（1.71）	762（100.00）
垃圾废物处理	128（16.80）	291（38.19）	254（33.33）	73（9.58）	16（2.10）	762（100.00）
公共厕所	115（15.09）	253（33.20）	251（32.94）	100（13.13）	43（5.64）	762（100.00）
公园绿地	269（35.30）	354（46.46）	119（15.62）	17（2.23）	3（0.39）	762（100.00）
食品卫生	117（15.35）	254（33.33）	289（37.93）	69（9.06）	33（4.33）	762（100.00）
旅游景点	233（30.58）	355（46.59）	140（18.37）	27（3.54）	7（0.92）	762（100.00）
医疗服务	106（13.91）	271（35.56）	263（34.51）	83（10.90）	39（5.12）	762（100.00）
休闲健身	161（21.13）	307（40.29）	248（32.55）	33（4.33）	13（1.70）	762（100.00）
媒体健康宣传	125（16.40）	284（37.27）	293（38.45）	41（5.38）	19（2.50）	762（100.00）
文化教育	154（20.21）	321（42.13）	219（28.74）	46（6.04）	22（2.89）	762（100.00）
市民健康素养	115（15.09）	276（36.22）	314（41.21）	43（5.64）	14（1.84）	762（100.00）
基础设施	165（21.65）	318（41.73）	217（28.48）	52（6.82）	10（1.32）	762（100.00）
交通状况	123（16.14）	222（29.13）	227（29.79）	128（16.80）	62（8.14）	762（100.00）
对外交流	81（10.63）	285（37.40）	274（35.96）	68（8.92）	54（7.09）	762（100.00）

（四）贵阳健康城市形象定位调查

对贵阳健康城市形象定位的调查中，"避暑之都"的城市形象定位认同度最高，占国内外人士调查总人数 762 人的 43.57%（332 人），其次是"森林之城"和"宜居城市"（图 4-4）。

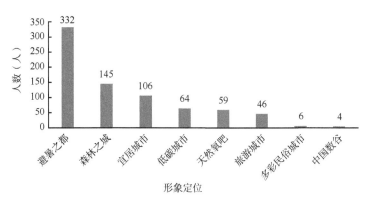

图 4-4　国内外人士对贵阳健康城市形象的定位

（五）贵阳健康城市形象吸引力要素分析

国内外人士认为贵阳市作为健康城市，最具吸引力的要素为"生态气候"，这与上述对健康城市形象各指标满意度评价及城市形象定位所获得的调查结果一致，"生态气候"均位列榜首。最具吸引力的要素频次排在前5位为"生态气候""旅游资源""人居环境""信息产业""民风民俗"（图4-5）。

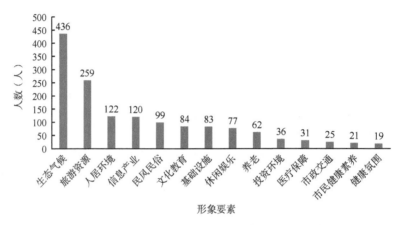

图4-5　贵阳健康城市形象吸引国内外人士的要素

四、贵阳市健康城市形象建设中存在的不足

贵阳市自入选首批全国健康城市试点城市以来，将健康理念融入城市建设的各方面，城市形象得以不断提升，但在健康城市形象建设和推广中，仍存在一些不足，有待进一步完善。

（一）健康城市形象个性化特征不够鲜明，城市品牌竞争力需进一步提升

城市定位可表述为根据竞争对手在细分市场（相同或相近的城市发展要素选择），塑造出城市与众不同的鲜明个性或形象并传递给目标受众，谋求竞争中的差异性并获得竞争优势的战略选择。例如，杭州将其定位为"东方休闲之都"，香港定位为"亚洲国际都会"，均在城市形象定位上突显自身最核心的理念和价值观。通过调查显示，在城市形象理念识别系统的构建上，贵阳对城市形象的定位基本还是沿用过去的"公园城市""森林城市""山水城市"，这些定位虽从不同方面体现了贵阳城市的特质，但与很多城市定位相近，健康城市理念与贵阳城市特色有机融合的个性化定位不足，健康城市形象品牌在全国范围内竞争力需要进一步提升。

（二）健康城市感观识别系统化建设需调整，全系统要素融合度有待优化

作为健康城市，贵阳虽然在城市视觉文化建设上，已发布了健康城市标志（Logo），但

在城市公共产品（交通、导向、街区、窗口）等方面，对健康城市标志的植入较少，没有与之配套的视觉识别系统工程建设，使其知晓度和识别度不高。此外，在城市听觉文化上，贵阳具备自身方言文化，同时也有类似广州《广州之歌》、杭州《梦想天堂》等展示自身城市形象的歌曲，即歌曲《爽爽的贵阳》；味觉文化建设上，肠旺面、丝娃娃、状元蹄等贵阳美食深受国内外人士的喜爱。但纵观贵阳形象感观识别系统整体，在健康城市视野下，对展现贵阳健康城市形象的要素系统融合度需要进一步调整和优化。

（三）市政交通基础建设和管理有待优化，城市服务功能尚需完善

在涉及健康城市形象主要指标的调查中，满意度较低的 2 项为交通状况和公共厕所，反映出贵阳市在健康城市建设中，市政交通虽然取得了值得肯定的成绩，但需要提升的空间还很大。在实地的访谈和调研中，对贵阳健康城市形象需改善的方面，国内外人士提及最多的也是交通状况，交通拥堵作为城市发展的通病仍然存在，影响了市民的幸福指数和来贵阳人士对贵阳的整体印象，有待进一步完善和优化。

（四）对外交流与合作有待加强，健康城市外在认知度需进一步提升

近年来，贵阳市不断加大对外交流与合作，但在广度和深度上有待加强。一方面，近年贵阳市加大人才引进力度，吸引了许多来自全国各地的优秀人才落户贵阳市，但国际化量化指数还比较低，在贵阳的外国人较少，覆盖面不大，国际交流与合作广度不够。另一方面，作为对外交流合作、推广健康城市形象重要途径的展会、节事，在参与国家的数量和覆盖面需扩大，省内外参与度也需要进一步提升。

五、思考与建议

基于上述调查研究和分析，贵阳市在健康城市形象建设方面已具备了一定的基础，但在定位、交流、交通等方面还有所不足。贵阳城市形象构建是贵阳健康城市建设的重要内容之一，将"健康"与"城市形象"紧密结合，塑造一个鲜明、创新、独具特色的城市形象，对推动贵阳健康城市建设的整体发展，提升贵阳城市竞争力具有重要意义。

（一）多措并举，进一步强化贵阳健康城市形象品牌

在对贵阳健康城市形象的定位上，既要体现贵阳市区别于其他城市最主要的优势，突显三大核心城市要素：生态气候、旅游资源、信息产业，又要不同于一般的城市形象定位，需将"健康"与"城市"有机结合，将健康理念融入城市定位，其定位既要突出创意，又需体现健康理念和贵阳核心城市要素的融合，形成健康休闲、健康养生特色等基本印象。同时，结合城市形象感观识别系统，不断完善健康城市视觉文化、听觉文化、味觉文化建设，包括：将贵阳健康城市形象的 Logo、口号植入城市交通、导向、街区、窗口等，让本地市民及外地游客对贵阳市的健康城市标识"眼熟能详"；进一步明晰能体现贵阳市特质的

健康城市人文之声、城市之歌等，让公众对贵阳耳熟能详；挖掘、整理具有地方特色的贵阳美食和"老字号"文化，大力推广绿色食品，如修文猕猴桃、开阳枇杷、清镇酥李等广受省内外大众喜爱的生态农产品，触动人们从味觉上感知贵阳。通过差异化的健康城市形象定位，独具特色的感观识别系统，逐步打造具有特色的贵阳健康城市形象品牌。

（二）突出亮点，全方位宣传贵阳健康城市形象

1. 突出亮点、扩大认知

在健康城市对外宣传上，突出贵阳市有别于其他城市的亮点。如"气候"作为贵阳市最响亮的名片，赢得"上有天堂，下有苏杭，气候宜人数贵阳"的美誉，在连续举办12年的"中国·贵阳避暑季"活动中，强化生态旅游、健康养老、休闲养生等内容，进一步强化贵阳健康城市形象宣传，扩大大众对贵阳健康城市的认知度。

2. 分块包装、整体推进

健康城市形象对外宣传是一个系统工程，从每个子系统中找出最能体现健康城市特色和贵阳城市形象本质的元素，分块分类进行形象包装与推广。例如，生态气候方面展示宜居环境、一河百山千园规划；产业方面展示大健康与大数据有机结合、绿色农业、生态旅游；文化上宣传多彩贵州、阳明文化等。通过对各个子项形象亮点的宣传，不断放大贵阳健康城市品牌效应。在此基础上，对子系统整体包装，通过专门的健康城市宣传网站、宣传片等，塑造特征鲜明、健康与城市紧密结合的城市形象。

3. 积极参评、扩大影响

在健康城市形象的塑造和推广过程中，首先，继续积极参加国内外城市评选活动，既是很好的城市形象对外宣传过程，也促进贵阳健康城市形象内涵建设进一步发展。同时，可在社区、片区组织开展健康城市创建竞赛或试点社区/片区等，以点带面，逐步提升贵阳健康城市形象。

4. 形式多样、综合宣传

充分运用不同方式宣传贵阳健康城市形象，包括：①拍摄以健康为核心理念的贵阳城市形象宣传片；②通过电视、报纸、书籍等传统媒介传播贵阳健康城市形象；③发挥微信、微博、APP等新兴网络媒介在健康城市形象推广中的作用；④通过户外LED广告牌等形式在入城口、中心街区、旅游景区、机场、车站、地标性建筑物等城市窗口，展示贵阳健康城市形象的Logo、口号、标语、宣传画、宣传片等；⑤将贵阳健康城市形象植入影视剧中，如影片《寻枪》将青岩古镇引入公众视野，影片播出后，许多公众慕名而来，无形中实现了对城市形象的宣传。

（三）抓住契机，助推贵阳健康城市形象进一步提升

贵阳要抓住大数据、大健康产业发展契机，通过产业升级，助推健康城市形象的升级。

鼓励信息技术、生物医药、节能环保、新能源、健康服务、绿色农业、旅游、科技服务等产业的大力发展，推进绿色经济、创新经济，实现产业转型，增强综合实力，进而推动贵阳健康城市形象的提升。

（四）深化交流，进一步扩大贵阳健康城市形象影响力

城市形象与对外交流合作紧密联系、互为促进。当前，贵阳市应继续深化与国内外城市在经济、文化、科技等方面的合作。一方面，大力培养符合健康城市发展战略的优秀企业和品牌，营造良好的营商环境，吸引更多国内外企业来贵阳投资；另一方面，继续利用展会、节事加强对外交流与合作，实现对健康城市形象的进一步推广。在现有生态文明贵阳国际论坛、大数据产业博览会基础上进一步筹办高规格、高层次的健康城市专题会议、展览、节事等，向来自国内外的参会者、参展商展示贵阳健康城市风采，扩大城市影响力，提高城市在国际、国内的知名度和美誉度，从而提升贵阳健康城市整体形象。

（薛维娜）

参 考 文 献

陈印昌，叶卫树，2017. 宁波"名城名都"城市国际形象及其对外传播研究. 宁波职业技术学院学报，21（4）：59-62

贵阳市爱国卫生运动委员会，2018. 贵阳市爱卫办发布贵阳"健康城市"标志（LOGO）. [2018-12-31]. https://zhidao.baidu.com/question/2485159.html

李怀亮，任锦鸾，刘志强，2009. 城市传媒形象与营销策略. 北京：中国传媒大学出版社

杨加成，杨军，2009. 城市形象的功能及其塑造策略. 知识经济，1；71+73

张健康，2013. 城市品牌建设. 杭州：浙江大学出版社

赵宗哲，2018. 贵阳百科全书. 北京：中国大百科全书出版社

周向红，2008. 健康城市：国际经验与中国方略. 北京：中国建筑工业出版社

第五章　健康城市建设中的经济环境评价
——贵阳市实证研究

伴随着世界范围内城市化进程的不断加快，城市人口规模的膨胀给生态环境和自然资源承载力带来了严峻挑战，环境污染、交通拥挤、住房紧张等问题日益凸显。健康城市理念的提出，既是对粗放型城市发展模式造成了严重"城市病"的反思，也是对未来城市运行状态的美好设想和远景展望。因此，健康城市理念主要是从一个多维和综合的视角来审视城市的发展，强调通过多部门和多学科的合作，在更广泛的意义上来重点解决城市健康以及与之相关的问题。本课题综合运用经济发展的基本指标、绿色经济发展指标、计量实证分析模型和指标评价体系等多种手段，从城市与经济环境融合发展的视角来研究健康城市的建设，分析贵阳建设健康城市需要构建怎样的经济环境，以及健康城市的建设如何有效促进贵阳市经济可持续发展。

一、健康城市建设与经济环境的关系

健康城市与经济环境关系最早的研究者是多伦多市医学联盟办公室的 Trevor Hancock，他在 1993 年从社区、环境、经济三方面提出了构建公平、宜居、可持续发展的健康城市模型。世界卫生组织（WHO）1996 年公布的健康城市 10 条标准、12 个一级指标和 338 个二级指标中，与经济环境相关的是第 3 条标准"通过富有活力和创造性的各种经济手段，保证市民在营养、饮水、住房、收入、安全和工作方面的基本需求"，而其中的 338 个二级指标中有 19 个城市基础设施二级指标、33 个就业及产业二级指标、17 个收入及家庭生活支出二级指标、17 个地方经济二级指标。到了 2010 年，WHO 又将健康城市的内容扩展到 20 个方面，其中与经济环境相关的是第 17 条"公平、高效、稳定、优质的财政支持和资源分配"。

无论是从 WHO 关于健康城市的定义、标准和行动指南，还是包括我国在内的世界各国建设健康城市的实践经验，都揭示了健康城市与经济环境之间是相互促进及融合发展的关系。一方面，良好的经济环境是建设健康城市的基础条件和重要内容。健康城市项目的建设涉及多个领域，较大规模的资金投入需要一个良好的经济基础来作为支撑和保障。实现经济又好又快的发展，有助于增强政府财政实力和提高个人经济收入，进而有利于政府扩大在卫生健康领域的公共投入和居民增加对自身的健康投资。另外，发展循环经济促进绿色生产和绿色消费，有利于改善人们的居住环境和改良人们的健康行为，进而有利于提高人们的健康水平。同时，也只有实现经济繁荣、社会发展和人民富足健康，逐步消除"城市病"等弊端,方能真正实现健康城市的建设。另一方面,健康城市的建设也能够促进经济环境的可持续发展,健康城市的建设本质上是为了促进居民健康水平,但在健康项目具体实施的过程中也将有利于增强国民人力资本、推动产业结构优化和居民消费升级,从而促进经济发展方式的转变。国民人力资本的提升,有利于提高劳动参与率、增加劳动供给数量、增强劳动能力和生产效率,进而促进经济的发展。而产业结构优化和居民消费升级,则有助于在经济发展过程中降低对生态环境的污染和提高资源利用效率,从而促进经济的可持续发展。

综上所述,深入探讨研究健康城市建设中的经济环境具有理论和实践的双重意义,为此,本课题从贵阳健康城市建设中的经济环境状况、健康城市建设与经济发展的联动关系、贵阳健康城市建设的经济环境可持续发展评价三个方面进行研究。

二、贵阳健康城市建设中的经济环境状况分析

本课题组从经济发展的基本指标(包括地区生产总值、财政收入、居民可支配收入和三次产业结构)和绿色经济发展指标(包括绿色生产和绿色消费)两方面,来对贵阳健康城市建设中的经济环境状况进行分析。

(一)贵阳市经济发展的总体状况

1. 经济总体规模持续增长

近年来贵阳市经济持续快速发展,地区生产总值(GDP)从 2007 年的 728.97 亿元增长到 2017 年的 3537.96 亿元,经济规模总量增长了约 4 倍。在这 11 年间,贵阳市 GDP 的年均增速为 14.08%,超过同时期全国 GDP 年均增速(8.36%)近 5.72 个百分点(图 5-1)。

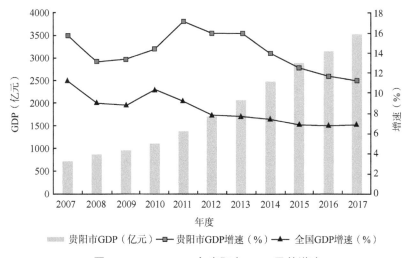

图 5-1 2007～2017 年贵阳市 GDP 及其增速

数据来源于历年国家和贵阳市统计公报

2. 财政收入快速平稳增加

贵阳市的财政收入在 2007 年为 188.66 亿元，到 2017 年增加为 782.85 亿元，增幅超过 3 倍。其中，在 2007～2014 年间，贵阳市财政收入年均增幅超过 20%，此后进入平稳增长阶段（图 5-2）。

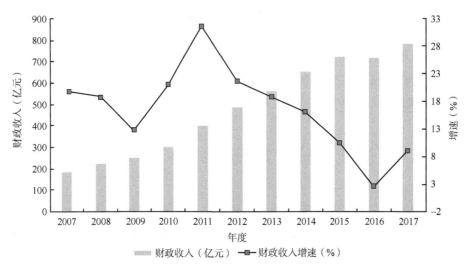

图 5-2   2007～2017 年贵阳市财政收入及其增速
数据来源于历年国家和贵阳市统计公报

3. 居民收入逐年增加

贵阳市城镇居民年均可支配收入在 2007 年为 12781 元，到 2017 年增长到 32186 元，是 2007 年的 2.52 倍，年均增速达 10.57%（图 5-3）。

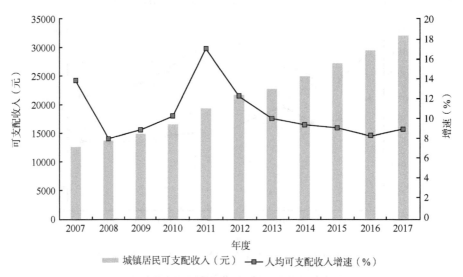

图 5-3   2007～2017 年贵阳市城镇居民可支配收入及其增速
数据来源于历年国家和贵阳市统计公报

4. 产业结构不断优化

2008～2017 年贵阳市的三次产业结构不断优化（图 5-4），第一和第二产业占 GDP 的比重在逐步减少，而第三产业占 GDP 的比重则不断上升，2017 年贵阳市的第三产业占比已经接近 60%，成为规模第一大的产业。

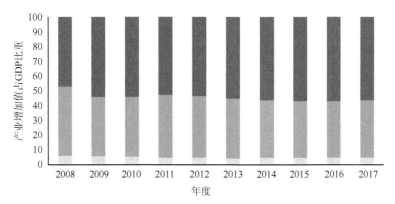

■第一产业增加值占GDP比重（%） ■第二产业增加值占GDP比重（%） ■第三产业增加值占GDP比重（%）

图 5-4　2008～2017 年贵阳市三次产业结构

数据来源于历年国家和贵阳市统计年鉴

（二）贵阳市绿色经济发展的总体状况

1. 绿色生产效果显现

2007 年，贵阳市单位 GDP 能耗为 1.94 吨标准煤/万元，此后呈逐年下降趋势，到 2016 年，该指标下降为 0.68 吨标准煤/万元，仅为 2007 年的 35.05%。另外，贵阳市单位 GDP 建设用地面积也整体呈下降趋势，从 2007 年的 0.14 米^2/万元下降到 2016 年的 0.09 米^2/万元，下降幅度达 35.71%（图 5-5）。

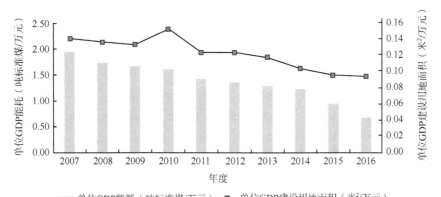

■单位GDP能耗（吨标准煤/万元）　■单位GDP建设用地面积（米²/万元）

图 5-5　2007～2016 年贵阳市单位 GDP 能耗及单位 GDP 建设用地面积

数据来源于历年国家和贵阳市统计年鉴

2. 绿色消费有待提升

2006～2017 年间，贵阳市年人均居民生活用电量为 934.57 千瓦时，除个别年份外，整体呈上升趋势。另外，人均生活垃圾产生量也在不断增加，从 2007 年的 0.14 吨增长到 2016 年的 0.25 吨，增长了 78.57%（图 5-6）。

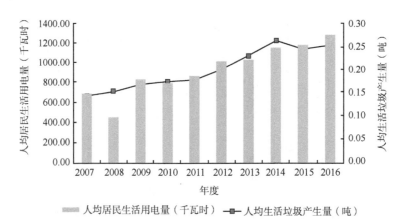

图 5-6　2007～2016 年贵阳市人均居民生活用电量及人均生活垃圾产生量

数据来源于历年国家和贵阳市统计年鉴

三、贵阳健康城市建设与经济发展的联动关系分析

（一）贵阳经济发展促进健康城市建设的实证分析

1. 计量模型的构建

在 Grossman 的健康需求理论和生产函数 $H=F(X)$ 的基础上，结合国内外学者的相关研究，构建分析居民健康和经济发展关系的计量模型方程（5-1）～方程（5-3）。其中被解释变量 H 代表的是居民健康水平，核心自变量为经济因素变量 Y，其他自变量 X 包括了健康行为因素变量 XW、教育水平因素变量 EU、环境因素变量 SR 和年龄因素变量 AG，μ 为误差扰动项。其中，常数 a、b、c、d、e 为各自变量对因变量健康水平的弹性系数。

$$
\begin{cases}
\ln H_t = a\ln Y_t + \mu_t \cdots & (5\text{-}1) \\
\ln H_t = b\ln XW_t + c\ln SR_t + d\ln EU_t + e\ln AG_t + \mu_t \cdots & (5\text{-}2) \\
\ln H_t = a\ln Y_t + b\ln XW_t + c\ln SR_t + d\ln EU_t + e\ln AG_t + \mu_t \cdots & (5\text{-}3)
\end{cases}
$$

2. 变量的选择及样本数据说明

常用的宏观健康变量主要包括预期寿命、人口死亡率、婴儿死亡率和孕产妇死亡率等，由于预期寿命、婴儿死亡率和孕产妇死亡率主要源自普查数据，非普查年度没有披露数据。所以基于数据的可得性，本研究选择的是贵阳市人口死亡率来作为健康变量 H。经济因素变量的选择一般同时要考虑收入、职业和城市化等因素，同样基于数据可得性的考虑，本研究选取贵阳市当年人均 GDP（$RGDP$）和人口密度（UB）来作为经济因素变量 Y。健康

行为因素变量 XW 选择贵阳城市居民烟酒消费支出,环境因素变量 SR 选择贵阳市区大气可吸入颗粒物年平均浓度。另外,为了避免遗漏变量和保证所有数据的完整性,以下两个变量是用贵州省的数据来进行替代。其中年龄因素变量 AG 选择贵州省 65 岁以上老年人口占总人口比重,教育水平因素变量 EU 则选择贵州省 6 岁以上人口平均受教育年限。数据来源于《贵阳统计年鉴》、《贵州年鉴》和《中国城市统计年鉴》,样本区间为 2006~2017年。由于各变量的单位不一致,本研究通过对数据进行标准化处理,以达到消除变量数据量纲的目的。此外,取对数后的健康变量 $\ln H$、经济因素变量 $\ln X$(包括 $\ln RGDP$ 和 $\ln UB$)、健康行为因素变量 $\ln XW$、环境因素变量 $\ln SR$ 和年龄因素变量 $\ln AG$ 经过二阶差分后均是平稳序列,则各变量之间可能存在长期稳定的均衡关系,这就为后续的多元回归分析奠定了基础。

3. 经济发展促进健康的多元回归结果分析

本研究采用逐步回归最小二乘法对计量模型方程(5-1)~方程(5-3)进行多元线性回归分析($P<0.1$ 为变量纳入标准),基本结果如下表 5-1。

表 5-1 基于健康生产函数的经济发展促进健康的估计结果

解释变量(统计量)	方程(5-1)变量弹性系数	方程(5-2)变量弹性系数	方程(5-3)变量弹性系数
$\ln RGDP$	-1.262119*		
	(-3.739124)		
$\ln UB$	0.986748*		0.924085*
	(2.923317)		(3.336612)
$\ln XW$		1.563146*	
		(2.658288)	
$\ln EU$		-2.022617*	-1.247780*
		(-3.439663)	(-4.505385)
常数项	-1.04e-10	-2.55e-11	-9.77e-11
	(-5.21e-10)	(-1.25e-10)	(-5.52e-10)
R^2	0.608385	0.615080	0.692826
D.W.	1.284601	1.049627	1.371100
F	6.990874	7.190728	10.14969
AEG	-2.879165	-3.613644	-3.369205

注:*表示变量系数通过显著性检验;括号中的数值为 t 统计量。

如表 5-1 所示,上述回归分析得到以下结果:

首先是经济发展与居民健康水平之间的数量关系,从方程(5-1)中 $\ln RGDP$ 的弹性系数值可知,当人均 GDP 增加 1 个百分点,死亡率将下降约 1.26 个百分点,说明经济发展在增加国民收入的同时,也有助于提升居民健康水平;而当人口密度增加 1 个百分点,死亡率将会上升 0.9 个百分点左右,这说明经济发展中城市化带来的交通拥堵和住房等生活空间人口密度过大等问题不利于居民健康。因此,经济发展对贵阳市居民健康的影响具有双重性，综合两个弹性系数值的大小来看，经济发展对贵阳市民健康水平的影响主要是正向促进作用。

其次是居民健康行为与健康水平之间的数量关系，从方程（5-2）中 $\ln XW$ 的弹性系数值可知，当居民烟酒消费支出增加 1 个百分点，死亡率会上升约 1.56 个百分点，这说明吸烟、喝酒等不健康的消费行为对居民健康水平损害程度较大。

最后是居民受教育程度与健康水平之间的数量关系，由方程（5-2）和方程（5-3）中 $\ln EU$ 的弹性系数值可知，当居民受教育程度增加 1 个百分点，死亡率会降低 1～2 个百分点，这说明贵阳市居民的受教育程度对健康水平有较大的正向促进作用。

（二）贵阳健康城市建设促进经济发展的实证分析

1. 计量模型的构建

传统经济学理论一般认为资本和劳动力是促进经济增长的两个最基本生产要素，结合国内外相关研究，本课题组在 Cobb-Dauglas（C-D）生产函数 $Y=F（K，L）$ 中依次引入代表公共健康投资和私人健康投资的变量，并在 C-D 函数两边取自然对数，初步构建了以下 3 个计量模型方程：方程（5-4）～方程（5-6）。其中 Y 为经济增长变量、K 为资本要素变量、L 为劳动力要素变量、GH 为公共健康投资变量、SH 为私人健康投资变量，μ 为误差扰动项。其中，常数 a、b、c、d 为 4 个要素变量对经济增长变量的弹性系数。

$$\begin{cases} \ln Y_t = a\ln K_t + b\ln L_t + c\ln GH_t + \mu_t \cdots & （5\text{-}4） \\ \ln Y_t = a\ln K_t + b\ln L_t + d\ln SH_t + \mu_t \cdots & （5\text{-}5） \\ \ln Y_t = a\ln K_t + b\ln L_t + c\ln GH_t + d\ln SH_t + \mu_t \cdots & （5\text{-}6） \end{cases}$$

2. 变量的选择及样本数据说明

经济增长变量 Y 选择贵阳市的地区生产总值，资本要素变量 K 选择贵阳市当年新增固定资产投资额，劳动力要素变量 L 选择贵阳市城镇就业人数，公共健康投资变量 GH 选择贵阳市财政在医疗卫生上的支出，私人健康投资变量 SH 选择城市住户在医疗保健上的支出。由于各变量的单位不一致，本研究同样通过对数据进行标准化处理，以达到消除变量数据量纲的目的。所有数据均来源于贵阳统计公报和统计年鉴，样本区间为 2006～2017 年。另外，取对数后的经济增长变量 $\ln Y$、公共健康投资变量 $\ln GH$、私人健康投资变量 $\ln SH$、资本要素变量 $\ln K$ 和劳动力要素变量 $\ln L$ 经过二阶差分后均是平稳序列，说明各变量之间可能存在长期稳定的均衡关系，这有利于后续的回归分析避免"伪回归"情况。

3. 健康城市建设促进经济发展的多元回归结果分析

同样采用逐步回归最小二乘法对计量模型方程（5-4）～方程（5-6）进行多元线性回归分析（$P<0.1$ 为变量纳入标准），基本结果如表 5-2。

表 5-2　基于 C-D 函数的健康促进经济增长的估计结果

解释变量（统计量）	方程（5-4）变量弹性系数	方程（5-5）变量弹性系数	方程（5-6）变量弹性系数
$\ln K$		0.828335*	
		（13.80266）	
$\ln L$	0.284746*		0.284746*
	（6.884255）		（6.884255）
$\ln GH$	0.728453*		0.728453*
	（17.61168）		（17.61168）
$\ln SH$		0.180276*	
		（3.003971）	
常数项	2.27e−10	8.26e−11	2.27e−10
	（1.571e−08）	（3.83e−09）	（1.57e−08）
R^2	0.997948	0.995427	0.997948
F	2188.995	979.4723	2188.995
AEG	−4.675448	−5.890339	−4.675448

注：*表示变量系数通过显著性检验；括号中的数值为 t 统计量。

从回归结果来看，3 个方程的拟合优度系数均较高，说明各方程线性拟合较好。同时，方程中相关变量系数的 t 统计量和方程整体 F 统计量都通过显著性检验。另外，由各方程的 AEG 统计量数值可知，方程的残差序列在 1% 的显著性水平下都拒绝存在单位根的原假设，方程的残差序列均是平稳的，进而可知 $\ln Y$ 与 $\ln K$、$\ln L$、$\ln GH$、$\ln SH$ 之间存在着长期稳定均衡关系。

如表 5-2 所示，方程（5-4）和方程（5-6）的回归结果一致，由 $\ln GH$ 的弹性系数值可知，当财政在医疗卫生上的支出每增加 1 个百分点，将拉动 GDP 增长约 0.73 个百分点，城镇就业人数每增加 1 个百分点，将促进 GDP 增长约 0.28 个百分点。在 C-D 函数中只引入私人健康投资时，从 $\ln SH$ 的弹性系数可知，当城市居民在医疗保健上的支出每增加 1 个百分点，将促进 GDP 增长约 0.18 个百分点。因此，从上述的分析可知公共健康投资和私人健康投资均能正向促进经济增长，且公共健康投资对经济增长的促进度更大。

四、贵阳健康城市建设的经济环境可持续发展评价

（一）基于可持续发展视角的评价指标体系构建

本课题在结合文献研究和三轮德尔菲专家咨询的基础上，从可持续发展的视角来构建健康城市建设的经济环境评价指标体系，本体系包含经济基础、产业结构、资源利用效率、居民健康消费、政府投入 5 个一级指标，以及 33 个二级指标。

由于各一级指标、二级指标对总体经济环境建设的贡献度不同，本研究还采用熵值法和层次分析法分别获取了各指标的客观权重（WZ_i）和主观权重（w_i），两者的几何平均数

为指标 i 的最终权重 h_i，具体公式为 $h_i = \sqrt{WZ_i * w_i} / \sum_{i=1}^{m} \sqrt{WZ_i * w_i}$，指标体系及其权重具体内容见表 5-3。

表 5-3　基于主客观组合赋权的健康城市建设经济环境评价指标体系及其权重

一级指标（准则层）	权重	二级指标	指标方向	最终权重 h_i
经济基础	0.3329	地区生产总值（GDP）	+	0.04346
		财政收入	+	0.04159
		城乡居民人均可支配收入	+	0.04028
		城镇居民登记失业率	−	0.02839
		城乡居民基本医保覆盖率	+	0.03224
		健康险保费收入增长率	+	0.03020
		恩格尔系数	−	0.04832
		房价收入比	−	0.03396
		城镇化率	+	0.03445
产业结构	0.1034	第二产业增加值占 GDP 比重	−	0.05757
		第三产业增加值占 GDP 比重	+	0.04580
资源利用效率	0.1597	单位 GDP 能耗	−	0.02396
		单位 GDP 水耗	−	0.01872
		单位 GDP 烟尘排放量	−	0.02687
		单位 GDP 二氧化硫排放量	−	0.02432
		单位 GDP 建设用地面积	−	0.02239
		单位 GDP 工业固体废物产生量	−	0.02324
		固废综合利用率	+	0.02022
居民健康消费	0.1511	居民人均医疗保健支出增长率	+	0.04150
		人均居民生活用水量	−	0.03897
		人均居民生活用电量	−	0.03393
		人均生活垃圾产生量	−	0.03668
政府投入	0.2529	医疗卫生财政支出	+	0.02608
		每千人口拥有医疗机构床位数	+	0.02206
		每千人口拥有执业医师数	+	0.02534
		每千人口拥有注册护士数	+	0.01812
		环保投入占 GDP 比重	+	0.01800
		每万人公共交通车辆保有量	+	0.01967
		新增城市绿地面积	+	0.02364
		人均公园绿地面积	+	0.02747
		举办全民健身活动次数	+	0.02709
		R&D 经费支出占 GDP 比重	+	0.02451
		基础设施建设占固定资产投资比重	+	0.02097

注：指标方向中的符号"+"代表该指标为正向指标，"−"代表该指标为负向指标。

（二）贵阳市健康城市建设中的经济环境可持续发展评价

1. 经济环境可持续发展评价指数及综合得分计算

（1）五个一级指标（准则层）指数

$D_{kj} = \sum_{i=1}^{m_k} h_i \times a_{ij}^*$ ，其中，k =1，2，3，4，5；j=1，2，3，…，n（n 表示年份数，为 10）；

m_k 表示第 k 准则层所包含的二级指标个数（$\sum_{k=1}^{5} m_k = 33$）；h_i 表示二级指标 i 的权重；a_{ij}^* 表示二级指标 i 标准化的数值。

（2）经济环境可持续发展得分

$F_j = \sum_{k=1}^{5} D_{kj} \times 100$，$F_j$ 的取值在 0～100，F_j 的取值越接近 100，说明经济环境越可以持续发展，反之，说明经济环境各子系统不协调，有些子系统需要提高。

2. 近 10 年贵阳健康城市建设的经济环境综合得分分析

从图 5-7 看，除 2009 年受全球金融危机的影响，贵阳市经济环境综合得分有所下降外，其他年度都呈现上升趋势。2010～2012 年是贵阳市健康经济环境综合得分快速增长期，从 34.44 分增长到 55.55 分，年平均增速为 29%；2013 年后，贵阳市健康经济环境综合得分进入平稳增长期，年平均增速为 7.8%，到 2016 年，综合得分达 74.72 分。

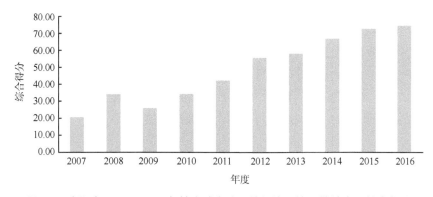

图 5-7　贵阳市 2007～2016 年健康城市建设的经济环境可持续发展综合得分

3. 贵阳市与其他 14 个健康城市的经济环境可持续发展比较分析

为客观评价贵阳健康城市建设中的经济环境可持续发展程度，本课题组分别从东北、东、中、西四个区域其他首批 37 个试点健康城市中根据数据的可获得性选取了 14 个城市与贵阳市进行横向对比。由于这 14 个城市只收集到 2016 年一个年度的数据，本课题组根据层次分析法确定的权重来计算各城市的经济环境可持续发展得分，具体见表 5-4。

表 5-4 15 个试点健康城市经济环境可持续发展评分

地区	城市	经济基础得分	产业结构得分	资源利用率得分	居民健康消费得分	政府投入得分	经济环境综合得分	排名
东北地区	辽宁大连	25.27	15.02	15.87	13.79	9.91	79.85	6
	吉林长春	22.64	14.24	18.64	16.53	6.22	78.27	7
东部地区	江苏苏州	46.53	16.17	17.35	10.40	7.93	98.38	1
	山东烟台	29.18	13.63	14.53	15.20	8.43	80.97	4
	广东珠海	28.98	15.72	16.54	6.89	11.86	79.99	5
	福建厦门	25.39	17.56	17.60	4.46	10.89	75.90	8
	海南琼海	10.20	8.90	15.54	15.91	4.30	54.86	15
中部地区	河南郑州	26.37	16.02	17.70	11.97	11.45	83.52	3
	湖北宜昌	22.06	10.85	14.48	16.56	5.40	69.34	13
	安徽马鞍山	23.78	13.13	6.58	14.26	3.72	61.46	14
西部地区	四川成都	30.12	15.97	17.64	9.98	12.82	86.54	2
	贵州贵阳	25.46	16.52	10.92	10.96	10.87	74.72	9
	内蒙古包头	23.19	15.77	10.43	16.46	7.59	73.43	10
	广西南宁	17.63	14.11	16.49	13.68	10.19	72.10	11
	陕西宝鸡	19.33	10.48	14.62	18.62	6.60	69.65	12

从经济环境综合得分来看，贵阳市 2016 年的经济环境综合得分在 15 个健康城市中排名第九位，但在西部 5 个城市中排名第二位，仅次于成都，高于包头、南宁和宝鸡 3 个城市。

从 5 个一级指标的得分来看，与所有的其他 14 个试点健康城市相比，贵阳市产业结构得分为 16.52 分，排名第二位，仅次于厦门的 17.56 分；政府投入得分为 10.87 分，排名第五位，仅低于成都、珠海、郑州和厦门，与排名第四的厦门仅相差 0.02 分，高出排名第六位的南宁约 0.7 分；经济基础得分为 25.46 分，排名第六位，低于苏州、成都、烟台、珠海和郑州；居民健康消费及资源利用率得分两个二级指标排名相对靠后，分别为第十一位、第十三位。

而在西部地区的 5 个城市中，贵阳市的产业结构得分排名第一位，经济基础和政府投入排名均为第二位，而居民健康消费和资源利用率两个一级指标得分排在第四位。

五、主要结论与建议

（一）主要结论

1. 贵阳市经济环境不断改善，为健康城市建设奠定良好的经济基础

贵阳市近几年的经济发展呈现又快又好态势，经济增速已连续 5 年位居全国省会城市第一，经济的快速发展使得财政收入规模不断扩大和城乡居民可支配收入持续增加的同时，也为贵阳健康城市建设中的政府公共投入和居民健康投资奠定了良好的经济基础和物质保障。

2. 贵阳健康城市的建设，有利于推动经济的可持续发展

贵阳健康城市建设对经济的促进作用体现在直接效应和间接效应两方面。首先，由以上贵阳健康城市建设与经济增长联动关系的实证分析可知，贵阳健康城市建设中的公共健康投资和私人健康投资对经济增长具有直接的拉动效应；其次，健康投资将有助于贵阳市人力资本的价值提升，进而提高人们的生产能力和劳动生产率，并促进经济的发展。同时，健康城市的建设将有效改善贵阳基础设施、生态环境和人文环境，这也有利于贵阳市吸引到更多的国内外投资，进而促进经济的发展。

3. 贵阳市产业结构进一步优化，有利于促进健康城市的建设和经济环境可持续发展

产业结构的优化不仅有利于推动贵阳市经济发展模式的转型升级，而且可以通过减少环境污染和提高资源利用效率等方面来有效促进贵阳健康城市的建设和经济环境可持续发展。近些年贵阳市大力发展以大数据和大健康产业为重点的现代服务业，其成效显著，2017年服务业在贵阳市产业结构中所占的比重超过50%，绿色经济占贵阳市GDP比重也已达到39%，这使得贵阳市成为中国绿色发展优秀城市和全国质量强市示范城市。

4. 政府投入不断加大，体现政府在健康城市建设中的主体地位

无论是与西部城市相比，还是与其他14个试点健康城市相比，贵阳市的政府投入得分都高于大部分城市，其主体地位得以彰显，体现了政府对健康城市中经济环境建设的重视程度。目前，贵阳市正在打造的"一河百山千园"自然生态体系、绿色低碳交通城市区域性示范项目、贵阳市绿色建筑行动实施方案等，将对生态环境的保护起到巨大的促进作用。另外，随着政府在医疗卫生领域投入的增加，以及全民健身活动逐步深入人心，居民的健康水平也将得到进一步提升。

5. 在实现经济高速发展的同时，也伴随着一些经济环境领域的问题

与国内外大多数城市发展的历程相似，贵阳市近些年在实现经济快速发展的同时，也随之产生一些问题。由以上贵阳健康城市建设与经济增长联动关系的实证分析可知，城市化进程中的交通拥堵和住房等生活空间人口密度过高等问题，对居民的生命质量有一定程度的影响。虽然贵阳市的资源利用率近年来有明显提高，但由于贵州省能源结构以煤炭为主，且工业结构中重化工还占据着较大比重，因此与其他城市的横向比较来看，贵阳市在单位GDP二氧化硫排放量、单位GDP工业固体废物产生量、单位GDP水耗等方面还需进一步改善。此外，近10年来贵阳市的城镇居民人均生活用水量、人均生活用电量和人均生活垃圾产生量指标整体呈上升态势，对生态环境的保护提出了新的挑战。

（二）建议

1. 坚持发展循环经济，促进贵阳健康城市建设中的经济环境可持续发展

贵阳市在继续坚持"绿水青山就是金山银山"发展理念的同时，不断优化能源结构，坚持发展循环经济，通过资源节约和循环利用来提高资源的利用效率，以尽可能少的资源

消耗来获得更多的经济效益和社会效益，以实现健康城市建设中的经济环境可持续发展。

2. 进一步加强节约型社会建设，推动健康城市建设中的经济环境可持续发展

进一步加强贵阳市节约型社会建设，倡导绿色低碳生活方式，避免不合理和不必要消费带来的资源浪费。并加大健康教育和健康促进的力度，在全社会营造健康文化的氛围，让全民健身和健康饮食的理念深入人心，以此来促进居民的健康素养和健康水平的提升。

（禄晓龙）

参 考 文 献

陈霞，2015. 健康投资对武陵山连片特困地区经济增长影响的实证研究. 中国卫生经济，34（7）：77-80

顾沈兵，2009. 上海市建设健康城市行动评估研究（博士学位论文）. 上海：复旦大学

马祖琦，2007. 欧洲"健康城市"研究评述. 城市问题，5：92-95

武占云，单菁菁，2017. 健康城市的国际实践及发展趋势. 城市观察，6：138-148

张芬，李晓妍，2017. 健康投资对经济增长影响的实证分析. 统计与决策，20：140-143

赵秋晓，2018. 我国医疗卫生投入对居民健康状况的影响——基于宏观健康生产函数的研究. 经济研究参考，25：74-80

Barro RJ，1996. Determinants of economic growth：across-country empirical study. NBER Working Paper，8：569

Cochrane AL，St Leger AS，Moore F，1978. Health service 'input' and mortality 'output' in developed countries. Journal of Epidemiology and Community Health，32（3）：200-205

Filmer D，Prichett L，1999. The impact of public spending on health：does money matter. Social Science & Medicine，49（10）：1309-1323

Grossman M，1972. On the concept of health capital and the demand for health. Journal of Political Economy，80（2）：223-255

第二部分

健康细胞建设路径与措施

第六章　健康细胞建设内涵、贵阳实践及发展策略

健康细胞建设是落实和推进健康城市建设的重要抓手。2016 年，全国爱卫会在《关于开展健康城市健康村镇建设的指导意见》（以下简称"全国指导意见"）指出推进健康细胞工程建设，以健康社区、健康单位和健康家庭为重点，以整洁宜居的环境、便民优质的服务、和谐文明的文化为主要内容。本研究在分析国内外健康城市、健康细胞单位建设相关文献资料的基础上，采用专家访谈、专家咨询等方式，充分听取贵州省贵阳市健康城市建设的相关单位领导和部门工作人员，以及浙江省杭州市、湖北宜昌市等健康城市试点地区专家的意见和建议，结合贵阳市健康细胞单位建设督导等工作，梳理健康细胞建设内涵，提出完善健康细胞单位建设标准和发展策略的建议。

一、健康细胞建设内涵

（一）健康细胞的内涵

健康细胞建设是健康城市建设的重要内容之一，是健康城市建设的抓手和基石。健康细胞建设的最终目标是实现人民群众生理、心理、社会适应和道德等全方位的健康，其内涵主要包括（图 6-1）：

（1）有完善的组织管理体制，以通畅的支持体系为依托。

（2）建设良好环境为基础。

（3）和谐的社会环境为支撑。

（4）优质的健康管理和服务做桥梁。

（5）浓郁的健康文化氛围为纽带。

（6）以实现家庭成员，辖区居民，单位职工（如教师、工人、医护人员），学生等在生活、工作、学习场所内的躯体、心理、社会适应、道德、文化等多维度的健康为目标。

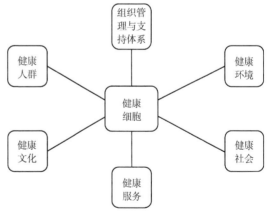

图 6-1　健康细胞建设的内涵

（二）健康细胞的类别及评价内容

国内外相关文献认为健康细胞/健康单位（场所）应包括健康家庭，健康学校，健康社区，健康村，健康机关/事业单位，健康企业，健康学校，健康医院，健康公共场所（如健康景区、健康酒店等）等。

全国各地健康细胞的建设指标各有特色，但总体框架基本一致，包含政策/管理、环境、服务、健康文化等几个维度，具体如表6-1所示。

表 6-1　国内部分健康细胞单位建设指标体系的概况

省份/城市（区）	发布年限	健康细胞单位类别	一级评价指标
安徽省	2017	家庭、社区（村）、学校、单位	健康社区和单位：健康管理、健康环境、健康服务、健康社会（社区）、建设效果
			健康学校：健康管理、健康环境、健康活动、健康支持、建设效果
			健康家庭：家庭环境、家庭氛围、健康生活、健康保障、建设效果
江苏省	2017	镇（县城），社区（村），单位（机关/事业单位、二级及以上医院、一级医院/乡镇卫生院/社区卫生服务中心、企业、宾馆、商场、农贸市场），家庭	健康镇、健康社区：健康管理、健康环境、健康服务、健康社会、健康人群、健康文化、公众满意
			健康单位：健康管理、健康环境、健康服务、健康文化、效果评估
			健康家庭：良好的生活习惯、和谐的家庭氛围、养老抚育、行为习惯、健康保健、效果评估
陕西省	2016	社区（含军营）、机关（含部队机关）、学校（含托幼机构）、医院、企业、村庄	健康社区/健康村、机关、企业：组织管理、健康环境、健康活动、健康结局
			健康学校：制订学校健康政策、提供良好学习和生活环境、营造良好的学校社会人文环境、提供学校健康服务、提高师生健康技能、加强学校与社会健康互动、教师、学生满意率
			健康医院：组织管理、建设安全、和谐、有益健康的诊疗环境、提高患者、家属和社区居民及医护人员知识与技能、开展特色活动、无烟医院建设、考核评估
			健康托幼机构：健康基础、健康环境、健康管理
北京市	2017	单位、社区、示范村	健康示范单位的标准包括机制、环境、服务、健康水平
杭州市	2013	家庭、社区、村、学校、医院、宾馆、餐厅、机关、景点、企业、市场、商场	健康政策、健康环境、健康行动、健康服务
昆明	2017	社区、单位、学校、医院	健康管理、健康环境、健康服务、健康社会、效果评估
巴中市恩阳区	2018	乡镇、社区、村、学校、医院、企业、单位	健康乡镇、社区、村：组织保障、健康环境、健康服务、健康人群
			健康学校、医院、企业单位：组织保障、健康环境、健康管理、社区支持、健康评价
贵阳市	2017	社区、单位、市场、商场、学校、医院、宾馆、餐厅、景区、家庭	健康政策、健康环境、健康行动、健康服务；健康家庭则包括健康理念、健康环境、健康氛围、健康行为

二、健康细胞建设实践及评价指标体系构建

（一）贵阳市健康细胞建设情况

1. 建设过程及政策支持

2016年，贵阳市入选为全国健康城市建设首批38家试点城市之一。2017年，贵阳市

通过举办理论培训、现场督导、经费支持等多途径建设了观山湖区碧海社区服务中心、白云区南湖花园酒店、云岩区北京路社区卫生服务中心等 22 个健康细胞单位。2018 年，贵阳市委托贵州医科大学等专业技术机构对 50 余家健康细胞单位进行督导，培育示范单位，进一步增大健康细胞示范引领的规模效应。

2017 年，贵阳市发布《贵阳市全国健康城市建设行动计划》，并明确了健康细胞在健康城市建设的战略地位——"积极探索健康村镇、健康社区、健康单位、健康家庭等健康细胞工程建设"。为有效推进健康细胞工程建设，2017 年 3 月 27 日，贵阳市爱卫办下发《贵阳市健康细胞工程建设推进办法（试行）》（以下简称"《推进办法》"），明确提出"以推进健康社区（村寨），健康单位（机关、企、事业单位、窗口单位），健康市场，健康商场，健康学校，健康医院，健康景区（景点、公园、广场），健康宾馆，健康餐厅，健康家庭等为重点，在全市范围内广泛开展健康细胞建设，并着力培育一批健康细胞建设示范点，充分发挥健康细胞建设单位的示范、辐射作用，带动人群健康素养水平整体提高，促进健康城市建设"的工作目标。2018 年 6 月，贵阳市印制了《贵阳市健康城市建设知识读本》，系统介绍了健康细胞的概念、细胞建设的意义、细胞建设的基本要求，观山湖区碧海社区服务中心等健康细胞建设经验，以指导和规范贵阳市健康细胞单位建设，并促进健康细胞建设分享和交流心得。

2. 建设特色和建设计划

乌当区、清镇市等开始摸索借助医疗卫生大数据平台，提高社区慢性病患者的管理水平，特别是高血压等慢性病患者的主动发现等，提升健康服务能力。云岩区宅吉小区等部分社区着于打造数智小区，开设智能化门禁系统、联动式火情传感器及联动报警系统、无人超市等，探讨智能化健康亭建设（社区居民可凭身份证登录系统，自主测量并动态跟踪血压等健康指标变化情况），以提高健康服务的可及性、健康管理的水平和质量。

同时，不断优化环境设施，老城区部分社区积极开展旧院落的改造，学校、社区等细胞单位开始推行生活垃圾分类收集。作为贵州省生活垃圾分类的试点城市之一，《贵阳市建设健康城市三年规划（2018 年—2020 年）》中明确"基本实现全市公共机构和相关企业生活垃圾强制分类全覆盖，市民基本养成垃圾分类习惯，居民小区生活垃圾分类制度覆盖率达 90%，90%以上的村庄生活垃圾得到有效治理"。贵阳市各细胞单位通过完善文化活动室、电子阅览室建设，借助橱窗、宣传栏、健康管理 APP、微信/QQ 等多个平台开展宣传，辅之以健康讲座，传播健康知识、帮助群众培养和固化健康技能，烘托健康文化氛围，力争"到 2020 年，居民基本医疗素养、慢性病防治素养、传染病防治素养水平分别提高到11%、15%和 20%"。

（二）贵阳市健康细胞建设指标体系优化与完善

2018 年，贵阳市健康细胞建设研究课题组参照《全国健康城市评价指标体系（2018版）》，从国内相关已经开展健康细胞建设实践的地区汲取经验，对贵阳市 2017～2018 年健康城市建设（特别是健康细胞工程）经验进行了总结与梳理，不断完善健康环境、健康社会、健康服务、健康人群、健康文化、组织管理 6 个维度的健康细胞建设内容，形成 2018 版贵阳市健康细胞工程建设标准体系（以下简称"2018 年修订版"，参见表 6-2）。健康细胞单位分为健康家庭、健康社区（村）、健康企业、健康机关单位、健康学校、健康医院、健康公共场所 7 个大类，除健康家庭（4 个）外，每个类别均包含 6 个一级指标（组织管理、健康环境、健康社会、健康服务、健康人群、健康文化），指标评分方法拟参照《公共场所卫生监督量化分级》等的评分结构，标化百分制总分≥60 评价为合格。本轮指标修订主要体现以下几个要求：

表 6-2　2018 版贵阳市健康细胞工程建设标准体系概览

一级指标	二级指标	三级指标
组织管理	机构和人员	成立和完善领导小组及其工作制度；专人负责，且定期接受专业培训
	制度和档案	将健康促进工作建设纳入机构年度工作计划；制定完善健康机关行动规划和配套年度工作计划；制定和完善适宜本单位实际的促进职工健康的规章制度；健康管理档案资料归档
	组织实施	书面承诺；公告、宣传、发动职工积极参与；工作经费
健康环境	环境质量与设施	优良的整体环境；开展病媒生物防制活动；厕所卫生设施达标；饮用水安全卫生；健康自助服务场所建设
	无烟环境	创建无烟单位、落实控烟措施
健康社会	社会人文	单位内涵和形象建设，内部关系和谐；职工言行、仪表、遵纪守法等
	社会保障	医疗、工伤等保障健全；弱势群体的健康帮扶
	食品安全	职工食堂卫生要求应达标且膳食结构合理（餐饮服务食品安全监督量化分级管理 B 级以上，即优秀或良好）
	运动康体	职工运动、休息、阅读的场所、设施、设备
健康服务	职工健康安全管理	定期健康体检，有针对性的健康指导，合理安排工作；慢性病患者和高危人群的跟踪管理；健康知、信、行调查，以制订和完善配套的健康促进方案；心理健康评估、咨询或帮助
健康人群	突发公共卫生事件	无传染病暴发疫情、食物中毒等突发公共卫生事件发生
	综合体质	肥胖率、《国民体质测定标准》合格率（推荐指标）
健康文化	健康促进活动	健康教育专栏；健康小贴士；健康饮食相关活动；工间操和运动健身健康主题活动；健康讲座和培训（需含心理健康讲座）
	健康素养	职工健康素养水平；血压、血糖、血脂的知晓率
	健康行为	吸烟率，经常参加体育锻炼比例
	健康氛围	健康单位建设的知晓率、活动参与率、满意率
		社会公益活动

注：表中所列为健康机关单位的建设指标。健康细胞单位类型不同，二级、三级指标有一定差异。

1. 可行性、可操作性

指标筛选和权重设置以可行性评分作为重要参数；结合健康细胞建设督导工作开展现场查看、座谈讨论、专家访谈等，深入了解贵阳市健康细胞建设实际，以完善评分细则来增强指标的实际可操作性。考虑到乡村和社区管理体制、卫生服务资源等分布的实际差异，2018 年修订版明确健康村建设可参照健康社区管理进行，同时在组织管理、健康服务等具体指标的评分细则上加以区别。

2. 与现有卫生监督管理等健康促进工作融合推进

卫生是健康的基础，贵阳市 2018 年修订版标准体系去除了基础卫生要求指标条目中部分细致的食品卫生、环境卫生条款，直接将建设单位餐饮业、旅店业、美容美发等公共场所卫生监督量化分级管理评价结果作为评价指标使用，这将利于整合各部门工作（如卫生监督局、食品药品监督管理局等）。关于餐饮业、旅店业、美容美发等公共场所卫生监督量化分级要求食堂及配餐单位、公共场所的卫生量化分级评分必须达到良好及以上。

3. 指标体系的阶段性持续完善

考虑到贵阳市实际情况，实行阶段推进的策略，综合考虑到健康内涵的多维性，采取以"局部特色发展"和"促进全面进步"相结合的战略，鼓励有条件、有特色、有热情的健康细胞建设单位优先发展，深度激发健康促进工作的热情，以点带面，最终全面增进细胞工程建设单位的多维度健康。而健康细胞建设是一个持续完善和稳步推进的系统性工程。随着健康城市建设不断深入，健康细胞建设的内涵和外延将不断丰富，指标体系也应根据各阶段实际工作任务及时更新，以满足新时期人民群众的健康需求。

三、健康细胞建设的发展策略

《推进办法》中提出了"坚持以人为本，健康优先""坚持政府主导，共建共享""坚持突出重点，创新发展"的基本发展原则，为贵阳市健康细胞建设指明了战略突破口。为进一步促进贵阳市健康细胞工程建设，具体可从以下几方面进行完善。

（一）政府统筹与多部门协作，促进全社会积极参与

健康细胞建设内涵和外延较为丰富，"健康孤岛"很难建立且无法持久，唯有政府统筹，全社会共建共享方是长久之计，这也符合世界卫生组织对健康城市建设的定义。健康城市的建设需要"清晰的政治承诺""组织与领导""机构功能的转变""多部门协作"作为基础保障，2018 年国际健康城市会议通过的贝尔法斯特健康城市宪章中同样强调了"多部门协同"的原则。有效推进健康细胞建设需要不断优化的自然和社会环境做支撑，需要优质高效、专业的健康宣传与教育、医疗保健等服务资源做依托，以"预防为主"的治未病理念的推广为铺垫。贵阳市需在健康城市、健康细胞建设实践中不断总结经验，优化统筹协调，夯实卫生、公安、环保、文化、旅游等多部门（含企事业单位）联动支持机制，以家庭、社区、企业等细胞单位为主体，同时进一步引导媒体、社会力量的参与，推进健康城市共建共享。此外，健康村的建设还应强化乡镇政府、卫生院的指导和帮助。

（二）细胞单位高度重视，做到"内部协调，外部联通"

健康细胞建设需要人力、物力、经费和组织管理等方面的保障。各细胞单位主要领导同志牵头梳理单位工作中的健康元素，将健康融入所有政策和工作，整合"智慧城市""文

明城市""食品安全示范市""健康城市""慢性病防治示范区""美丽乡村"等工作，建立
各部门协调联动的组织管理体系，整合资源，形成合力，将健康促进工作纳入单位工作的
重要位置，纳入年终考核，切实可行地推进健康促进工作。与此同时，各单位还要积极开
展外联工作，在政府相关部门的组织协调下，与各级医院、疾病预防控制中心、体检机构、
健康管理公司等专业机构联动。

（三）夯实基础设施，突出细胞特色

夯实健康细胞建设的基础，既包括强化自然和社会环境等硬件基础（如安全卫生的饮
水设施、垃圾分类回收的设施设备等），也包括打牢医疗和公共卫生等健康服务基础，强化
健康文化基础（尤其是夯实以"预防为主"为核心的健康素养）。例如，健康村建设中夯实
基础环境建设和健康管理服务应作为重点工作。

"每一类细胞，每一家单位都各有特色"，"细胞单位建设应该突出各家的特色"。突出
特色有两个层次的含义，一方面，各细胞单位制订健康促进规划时应结合自身工作实际，
强化自身特色，如学校、文化园区和文化艺术村等注重文化传承的单位可以文化传播为切
入点，梳理中华文化中的健康元素，将健康促进与文化传承等工作结合起来，充分发挥自
身优势，开展多形式的宣传、普及，在潜移默化中提升单位职工、师生等群体的健康素养；
文化旅游景区等可以借助优质的旅游资源开展健康文化的宣传，打造城市文化森林，烘托
健康促进公益宣传的浓郁氛围。另一方面，突出特色还体现在完善细胞工程建设规划中注
重分类别、有侧重的打造支持体系，重点强化各类单位的薄弱环节，如《西安市开展健康
细胞示范建设工作实施方案》对健康社区、村庄，健康机关、健康学校等制订重点突出、
有针对性的健康强化战略。

（四）分阶段持续推进，有序发展

健康细胞的建设是一个"发现问题—解决问题—评估，发现新问题—再解决"循环往
复的动态过程。个人深入访谈中，各受访人员一致认为健康城市、健康细胞建设应分阶段
持续推进："健康城市建设是一个循序渐进的过程，并不是一个硬指标""许多工作还需要
一步一步地走，分阶段进行""目前选择的主要是条件相对成熟的单位开展试点""边开展，
边摸索"。

分阶段持续发展一方面指有序地增加细胞单位建设和达标的规模，逐步扩大城市的健
康细胞面积；另一方面则是引导已开展健康细胞建设的单位持续完善，逐步提升健康水平。
部分城市细胞建设规划已考虑到分阶段持续推进问题，如《陕西省 2016—2020 年健康细胞
示范建设工作指导意见》《宝鸡市 2016—2020 年健康细胞示范建设工作实施方案》等则明
确了健康细胞建设工程各阶段的建设任务，定期对示范点进行动态追踪评估，"推进实现阶
段性目标，巩固和深化示范建设成果，提出新的持续建设工作内容"。

为做好健康细胞建设的动态持续强化，各细胞单位应积极与医疗卫生和健康管理机构
形成良好互动（图 6-2）。第一步，在专业机构的支持和帮助下，积极开展社区诊断，全面
识别本单位的相关问题，制订、完善本单位健康促进的总体规划，合理设置近期目标和远

期愿景，制订操作性强的年度计划（Plan）；第二步，整合资源，多部门联动，扎实推进健康环境、健康社会、健康服务、健康文化等健康促进工作（Do）；第三步，适时开展评价（Check），有效督促，稳步推进；第四步，根据评价结果行动，优化健康促进工作，并总结梳理健康细胞建设情况，识别新问题，明确下一阶段改进方向（Act），如此反复，持续改进，不断提高单位职工的多维度健康水平，即健康细胞工程建设中的 PDCA 循环（Plan-Do-Check-Act）。

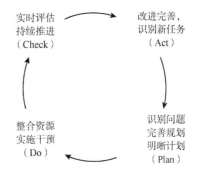

图 6-2 健康细胞工程建设的 PDCA 策略

健康细胞建设的动态完善还重视持续开展多种形式地宣传动员，持续激发公众参与健康细胞工程建设的热情，以形式多样的健康促进活动，提高公众对健康状况改善的获得感，形成良性的正性强化，继而稳固健康行为和习惯。

（五）积极推进健康细胞建设与大数据、大健康产业融合发展

健康细胞的建设难点和重点任务是着力打造专业性强、长效的健康细胞工程建设支持体系，特别是稳定、参与度高的专业机构和部门的支持。健康问题的诊断与识别，健康促进活动（健康教育、健康主题活动等）均需要医疗卫生专业人员的支持，智能化、个性化的健康管理服务，健康养老、中医保健养生、运动健身等大健康产业的蓬勃发展是健康细胞单位建设持续提升完善的基石。与此同时，健康细胞建设的推广对健康管理服务的可及性和质量提出了更高的要求，也正好为健康服务产业的蓬勃发展、医疗卫生大数据技术推广应用提供了宝贵的机遇。然而，大数据健康管理平台是新兴事物，相关技术手段正在不断完善中，配套的健康管理模式等仍处于探讨阶段；而高质量的大数据健康管理技术和服务模式则需要社区、医疗卫生、环境等多个健康促进相关平台的互联互通，在健康大数据的推广应用中寻找突破点深度完善。

政府应持续优化顶层设计，探讨大数据、大健康产业与健康城市的融合发展策略，引导社区、乡村等基层细胞单位与企业、医疗卫生机构、高校、媒体等联合发力，参照《全民健康生活方式行动健康支持性环境建设指导方案》等因地制宜地打造高效的细胞工程支持体系；完善体制建设，激活基层人员参与大健康产业、大数据健康管理平台的热情，着力培养健康管理队伍，强化优质人力资源的储备；规范和推动健康产业发展，依托健康产业提供优质的健康管理服务，夯实健康城市支持体系；强化治未病的预防理念，打造和谐浓郁的健康文化氛围，逐步提高群众的健康素养。

大健康产业可借力健康细胞的建设，以健康城市建设为契机，探寻健康的发展模式。体检、疗养院、运动康体企事业机构等以健康环境、健康服务、健康文化为突破口，勇于创新，注重补短板，提高自身服务能力，强化高品质的健康管理咨询服务的输出，协助社区、单位、企业、医院等细胞单位开展健康问题诊断与评价，深入剖析各细胞单位疾病和健康（包括体质）的问题，精准识别健康危险因素，为其量身定制专业的健康促进计划和规划，提供有针对性的健康服务，切实保障健康环境、健康文化、健康人群促进政策落地；

在解决公众健康需求中锤炼技术，寻找突破点。

当然，这也要求各细胞单位创新健康促进的实施策略，如与大健康产业相关机构搭建适宜的合作平台，专业人做专业事；结合"互联网+"时代的背景与各单位的健康促进工作实际，借助健康管理 APP、智能可穿戴设备等大数据平台精准推送健康知识，将健康促进工作化整为零，多途径监督和促进单位的成员关注健康知识与技能，积极养成健康运动习惯，主动参与健康城市和健康细胞工程建设，持续提高人民群众对健康城市建设的获得感。

（王子云　杨敬源）

参 考 文 献

安徽省爱国卫生运动委员会，2017. 关于印发《安徽省健康社区（村）、家庭、学校、单位标准（试行）》的通知.[2018-05-26]. http：//www.ahwjw.gov.cn/agws/ywwj/201708/24e888ceba9745b7ad1447bce8717492.html

安徽省爱卫会办公室与安徽省卫生计生委办公室，2017. 关于在全省开展健康社区、单位、家庭和健康村镇创建的通知.[2018-5-26]. http：//www.ahwjw.gov.cn/agws/ywwj/201707/44f518f0bd8d41f6b6a0b4303c2bade8.html

巴中市恩阳区人民政府，2018. 健康村镇和健康细胞工程建设指导标准（试行）.[2019-4-22]. http：//www.scey.gov.cn/special/info/242.html.

北京市爱卫办，2017. 关于做好 2017 年度北京市健康示范单位、健康社区和健康促进示范村建设的通知.[2018-6-6]. http：//www.bjaw.org.cn/awkx.aspx?id=1871

曹承建，朱嫒嫒，李金涛.2015. 创建健康城市的健康单位评价指标体系构建研究. 浙江预防医学，27（7）：686-690.

曹承建.2016. 健康城市之细胞工程——健康单位建设指南. 杭州：浙江大学出版社

贵阳市爱卫办. 2017. 关于印发《贵阳市健康"细胞"工程建设推进办法（试行）》的通知.[2018-12-26]. http：//yawb.gygov.gov.cn/c5302/20170328/i1187782.html?tdsourcetag=s_pcqq_aiomsg

贵阳晚报.2018. 贵阳建设了 22 个健康细胞工程.[2019-1-11]. http：//www.gz.xinhuanet.com/2018-04/03/c_1122629532.htm

郭清，2018. 中国健康服务业发展报告. 北京：人民卫生出版社

海南省爱国卫生运动委员会，2017. 海南省爱国卫生运动委员会关于印发《关于推进健康城市健康村镇建设的实施意见（试行）》的通知.[2018/11/10]. http：//xxgk.hainan.gov.cn/cmxxgk/wsj/201706/t20170615_2344616.htm

江苏省爱国卫生运动委员会，2017. 省爱卫会关于印发 2017 版《江苏省健康镇（县城）标准》《江苏省健康村（社区）标准》《江苏省健康单位标准》《江苏省健康家庭标准》的通知.[2018-5-26]. http：//www.jswst.gov.cn/awwz/gwxx/2017/08/28095904806.html

昆明信息港，2018. 建设健康细胞、医疗水平提高 昆明亮出健康城市成绩单.[2019-1-20]. http：//www.yntv.cn/content/2018/12/333_670512.html

洛阳日报，2018. 我市给出城市"细胞"健康标准.[2018-6-6]. http：//www.ly.gov.cn/lyzx/jrly/832369.shtml

陕西省爱国卫生运动委员会，2016. 陕西省爱卫会关于印发陕西省 2016-2020 年健康细胞示范建设工作指导意见的通知 陕爱卫会发〔2016〕2 号.[2018-6-7]. http：//www.sxwjw.gov.cn/art/2016/6/30/art_10_11326.html

中共贵阳市委，贵阳市人民政府，2017. 中共贵阳市委、贵阳市人民政府关于坚持人民健康优先发展战略全力推进健康贵阳建设的实施意见.[2018-02-05]. http://gyawb.gygov.gov.cn/c5327/20170627/i1230924.html

周光清，崔华欠，付晶，等，2016. 基于 PDCA 理论的城市社区健康管理模式研究. 中国卫生事业管理，33（11）：812-814

WHO Regional Office for Europe，2018. Belfast Charter for Healthy Cities（2018）.[2018-11-18]. http：//www.euro.who.int/_data/assets/pdf_file/0008/384614/belfast-charter-healthy-cities.pdf?ua=1

WHO Regional Office for Europe，2018. What is a healthy city? [2018-11-18]. http：//www.euro.who.int/en/health-topics/environment-and-health/urban-health/who-european-healthy-cities-network/what-is-a-healthy-city

World Health Organization，1998. Health Promotion Glossary.[2018-11-18]. http：//www.who.int/healthpromotion/about/HPR%20Glossary%201998.pdf?ua=1

第七章 健康细胞建设支持体系理论研究及贵阳实践

健康细胞建设是健康城市的重要支撑，是推动健康城市建设的有效途径和内生动力。由于健康细胞单位本身存在多样性和复杂性，使得健康细胞建设总体推进存在一定难度。而一套完整支持体系的制定与实施，对健康细胞的建设和发展具有重要的引导作用。因此，如何完善和发展健康细胞建设支持体系，对保障整个贵阳市健康城市建设的协调发展有着重要意义。本研究借鉴其他领域支持体系研究方法，在广泛深入、全面系统地查阅支持体系建设相关理论研究基础上，通过专家咨询法了解贵阳市健康城市建设情况和健康细胞支持体系建设的建议，提出符合贵阳市特色的健康细胞建设支持体系模式。同时借鉴国内外较早启动健康城市建设地区的经验，自编调查问卷，对贵阳市居民进行健康城市及健康细胞相关内容的问卷调查，并对贵阳市健康细胞建设单位进行实地调研，将理论研究与实证分析相结合，构建和完善贵阳市健康细胞建设支持体系。

一、健康细胞建设支持体系理论研究

（一）健康细胞建设支持体系研究相关理论基础

1. PESTEL 模型

PESTEL 模型即大环境分析模型，它是一种宏观环境分析工具，能够分析目标所处外部环境的机遇和挑战，识别影响目标发展的因素，增加对目标发展的冲击力。PESTEL 模型主要有六部分构成，每个字母代表环境中的一个因素，即政治（political）、经济（economic）、社会（social）、技术（technological）、环境（environmental）以及法律（legal）因素。本研究根据 PESTEL 模型分析健康细胞建设支持体系外部环境因素，构建健康细胞建设外部支持体系（图 7-1）。

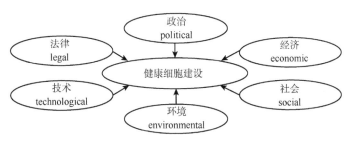

图 7-1 健康细胞建设 PESTEL 模型

（1）政治因素：是指对健康细胞建设产生影响的相关政策、方针等相关因素。

（2）经济因素：是指健康细胞建设过程中外部的经济结构、产业布局、资源状况、经济发展水平等因素。

（3）社会因素：是指健康细胞建设所在社会中成员的价值观念、公民素质、社会包容程度以及教育水平等因素。

（4）技术因素：是指健康细胞建设过程中需要的相关专业知识、技术等因素。

（5）环境因素：是指健康细胞建设中需与环境（生活环境和人文环境）发生相互作用的因素。

（6）法律因素：是指健康细胞建设与主体相关的法律、法规、司法状况和公民法律意识所组成的综合系统因素。

2."知信行"模式

PESTEL 模型主要分析的是健康细胞建设的外在支持体系，即便外在支持体系非常完善，若健康细胞建设的主体没有领悟健康细胞建设的目的及理念，认为健康细胞建设与己无关而未采取任何行动，那么健康细胞建设也将寸步难行。因此，健康细胞建设支持体系研究中还需内在理论支持。"知信行"模式（knowledge，attitude/belief，practice，KAP），是用来解释目标人群知识信念如何影响健康行为改变最常用的模式之一。该模式将人们行为的改变分为获取知识、产生信念、形成行为 3 个连续过程（图 7-2），即知识—信念—行为。该模式可指导健康教育工作人员从对服务对象宣教健康知识及改变其健康信念入手，知识能指导行动，以知识为泉源，只有帮助服务对象获取正确、科学的知识体系，才能指导其形成健康的自我信念，从而形成有利于自身心理及生理的主动积极的预防性行为。因此，在健康细胞建设中，只有建设主体明确信念，坚定态度，了解健康城市与健康细胞建设目的、内容、意义及健康相关知识等，树立正确的健康意识和信念，从而改变对健康产生影响的不良行为，实现行为转变的目标，才能使健康细胞建设产生成效。

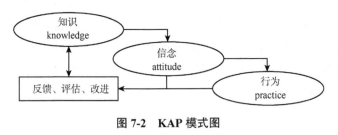

图 7-2　KAP 模式图

（二）贵阳市健康细胞建设支持体系构建

健康细胞建设外部因素主要有政府、社会、服务人群等，这些外部因素相互制约与依存，因此，健康细胞建设支持体系必须放在整个健康城市建设大背景中进行考量；同时，健康细胞单位内在的认识和重视也对健康细胞建设起着关键作用，上述因素共同促成了健康细胞建设支持体系的构建与完善。

1. 总体思路

以理论研究为基础，力求新颖、有特色、有指导性；以促进贵阳市健康细胞建设为重点；以细胞单位健康建设和社会服务为导向，突出单位特色化建设，推动贵阳市健康城市发展。

2. 基本原则

促进健康细胞单位健康理念形成；保障健康细胞单位健康设施先行；探索健康细胞单位特色化建设；实现健康细胞单位健康成效；推动贵阳市健康城市可持续发展。

3. 建设重点及基本构架

贵阳市健康细胞建设支持体系重点应为"一个理念、三个主体、双向建设、五个体系"（简称为"1325"模式），即以"一个理念"为最终目标，基于"三个主体"之上，肩负"双向建设"责任，从"五个体系"出发，共同建构健康细胞建设支持体系（图7-3）。

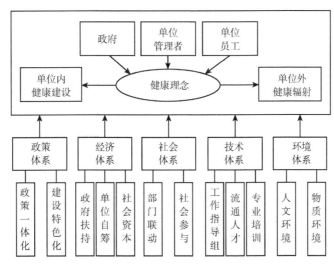

图7-3 贵阳市健康细胞建设支持体系模式

（1）一个理念：即健康细胞建设需以促进健康城市建设为目标，以自身的健康问题为核心，将健康融入所有政策。

（2）三个主体：健康细胞建设成效是多方面因素共同作用的结果，其中政府、健康细胞单位管理者及单位员工是关键。政府和健康细胞单位管理者支持是健康细胞建设的"中坚力量"，起着政策导向和监督作用，单位员工是健康细胞建设的具体行动者，三者相互作用，共同承担着推动健康细胞建设的主要责任。因此称政府、健康细胞单位管理者及单位员工为"三个主体"。

（3）双向建设：健康细胞建设是健康城市建设的主要手段，健康细胞建设不仅要关注单位内部员工健康建设，还要通过单位的健康建设辐射到社会，对健康城市建设起到促进作用，因此将健康细胞单位对内的单位员工健康建设和对外的社会健康辐射作用称为"双向建设"。

（4）五个体系：在 PESTEL 模型分析法的基础上，将政治因素和法律因素合并为政策体系，从政策体系、经济体系、社会体系、技术体系、环境体系五个维度出发构建支持体系。

1）政策体系是健康细胞建设的前提。任何一项工作均受到政策的引导，健康细胞建设也不例外。一项具体的、明确的、完善的政策将能指导健康细胞如何建设。

2）经济体系是健康细胞建设的保障。采取多渠道筹资的方式，包括政府支持、自筹资金或其他多渠道保障细胞建设。

3）社会体系是健康细胞建设的桥梁。健康细胞建设要起到示范作用，以点带面促进健康城市的发展，因此，部门间的联动及社会参与构成了健康细胞建设的桥梁。

4）技术体系是健康细胞建设的关键。健康细胞建设内容涉及较多的专业知识，能否寻找和评估出健康细胞单位健康问题，专业人员、专业技术在建设过程中起着关键作用。

5）环境体系是健康细胞建设的基础。良好的物质环境是促进健康的基本条件，健康的文化氛围可以使健康细胞建设服务对象有更好的执行力。

二、健康细胞建设支持体系实践

（一）贵阳市健康细胞建设概况

1. 政府出台相关文件及加大资金投入

自贵阳市启动健康城市建设以来，市委、市政府高度重视健康城市建设工作，先后将健康城市建设写入市第十次党代会报告和政府工作报告，组建了贵阳市卫生与健康事业暨建设全国健康城市工作领导小组，出台了《关于坚持人民健康优先发展战略全力推进健康贵阳建设的实施意见》（筑党发〔2017〕3 号）等文件，全力推动全市各项工作与全民健康深度融合；确定了从健康细胞工程入手、夯实健康城市基础的工作思路，以社区、医院、学校、家庭、单位为健康细胞，大力推进健康文化建设，弘扬"知行合一、协力争先"的贵阳城市精神。2017 年，贵阳市爱卫办印发了《贵阳市健康细胞工程建设推进办法（试行）》，要求各区（市、县）要高度重视，强化政府对健康细胞建设的组织领导，完善多部门协作机制，鼓励、组织和支持社区、单位、家庭和个人参与健康建设活动，提高全社会对健康的重视和相关活动的参与度。贵阳市拟定了健康细胞建设标准，覆盖健康单位、健康社区等十个领域，各区（市、县）也出台了相应的健康细胞工程建设推进办法和工作计划，如息烽县制定了《息烽县健康"细胞"工程建设推进办法》（试行），印发了《息烽县 2017 年健康"细胞"工程建设工作计划》；同时，贵阳市爱卫办投入大量的人力物力，深入开展健康细胞工程调研督导，补助健康细胞工程建设示范创建点资金近 240 万元。

2. 全市健康细胞建设创建模式初步形成

贵阳市健康细胞建设主要是以推进健康社区（村寨），健康单位（机关、企、事业单位、窗口单位），健康市场，健康商场，健康学校，健康医院，健康宾馆，健康餐厅，健康景区（景点、公园、广场），健康家庭等为重点，在全市范围内广泛开展健康细胞建设，并着力培育一批健康细胞建设示范点，充分发挥健康细胞建设单位的示范、辐射作用，带动人群健康素养水平整体提高，促进健康城市建设。健康细胞建设工作遵循集中推荐的原则，每年在全市全面展开建设的基础上，由区（市、县）爱卫办推荐市级健康细胞建设示范单位，各个健康细胞建设单位结合实际，针对不同区域、人群，按照各类型健康细胞建设指标，拟定具体工作方案，细化分解目标任务，以群体重点需求为导向，开展各具特色的健康主题建设行动，打造健康细胞建设特色精品。市爱卫办督察组结合《贵阳市全国健康城市建设行动计划》整体部署和健康细胞相关的建设指标，采取座谈交流、查阅资料、现场查看、专题调研等方式，督导检查各健康细胞建设单位工作开展情况，充分掌握健康细胞工程建设工作进展，与建设单位共同梳理建设过程中存在的问题，进一步明确工作方向、夯实工作基础。市爱卫办组织相关专家对健康细胞建设单位进行考评，对各项指标达到建设要求的单位授予健康细胞建设示范单位，且各区（市、县）爱卫办每年对健康细胞示范单位巩固工作进行督导，对严重偏离标准的单位提请市爱卫办撤销其称号。健康单位（场所）称号有效期为 3 年，到期后，市爱卫办将组织复评，给予重新确认。

3. 多形式全方位宣传，促进和完善健康细胞建设工作

全市爱卫系统在贵阳市健康细胞建设工作中采取"走出去、请进来"的模式，先后组织 30 人次赴上海市静安区、杭州市等试点城市（区），借鉴好经验、好做法。开设贵阳市健康城市建设干部大讲堂，邀请专家就健康城市、健康村镇建设进行专题培训，培训 1000余人次。组织开展了 40 余场爱国卫生月暨健康城市建设集中宣传活动，共印制发放《健康城市宣传手册》《健康城市知识系列读本》等宣传资料 4 万余册，在全市社区（乡镇）、旅游景点、酒店宾馆发放并推广。公开征集、发布、使用、贵阳健康城市标志（Logo），开通了"健康贵阳"微信公众号，在《贵阳日报》开设爱国卫生专栏，设置健康城市主题专版，在各类媒体刊播健康城市工作信息 500 余条。制作并在全市播放《健康细胞工程》动漫视频，同时，创办《健康贵阳》内部资料刊。通过多形式、全方位、立体化的宣传，全市健康城市建设宣传的氛围已逐步形成。

4. 健康细胞不断摸索建设模式并初见成效

贵阳市爱卫办作为健康城市建设的组织、牵头、协调的职能部门，进行了积极探索，确定了从健康细胞工程入手、夯实健康城市基础的工作思路。以健康社区（村寨），健康单位（机关、企事业单位、窗口单位），健康市场，健康商场，健康学校等健康样本为重点，按照分层次推进的要求，选取特色项目、以点带面、整体推进。2017 年共建设 22 家健康细胞示范单位。其中，观山湖区碧海社区服务中心、白云区南湖花园酒店、云岩区北京路卫生服务中心、南明区工商银行东山支行等健康细胞单位颇具特色。2018 年，贵阳市在此基础上持续打造健康细胞工程建设示范单位，通过建设健康细胞，构筑基石，充分发挥示范点辐射带动作用，推动健康城市建设工作全面开展。

（二）贵阳市健康细胞建设支持体系存在的不足与挑战

1. 政策支持体系尚需完善

贵阳市健康城市建设由政府部门主导，目前处于推进期，尽管政府已出台相关健康城市建设实施意见，以及健康细胞建设推进办法，但"有政策难参照执行"的尴尬局面仍然存在。一方面，健康城市建设相关政策宣传不足，贵阳市健康城市相关知识调查中只有57.3%的居民听说过健康城市，其中 41%的居民知道什么是健康城市，知道贵阳市是全国健康城市试点城市的只有 25.6%，而知道什么是健康细胞的仅有 19.7%。由于健康细胞建设单位对健康城市和健康细胞建设理念、内容等认识不够深入，导致其在建设过程中主动性欠缺。另一方面，相关配套政策和细节上的规定尚不完善，如健康细胞建设规划、标准等。

2. 部分建设单位对健康细胞建设内涵理解不足

健康细胞建设并非是一项独立的工作，而是将健康理念、健康思想融入健康细胞建设单位的日常工作中，去营造相互尊重、和谐包容的单位文化，创造有益于健康的环境。尽管政府对健康细胞建设单位有一定的经费投入，但在部分健康细胞的建设工作中存在"有钱无处使"和"经费不够用"两种极端现象。一些健康单位，如健康社区建设工作涉及面广、内容多、指标杂，加之单位管理层对健康细胞建设的认识不够，导致经费使用存在困难。而医院、社区卫生服务中心等健康单位，因其对健康的认识较为深入，开展健康细胞建设工作积极性高，能将健康细胞建设工作融入日常工作中，从而使得政府下拨经费不够用，一定程度上影响了健康细胞工作的深入开展。

3. 居民健康素养水平不高，社会支持体系有待强化

调查显示，64.9%的居民存在不良的健康生活方式，其中吸烟率为 26.4%，饮酒率为21.9%，睡眠自评为一般和差的占 36.2%，74.4%的居民没有体育锻炼习惯，12.4%的居民存在饮食不规律行为。高血压、糖尿病、重症精神疾病未进行治疗者比例分别为 6.9%、3.7%和 9.1%，高血压和糖尿病未进行社区规范管理的比例分别为 22.8%和 20.7%。上述结果说明居民对健康的认识远远不够；另一方面，愿意参加单位和社区组织的健康相关活动者占 59.8%，有健康相关知识需求者占 76%，进一步说明开展健康细胞建设将会取得较大成效。

4. 专业人员及硬件设施配置不够，技术和环境支持体系有待提升

健康细胞单位众多，其单位性质和社会职能不同，硬件设施配置差异较大。普遍存在基础设施不健全、布局不合理等现象，严重制约着健康细胞建设工作的实施和发展。同时，部分健康细胞单位建设基础较薄弱，对政策认识不够深入，健康细胞单位所需专业建设能力不够，影响了健康细胞建设的发展。

三、对策与建议

根据健康细胞建设支持体系理论模式，结合贵阳市实际情况，为完善贵阳市健康细胞建设支持体系，促进健康细胞建设提出以下建议。

（一）优化健康细胞建设的相关制度，进一步完善政策支持体系

政策引导和支持是推动健康城市和健康细胞建设的重要因素。首先，结合健康细胞建设单位特色及资源分布情况，由政府统一制定符合贵阳市实际情况的相关配套政策（包括贵阳市健康细胞建设规划、实施方案、监督管理制度和考核标准等），完善并规范不同类型健康细胞的建设标准，以及制定并落实领导任期目标责任机制以及达成建设后的激励机制，从而形成完善的政策体系，引导多层次、多样化、差异性的健康细胞建设方向。其次，健康细胞建设单位应明确其在健康城市建设中的地位和职责，制定和做好健康细胞健康工作年度计划和总结，在建设工程中遇到建设困难及时向上级部门或专业机构咨询，积极探索和总结单位特色化建设，实现健康细胞建设"自上而下，自下而上"全环节、全方位的顺畅开展。

（二）夯实经济支持体系，优化资金投放及监管

健康细胞建设是一项长期工作，为了保障健康细胞单位建设工作的开展，政府需加大专项资金扶持，将健康细胞建设工作经费纳入年度预算，在此基础上为提高健康细胞单位积极性，可根据单位建设基础评估及建设方案权衡资金的投入，用以奖代补的方式奖励成功创建达标的单位或组织。同时，政府要积极调动社会资本投入，如可通过一些公益性活动实现健康促进和资本引进双重目的。此外，借助多种途径，如项目申报、部门合作等增加建设经费来源。

（三）强化社会支持体系，提高健康细胞建设知晓率和参与度

健康细胞建设目的及相关健康知识的知晓程度是健康细胞建设的先决条件，在知晓的基础上，才能进一步提高健康细胞建设的执行力。目前，政府在健康城市和健康细胞建设中已开展多种形式的宣传工作，下一步应持续深度发挥各类媒体的作用，进一步加大宣传力度和扩大宣传范围，制定宣传长效机制。各个健康细胞建设单位积极参与和组织学习，形成健康细胞建设理念，增强健康细胞建设执行力。健康细胞建设单位从"我"做起，积极开展和参与各类健康对外交流活动，将健康工作辐射到全社会，让所有的社会元素都参与到健康城市建设中，营造一个积极的创建氛围。

（四）加强技术支持体系，发挥健康细胞示范单位带动效应

健康相关专业技术支持是健康细胞建设工作实施的核心环节。首先，人才的培养和人

才的引进刻不容缓。目前，贵阳市健康细胞建设工作不仅需要专业技术型的人才，同时还需要既懂技术又懂管理的复合型人才，且后者更为紧缺。因此，提高健康细胞建设成效快速有效的首要途径是组建健康细胞建设协会或者工作指导小组，专门负责指导全市健康细胞建设工作。其次，对健康细胞建设单位相关工作人员进行专业培训，以及与高校、医院、卫生服务中心等专业机构合作，共同开展健康细胞建设工作。再次，政府、人事局等部门应对健康细胞建设单位调研，根据健康细胞建设的实际需求来引进相关专业人才。同时，以政府为主导，积极鼓励引导社会资本，整合规范现有社会化服务组织为健康细胞建设单位提供专业支持，探索建立不同类型、各具特色的健康细胞建设活动，促进良性建设，推动健康细胞建设更好更快地发展。此外，集群发展能够推动健康细胞建设，根据健康细胞类型，建立健康细胞建设示范单位与在建单位之间沟通联系及帮扶工作机制，培育贵阳市健康细胞建设集群网络，制定帮扶考核制度，实现以点带面及资源技术共享，从而提高健康细胞建设成效。

（五）提升环境支持体系，保障物质基础并加强文化建设

健康细胞建设需要大量的硬件设施投入和资金投入，引进社会资本是有效途径之一。在"推—拉"作用下，社会资本对健康细胞建设单位的投资，能够夯实其物质基础。最后，深入挖掘健康细胞建设单位文化内涵，丰富文化建设，将文化建设充分融合到健康活动中，并定期开展，形成有单位特色的健康文化。

（蒋芝月　杨敬源）

参 考 文 献

崔红伟，吴元华，石宝才，等，2006. 上海市某社区居民建设健康社区认知情况调查. 上海预防医学杂志，18（10）：505-506

韩铁光，黄映翠，杨国安，等，2012. 某市市民健康城市建设认知和需求评价. 中国医药指南，10（17）：403-404

金鹏，2013. 知信行模式在免疫规划中的应用简析. 黑龙江医学，35（12）：943-945

骆湘香，许亮文，许鸣，等，2016. 浙江省居民健康城市建设认知调查. 预防医学，28（10）：1064-1068

熊婕，尹爱宁，杨燕，等，2018. 基于 PESTEL 模型分析我国医养结合存在的问题. 中医药管理杂志，26（19）：1-6

Castandet B, Araya A, 2012. The nucleocytoplasmic conflict, a driving force for the emergence of plant organellar RNA editing. Lubmb Life, 64（2）：120-125

第八章　健康细胞建设路径及实例分析

　　健康细胞是健康城市的基本构成部分，健康细胞建设是健康城市建设的重要基础和任务。目前，我国对于健康细胞建设的方法还没有统一的标准和路径，各个健康城市细胞单位的建设路径各有其自身特点，但总体思路趋于一致。因此，在厘清健康细胞单位理念的基础上，不断优化建设路径对健康细胞与健康城市建设发展十分重要。本研究通过文献查阅、访谈及对贵阳市健康细胞建设的实地调研，探讨健康细胞建设的流程与路径，为贵阳市健康城市的发展策略提供基础。

一、健康细胞建设的路径

　　路径主要是指起点到终点的路线，健康细胞建设的路径是指健康细胞单位建设的过程。健康细胞建设是一项需要全社会共同努力的建设事业，也是循序渐进的发展过程，它不仅注重结果的实现，更强调建设过程。建设路径的构建基于建设现状、存在问题、经验借鉴等过程来完成。可分为以下几种方式：①通过问卷对建设现况进行调查，分析影响建设的因素，提出建设路径；②通过分析建设现状，对现阶段存在的问题进行分析，提出建设路径；③用归纳法总结前人关于建设路径的研究，以期为建设路径提供可以借鉴的经验。除此之外，还可在理论研究和实证研究的基础上，归纳出建设路径，以内生路径和嵌入路径为主。其中内生路径重在建设当地的特色，突出城市的个性化特点；嵌入路径则以借鉴其他城市建设路径的经验与当地实际情况结合，共同建设。

　　因此，健康细胞建设的路径是在健康细胞概念理解的基础上，与城市定位和全面发展结合，以可持续发展理论为基础，系统地分析健康细胞建设存在的问题，即产生影响健康和推进群众健康的主要因素，提出有针对性的建设路径。

二、健康细胞建设的系统性及保障措施

　　健康细胞建设路径中的各部分不是独立存在的，而是相互影响相互联系的，因此路径建设需考虑到系统性，即应将健康细胞建设视作一个整体系统，在考虑建设总目标的前提下调整路径建设各部分之间的关系，从多角度多层次来设计建设路径。建设路径的各部分之间有一定的逻辑、规律和方向性，以整体有序的方向发展。路径建设各部分不是静态的，而是随不同细胞各自资源情况及时间而变化的，因此需充分考虑路径建设的发展，明确目标，分段逐步实施。

　　基于健康细胞建设所需内容以及健康细胞建设路径的系统性、有序性、动态性，形成

了健康细胞建设路径，其包括广泛动员与项目申报，启动准备，基线调查，实施干预计划，中期评估，调整建设方案、继续实施干预，验收前准备，验收评估等十个环节。且验收完成后定期复评估，建设过程需做好质量控制，根据实际情况随时修订、完善健康细胞"干预"计划，见图8-1。

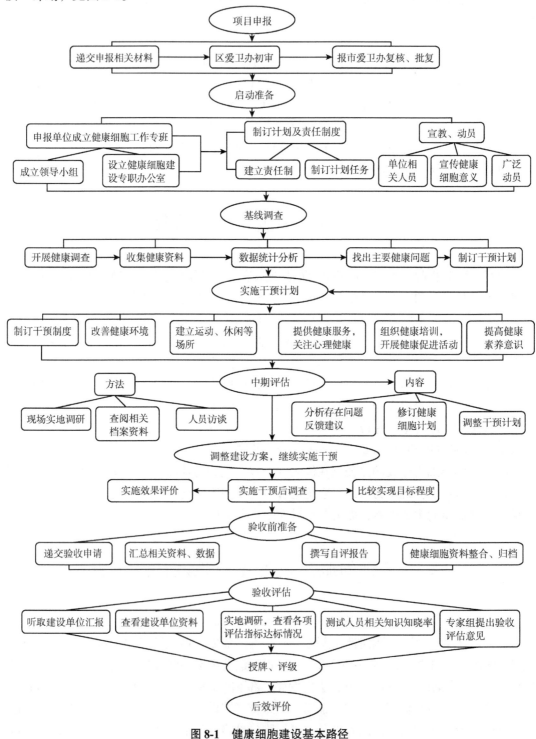

图8-1　健康细胞建设基本路径

1. 第一阶段：项目申报

通过广泛宣传、召开动员大会等方式进行健康细胞建设工作组织动员，充分调动人员积极性，整合、凝聚各方力量，参与健康细胞建设。拟申报单位对照市爱卫办《健康细胞评估指标》进行自评自查，自评总分达 60 分的可提出健康细胞建设申请。填写健康细胞申报表，准备单位现状的相关材料，一同递交至所在区县的爱卫办。区县爱卫办对递交申请的单位进行初审把关，签署意见后递交至市爱卫办，待市爱卫办审核、批复。

2. 第二阶段：启动准备

（1）组织领导：健康细胞建设单位根据健康细胞建设的要求成立工作专班，由单位主要领导负总责，成立领导小组，具体负责规划、指导、督查、协调健康细胞创建工作；设置由单位各部门负责人、业务骨干组成的健康细胞建设办公室，具体开展健康细胞建设日常工作。

（2）建章立制：参照贵阳市健康细胞建设总目标，针对所在单位实际，制订健康细胞建设的工作计划任务，落实各部门责任且层层压实，细化任务；同时建立健全健康细胞建设的各项规章制度，且认真组织实施。

（3）宣教动员：召开健康细胞建设启动会，宣传健康细胞建设的意义，调动单位全体成员积极性；召开健康细胞建设培训会，向单位全员解读健康细胞的内涵、建设意义、建设目标、建设步骤、建设标准等，使其充分了解健康细胞建设的必要性，了解健康细胞的相关内容与作为健康细胞员工应承担的义务与责任，旨在使健康细胞单位全员达成共识，形成凝聚力。

3. 第三阶段：基线调查

采用定性与定量相结合的调查方法，了解健康细胞单位现状，分析健康细胞建设单位存在的问题，找出原因，制订干预计划。

通过问卷调查、健康细胞相关知识测评、健康相关资料收集、领导及员工访谈等，了解健康细胞建设单位的相关制度、环境、服务、文化、员工身体、心理健康情况等内容；对收集的资料进行整理分析，找出健康细胞建设单位目前存在的问题与原因，找出需优先解决的关键问题，提出有针对性的干预策略与措施，形成一份完成的基线调查报告。

根据存在问题及原因，提出干预策略和措施，制订详细的健康细胞干预计划。计划内容细化到总体目标、具体目标及实现目标的具体干预措施手段。目标可以是定性的也可是定量的，如可采用一些健康相关知识知晓率、健康素养达标率等定量指标。干预措施如举办健康活动，应说明健康活动的意义、内容、目标人群、实施计划等。

4. 第四阶段：实施干预计划

针对需干预的如政策、环境、服务、健康素养等健康相关问题，采取完善制度、健康教育与健康促进活动、健康相关知识宣传、健康技能培训、提供健康服务等形式对健康相关问题进行干预。在实施干预过程进行干预活动时，需对干预过程进行记录、总结。干预过程中应有领导小组进行全程监督、评价，对干预过程的质量进行控制。如发现实施过程中存在困难时，及时对计划进行调整修正，以保证干预计划顺利实施。

5. 第五阶段：中期评估

对健康细胞建设单位干预计划的实施进行中期评估，根据其干预计划、干预目的、需达到的目标，对干预前存在的健康相关问题情况与干预后的情况进行比较，了解变化程度是否达到预期目标，分析其影响因素和存在的问题，反馈评估结果，给出意见建议。细胞建设单位根据意见、建议修订干预计划，调整下一步干预计划实施的具体步骤与内容。通过中期评估可及时有效地找出干预效果不佳的原因，及时给予意见反馈，帮助细胞建设单位调整思路与措施，达到预期建设目标。

6. 第六阶段：调整建设方案、继续实施干预

根据中期评估建议，调整建设方案后，依照干预计划再次实施干预。干预实施后进行调查，了解干预后的情况，分析比较是否达到设定标准，设定目标的实现程度。若仍有较大差距，找出原因，调整方案后再次实施，评估是否达标。

7. 第七阶段：验收前准备

经过前六个阶段，健康细胞建设单位已初步达到预期建设目标，进行验收准备相关工作。首先向区爱卫办递交验收申请，同时汇总细胞建设相关资料及数据，包括建设单位基本情况、建立的规章制度及计划、基线调查报告、干预计划、干预实施相关内容、中期评估相关资料等。撰写一份完整的细胞建设自评报告并将所有资料整合、归档，建立细胞建设相关档案资料。

8. 第八阶段：验收评估

区县爱卫办首先对健康细胞建设单位递交的验收申请及材料进行初审，后报告市爱卫办，连同验收组一同前往健康细胞建设单位进行验收评估。通过听取健康细胞建设单位汇报，查看相关制度、计划、文件、档案资料、报告等材料，并且实地调研，了解健康细胞建设单位达标情况，测试健康细胞建设单位人员相关知识知晓情况，结合专家组评估验收意见，综合评价是否达到健康细胞要求。

9. 第九阶段：授牌、评级

根据验收评估的结果与建议，授予"健康细胞"称号，并根据建设情况进行评分、评级。

10. 第十阶段：后效评价

授牌结束并不意味着健康细胞建设画上句号，而是持续建设发展的开始，健康细胞单位应持续按照方案进行稳步建设，不断根据当前实际进行方案调整，摸索有效建设途径与措施，及时调整完善下一阶段的健康细胞建设方案、建立长效建设机制。爱卫办将对健康

细胞单位每3年复审一次,对复审不合格的,撤销其健康细胞称号。合格的健康细胞单位应识别并解决新的健康问题,实现持续发展。

上述步骤中,各地健康城市主管部门的管理机制和政策环境的建设先行,统筹健康细胞建设协调支持服务(如健康宣传、健康检查、健康追踪管理、运动建设管理、饮食指导等),持续优化健康细胞单位管理协调机制,打造健康文化、健康自然和社会环境。

三、贵阳市某单位健康细胞建设路径实例

(一)政策完善与组织管理

(1)贵阳市制定了《贵阳市全国健康城市建设行动计划》《贵阳市健康细胞工程建设推进办法(试行)》,南明区爱卫办要求各细胞建设单位结合自身实际,开展了健康细胞建设工作。某银行结合自身情况进行健康细胞申报,整理单位材料并填报申报表格,递交南明区爱卫办,区爱卫办审核后递交市爱卫办。

(2)首先,该银行成立了健康细胞工作小组,明确负责人,确定各部门负责人和成员,具体由支行行长、分管行长、办公室、工会各岗人员组成,把健康细胞的建设工作作为一项重要工作来抓,由办公室专人负责,扎实推进健康细胞建设工作的开展与落实。然后,该单位按照《关于印发〈贵阳市健康细胞工程建设推进办法(试行)的通知〉》要求,把健康细胞建设纳入年度工作发展规划,并根据该银行的实际情况制订细化具体建设的工作实施计划,确保建设工作的顺利开展与有序地推进。随即,该单位进行了健康细胞建设工作启动准备,按照健康细胞建设要求,成立了由单位行政领导及各岗工作人员组成的专项工作小组,召开动员大会,制订详细工作计划,建立相关制度,实行专人负责制,责任明确到人,保障健康细胞建设顺利有序进行。

(二)现况分析

该银行的建设目标是塑造一个健康的单位,为员工创造一个愉快、富含健康生活理念的工作场所。该单位通过设立问题建议信箱,工作组访谈及调研,召开员工大会等方式,了解单位存在的不足,分析原因,健康细胞工作小组总结归纳,形成基线调查报告。

调查发现,该单位存在的问题:单位没有休息场所,员工午休不便,影响员工工作效率;新装修、购置新家具气味残留,影响工作及身体;单位没有员工食堂,就餐不便,食品卫生及营养搭配得不到保障。员工的健康促进活动还不够丰富,员工平时伏案工作较多,活动时间较少,缺乏运动场所等。

(三)干预实施

针对单位需干预的健康工作环境、健康素养、健康文化生活等问题,按照制订的健康细胞建设干预计划进行健康教育与健康促进活动,如改善单位环境、提供健康相关服务等。

1. 打造健康的工作环境

（1）针对员工午休得不到保障的问题，该银行更换了所有办公桌椅，在每个卡位后增加了沙发床，保证了员工的午休问题。

（2）针对办公室空气味道和甲醛问题，该银行邀请了专业公司为全行每个办公室进行甲醛的清除和测定，还添置了空气净化器设备，并在每个办公桌上均摆放净化空气的绿色植物和炭包，为员工提供了一个良好的工作环境。

（3）针对用餐问题，该银行新增了职工食堂，保障全行 120 人早餐、中餐，同时将每周菜单提前张贴在食堂的公告栏，每天安排专人专车为 7 个网点配送饭菜，同时供应水果和牛奶，保证员工每天健康营养的均衡膳食。

（4）针对员工伏案时间较多、活动时间较少的问题，该银行新构建了职工之家，新增各种健身设备，如跑步机、踏步机、动感单车、乒乓球桌等，并增设健身冲凉房，以便员工在运动后更好地投入工作。

（5）为方便职工检验自己的锻炼成效和身体指标，该银行新增了体脂监测设备一套，以便员工随时关注自身健康。

（6）为了倡导员工多步行、多运动，该银行在楼梯间的公共区域设计了主题为"燃烧吧卡路里"的宣传壁画，在每层楼用丰富的色彩和连续的画面提示能量（卡路里）消耗，鼓励员工多走楼梯，营造运动健身良好氛围。

2. 健康文化的铺垫

（1）为了能让员工有积极健康的心态和良好的习惯，建立职工书屋，新增图书 1000 册，从简单的健康知识科普到《本草纲目》等经典著作，不仅提供了知识平台，而且不断培养职工好读书、读好书的习惯，营造阅读、思考和相互交流的学习氛围，补给员工精神食粮，培养好的性格和品德。

（2）针对办理业务的客户有些等待时间比较长的问题，该银行在贵阳市图书馆的支持下在营业大厅内设立读书小站，并提供了读书机，供广大市民群众免费阅读。这些举措不仅缓解了大家等候时间的焦躁情绪，也体现了该行履行宣传健康生活、共建共享的社会责任。

（3）为了缓解员工长期伏案工作带来的各类健康问题，特地邀请贵阳中医学院医生到支行开展健康坐诊，解答员工的各种问题，并现场对员工的身体做简单的检查，对员工就按摩手法、主要穴位、办公室常见慢性病防治等进行培训。

（4）忙碌的工作让人的饮食逐渐偏油偏咸，支行开展了送盐罐活动，宣传饮食清淡，控制盐量，倡导健康的生活方式。还定期播放健康宣传影片并组织员工观看，并且宣传基本的养生保健知识，让员工提高养生意识，回归健康生活。

（5）为了使员工能积极参与到健康养成的活动中，该银行组织全行员工到观山湖公园开展健步走活动。路上设置了趣味活动，该银行近百名员工一起在公园中快步行走，平均每人行走距离超过五公里，起到了很好的健康宣传效果。还组织员工到云海茶山开展享受大自然的户外活动。让员工了解茶文化，养成健康养生的好习惯。

（6）在该银行举行"迷你运动会"上，设立"限时跳绳""漫步机之王""最强腹肌""PK 跑步机"等趣味项目和简单运动项目，并设置奖励，鼓励员工投入到健身活动中。组建乒乓球小分队，开展比赛，让员工在快乐的活动中锻炼身体，愉悦身心。

（7）组织全体职工到省人民医院进行每年一次的体检，对于 50 岁以上的人群增加了 CT 的必查项，关注健康状况动态。

（8）举行"减去烦恼脂"活动。组织行内体型偏胖，体重超重的员工一起制订减肥计划，比拼减肥效果。

（四）成效评估

干预计划实施后，针对干预目的目标，对干预前存在的健康相关问题与干预后的情况进行比较，总结干预的实施过程，评价干预效果。

经过不懈努力，该银行办公环境焕然一新，在员工的体检结果中，患糖尿病的员工身体指标比前一年要改善许多，全行无肥胖患者。在职工之家从开始的 10 人增加到现在已有 50 人使用职工之家的健身器材开展各种锻炼。员工的健康意识不断提高，精神状态明显好转，该银行员工无长期病假情况。吸烟人数从原来的 32 人降到 28 人，5 人从原来每天至少一包烟减少到半包烟，吸烟量逐渐在减少。

（五）成果巩固

总结干预实施过程的经验与不足，分析在干预过程中发现的新问题，查缺补漏，完善干预工作计划，再次实施干预。

该银行不断总结经验，创新思路改进建设措施：继续完善职工之家，将针对员工需求开设瑜伽、健身等课程；多组织开展有利于身心健康的各类活动，打开思路，不仅覆盖全行职工，还邀请客户、单位一起合作，达到共建共享的目的；充分利用楼道、展板、标语横幅、宣传讲座等广泛进行宣传和造势，集思广益，继续营造健康氛围，全力打造健康单位。

（杨婷婷）

参 考 文 献

曹承建，2016. 健康城市之细胞工程——健康单位建设指南. 杭州：浙江大学出版社

吕飞，2018. 健康城市建设策略与实践. 北京：中国建筑工业出版社

刘家发，2018. "健康湖北"建设路径思考. 公共卫生与预防医学，29（1）：1-4

周向红，诸大建，2006. 现阶段我国健康城市建设的战略思考和路径设计. 上海城市规划，6：12-15

第九章 贵阳市健康细胞示范单位建设效果评价

城市社会可以看成由社区、家庭、个体作为"细胞"构成的有机整体，这些细胞单位是健康教育和健康促进实施的主要阵地，健康细胞建设是健康城市建设中的重要策略。从机关、单位、社区、家庭等场所开始，坚持试点先行、由点及面的原则，逐步扩展，根据健康细胞单位的特点，即根据医院、单位、学校（幼儿园）、社区、企业的不同特性，按照分类指导、突出重点、树立典型的宗旨，选择基础条件好、工作积极性高、条件成熟的单位开展试点，取得经验后逐步推广。本研究以 2017～2018 年贵阳市共 78 个健康细胞为调查单位，采用定性访谈和问卷调查的方法，对 78 个健康细胞所在区县的政府领导、细胞点领导和员工进行走访和调查，旨在了解贵阳市实施健康细胞工程建设推进办法后的建设效果，为贵阳市健康细胞建设工程的持续完善提供依据。

一、贵阳市健康细胞示范单位建设基本情况

2017 年贵阳市根据《关于坚持人民健康优先发展战略全力推进健康贵阳建设的实施意见》，印发了《贵阳市健康细胞工程建设推进办法（试行）》，全市遴选了 22 个健康细胞示范点，并依托健康城市建设干部大讲堂，邀请权威专家对市、区干部进行健康城市建设理论培训 10 余次，深入开展健康细胞工程调研督导，并给予健康细胞建设经费补助。22 个健康细胞示范点涵盖贵阳市各个区县，包括 5 个健康社区、5 个健康医院、6 个健康学校、1 个健康村寨、2 个健康单位、3 个健康公共场所（包括 1 个健康景区、1 个健康宾馆和 1 个健康市场）。

2018 年健康细胞示范点建设在 2017 年的基础上，申报单位增加至 56 个（图 9-1），涵盖贵阳市各区县，其中健康学校 13 个，健康单位 12 个，健康社区 8 个，健康村寨 7 个，健康医院 3 个，健康企业 1 个和健康公共场所共 12 个（包括健康酒店/宾馆 4 个、健康餐厅 2 个、健康公园 2 个、健康广场 1 个、健康景区 3 个）。

表 9-1 2017 年和 2018 年贵阳市各区县（县级市）健康细胞示范点数量比较

区县（县级市）	2017 年	2018 年
云岩区	2	2
南明区	2	2
白云区	4	7
观山湖区	5	5
乌当区	2	10
花溪区	1	5

区/县	2017 年	2018 年
清镇市	1	6
修文县	2	5
息烽县	2	7
开阳县	1	7

二、贵阳市健康细胞示范点建设采取的主要措施

（一）发挥健康服务专业机构在健康细胞建设中的示范作用

健康服务机构开展健康细胞建设，重点在于突出健康行为养成，孕育和谐的健康文化，从而发挥引领示范作用。例如：某县卫生和计划生育局作为卫生主管部门，在健康单位示范点建设上起到了较好的带头作用。定期组织职工进行健康体检，强化对职工健康管理，并设立健康自测点，单位员工可以自测血压、身高体重、腰臀围等身体指标；开展无烟单位建设，推广健康生活方式，积极推广"日行一万步，吃动两平衡，健康一辈子"活动，推行职工工间操，倡导每天参加不少于 30 分钟的运动。同时，该单位承担组织健康相关讲座的培训，通过健康讲座、心理健康干预等健康服务活动，积极推动了健康细胞示范点的建设。

（二）注重健康社区/村的环境、养老、健康管理、民族特色建设工作

贵阳市健康社区/村的建设重点在于突出健康环境改善和健康服务供给两方面。对于健康社区，健康环境改善的重点在于建立健身锻炼设施以及无障碍环境。而在健康服务方面，多个社区采用了新型的"互联网+"模式，开发了社区专有 APP 以及数智化健康亭，方便居民办理各项事务并获取健康服务。健康社区同时加强了对社区五类特殊人群（老、幼、孕、外来人口和吸毒群体）的定向服务。对于健康村，健康环境改善的重点在于治脏、治乱、治差，加大力度改水改厕，生活污水无害化处理。

贵阳市一健康细胞建设社区建立爱老居日间照料中心，以"大数据+养老"为指导理念，吸引了多个省份的"候鸟养老族"。通过互联网为辖区老人提供居家养老、上门服务、老年餐桌、老年大学、候鸟式异地交换养老、精密体检、健康管理、中医调理等服务，并通过"智能管家"APP、可穿戴智能设备及社区智能终端等设备设施，将社区健康服务传递至小区居民。针对外来人口，运用互联网、亲情互换器和结对帮扶，打造了社区流动人口"同帮互助朋友圈"，促进流动人口融合，为流动人口提供健康咨询、指导和免费体检等健康综合服务。

某健康细胞村寨建设点为布依族特色村寨，环境优美，是贵州省第一批省级历史文化名城、省级生态村。该村依托配套齐全的健康设施（如健康步道、健身器材、文化广场），结合布依族的民族特色文化，通过"迎新春""三月三"等重大节日，积极组织村民开展布

依歌会、搓草绳、剥玉米、推鸡公车、猜谜语、民间斗鸡等丰富多彩的文体活动，打造和谐的民族特色健康文化。

（三）强调健康学校的多维度健康要素建设

贵阳市健康学校的建设重点在于持续强化健康管理，培养学生群体的健康行为。健康学校示范点积极开展学生体质监测，强化学生健康管理工作，持续强化近视、肥胖、龋齿等常见疾病的防治；通过"阳光体育一小时""快乐足球"大课间、八段锦等课间活动强化学生身体素质，并将"我运动、我健康、我快乐"的理念深深植入全校师生的心中。

精神健康也是健康学校建设中的一个重要内容，多个学校建立了专门的心理健康指导中心，并配备专业心理教师，同时在硬件上设立心理教室、沙盘室、心理咨询室等来维护学生的心理健康；利用"心理云"平台，为每个学生建立心理健康档案，通过对学生行为习惯的收集分析，向辅导老师发送预警信息，及时发现心理有问题的学生，进行疏导和沟通。示范点学校为身体残疾、心理障碍、收入低下、不良家庭环境等有特殊需要的学生提供适宜的学习、生活、健康方面的支持和帮助。

此外，学校充分发挥文化教育资源的优势，通过开展丰富多彩的课余活动，全面促进学生的综合素质提升，如为学生开设了打击乐、书法、民乐、美术、陶艺、跆拳道等20个兴趣沙龙活动，所有兴趣活动纳入学校教学计划，以保障活动的定期开展。部分学校举办开笔礼等活动传承中国传统文化，并通过禁毒教育基地、消防安全宣传基地的打造，强化禁毒、消防安全教育，并向全社会开展公益宣传。

（四）基层医疗机构注重改善就医环境和健康文化传播

在基层医疗机构开展健康细胞建设，重点在于改善就医体验、夯实健康管理和传播健康文化。健康医院示范点首先改善了就医环境，营造一个健康和谐的诊疗环境，如强化便民门诊建设，着力简化诊疗流程，方便患者就医。同时，各示范点成立"治未病"中心，使医院不仅能"治已病"，还能"治未病"。

一家社区卫生服务中心自开展健康细胞建设以来，在继续强化义诊活动的基础上，积极升级改造中心环境，合理规划科室设置，整个社区居民全部建立健康电子档案，并建立健康云平台和进行大数据管理，针对辖区内高血压患者，每户配备具有网络传输的智能血压计，实时上传数据方便医生监测血压情况，并且提供一年一次的免费体检。辖区内居民均签订家庭医生服务协议，提供"个性化"健康服务。

在传播健康文化方面，各示范点一方面通过各种健康促进活动加强本单位职工健康管理和健康监测，另一方面，利用自身优势开展、积极传播健康文化，参与社区健康活动，利用艾滋病日、爱眼日等开展疾病防治宣传。部分示范点医院还设立有微信公众平台，开设健康教育专栏，推广健康生活方式，普及健康知识，提高居民健康意识。

（五）健康公共场所开展形式多样的健康宣传

贵阳市健康公共场所主要包括酒店/宾馆、公园、景区等，重点在于强化员工健康管理，开展特色健康宣教活动。贵阳市公共场所示范点在强化职工健康体检等工作的基础上，大部分建立了"健康小屋"（内有血压计、身高体重仪、体脂仪、腰围尺等健康测量工具，并摆放健康宣传资料以及定期更新的常用药物和急救包）。大部分公共场所均设有健康宣传资料以及健康步道、健身器材等，倡导健康生活。

除去关心职工的健康外，公共场所的健康细胞单位也注意结合单位特色打造健康环境和传播健康文化。如某酒店专门在步梯间铺设橡胶垫、激励语等，并建有健康小屋、健康步梯、无烟楼层、阳光健身房、健康餐厅、健康书吧以及智能化房间。在公共场所设有健康大转盘、健康饮水站，在餐厅摆放膳食宝塔等宣传资料提醒宾客关注健康。某艺术村则依托其平台优势，举办美术、书法、围棋、千人健步等比赛，传递多维健康元素。

（六）健康企业重视员工身心健康

贵阳市一桶装瓶装饮用水公司生产车间配有噪声监测系统，随时监测和控制噪声污染；定期组织职工体检；该企业建立专门的职工运动场所，如羽毛球场、篮球场等，并设立有职工"健康小屋"，配备血压计、体重秤、BMI监测表等。此外，该企业注重健康文化氛围的打造，定期开展职业安全和职业防护、心理健康为主题的健康讲座、人员培训。

三、贵阳市健康细胞示范点建设取得的主要成效

（一）健康细胞单位示范效应逐步显现

2017年健康城市建设尚未有统一的模式标准，贵阳市爱卫办在市委、市政府的领导下，查阅资料，主动探索，初步建立了22个健康细胞示范点，2017年底对22个健康细胞示范点验收后总结经验，在充分发挥2017年健康细胞示范点的带动作用基础上，2018年扩大了健康细胞建设种类以及数量，促进新老细胞点的相互学习和交流，以老带新的方式推动健康城市建设工作的深入开展。

（二）环境设施更加完善且健康促进活动成效初显

自贵阳市健康细胞建设开展以来，依托贵阳市卫生城市建设基础，持续改善自然的软硬件环境，主要体现在绿化和公厕以及"健康小屋"的建设改建上，并试点垃圾分类等。大部分访谈对象认为，基础卫生状况得到了较大改观，小区环境改善较大，"健康小屋"的设立方便了群众了解自己的身体基础指标并依此改善自己的生活方式。大多数专家认为，自开展健康细胞建设行动以来，最主要的改善体现在健康细胞示范点市民健康意识的提高。通过各种健康促进活动，自觉参加体检和健康知识讲座的居民日益增多，人们更加注重健康，更加注重自己的健康生活方式，对于慢性病和传染病的防治知识的认识也逐步增加。

例如，走路爬楼梯的员工人数增多，工作之余锻炼身体的人数增加，食堂控油、控盐的工作逐步开展等。

（三）社会各界广泛参与健康细胞建设及活动

贵阳市健康细胞的建设过程中强调扩大社会参与，充分利用有限的资源，号召多方参与，包括政府、医疗卫生机构、高校、媒体以及市民等。例如，贵阳市各政府网站、报纸等对健康城市活动的宣传，贵州医科大学贵州省卫生发展研究院提供理论和技术等支持，志愿者等组织开展的各种健康促进和宣传活动，为居民参与健康促进活动提供了信息基础。

四、思考与建议

贵阳市在健康细胞示范点建设中，把以人为本、健康第一的理念渗透进健康细胞示范点，在组织管理、健康环境、健康社会、健康服务、健康人群以及健康文化方面取得了一定的成果和经验，但也存在一定不足。可以从以下几个方面加以完善：

（一）完善更有针对性的健康细胞建设体系，循序渐进促进发展

健康细胞是建立健康城市的基础，这是一个循序渐进的发展过程。以人为本、持续改进、公众参与和富有个性是健康细胞建设的基本策略。通过健康细胞示范点的建立以及在全市全面的推广，要求目标单位需切合实际，实施过程必须公众参与，使健康细胞建设更贴近实际、更贴近群众日常生活。在今后的健康细胞建设工作中，要根据本地区、本单位的实际情况和特点，更有针对性、有计划性地开展工作，加强对健康城市这一崭新理念的认识和理解。

（二）完善组织管理网络，及时调整建设方案

贵阳市健康细胞建设应继续优化"两级政府（市、区县），三级管理（市、区县、街道或乡镇），四级网络（市、区县、街道或乡镇、居或村委会）"的实施体制，强化组织领导，健全健康细胞工作网络。各示范点也应建立健全的组织机构，持续完善示范点创建活动实施方案。健康城市细胞示范点的建设包括了健康环境、健康管理、健康服务、健康人群和健康社会等方面，其内容已超越了"创卫""创文"工作内容，以往的工作和管理模式已无法良好地适应当前需要，各细胞点应在延续既往"创卫""创文"工作基础上，深度整合资源，优化管理模式，充实健康管理的组织网络，将健康元素融入所有工作，依据建设过程发现的新问题及时调整优化健康细胞建设方案。

（三）注重纵向评估，科学完善建设规划与计划

健康细胞示范点的建设强调自我发展和完善，因此在实施过程中，应注重纵向评估，切合自身实际，科学规划设计评估系统，梯度循序递增。应重点加强基线调查、科学规划、

量化管理、过程评估和效果评估。通过基线调查及纵向动态评估结果，发现健康细胞建设过程中的问题，并从政策、环境、项目活动（健康文化）、健康服务等各个方面完善有针对性的健康干预方案。

（四）持续加强业务培训与技术指导，提升健康细胞建设的专业性

充分利用贵阳市各医疗卫生机构和学术团体的专业技术人力资源，探索专业机构和人员对健康细胞建设的常态化指导模式，最好设置固定的健康促进机构"一对一"进行指导。依托专业技术机构和人员帮助针对不同类型的健康细胞示范点面临的不同健康问题，有针对性地制订和完善总体规划和具体的阶段性建设方案，稳步解决健康细胞建设过程中的问题，全面提升健康城市细胞建设的科学性和专业性。

（五）组织交流学习，总结健康细胞建设经验

在健康细胞示范点的建设过程中，各细胞创建单位的发展不均衡，鼓励示范单位持续创新，并应继续强化健康细胞间交流制度，鼓励创建单位领导组织相关人员相互学习、参观交流和相互探讨，以点带面，稳步提升健康细胞建设的辐射效应。

（关 菡）

参 考 文 献

傅华，玄泽亮，李洋，2006. 中国健康城市建设的进展及理论思考. 医学与哲学，27（1）：12-15

李宗阳，傅华，2007. 健康城市理论与实践. 北京：人民卫生出版社

谢剑峰，2006. 健康城市的理念、发展与评价. 江苏卫生保健，8（4）：46-48

周向红，2008. 健康城市：国际经验与中国方略. 北京：中国建筑工业出版社

Hancock T, 2011. Health, human development and the community ecosystem: three ecological models. Health Promotion International, 8（1）：41-47

WHO Regional Office for the Western Pacific, 2000. Regional guidelines for developing a healthy cities project. Geneva：WHO

第三部分

健康环境与可持续性发展

第十章　贵阳市绿色环境建设经验与困难挑战

　　贵阳市作为贵州省省会城市，市委、市政府对国家卫生城市、全国健康城市建设工作高度重视，始终坚持"政府主导、群众参与"，常态化推进长效管理的工作机制，当前，贵阳市爱国卫生工作已走在我国西部地区前列。自 1990 年起，贵阳市就全面启动创建国家卫生城市工作，经过 20 余年的不懈努力，2011 年获得"国家卫生城市"荣誉称号，2015 年蝉联"国家卫生城市"，2018 年再次顺利通过"国家卫生城市"复核。环境建设是卫生城市建设的重要内容，而健康城市建设作为卫生城市建设的"升级版"，对绿色环境有更高的要求，对此，本章拟从绿色生态、健康环保的角度，分析贵阳市绿色环境建设的一些经验与困难挑战，为后续的城市发展提供参考借鉴。

一、强化绿色环境建设的背景

（一）全面健康是满足人民需求和社会良好发展的共同追求

　　进入新时代，人民群众对健康的需求快速释放，健康已成为广大人民群众最直接的诉求，群众对健康生活的期待，对健康环境、健康服务的需求越来越高，对健康文化、健康建设给予了前所未有的关注。继党在十九大报告中明确提出实施"健康中国战略"后，2018 年 3 月，在十三届全国人大一次会议上，国务院随即将"健康中国"定位为国家战略，深刻彰显了党中央、国务院对人民健康的高度重视和建成健康中国的坚定信心和坚强决心。2016 年以来，国家层面先后印发了《"健康中国 2030"规划纲要》《"十三五"卫生与健康规划》《关于开展健康城市健康村镇建设的指导意见》等，2019 年 7 月，《国务院关于实施健康中国行动的意见》《健康中国行动组织实施和考核方案》《健康中国行动（2019—2030年）》等推动健康中国建设进一步落地实施的文件正式发布，这一系列文件明确了建设健康城市、健康村镇是新时期爱国卫生运动的重要抓手和载体，也是推动和开展新时期爱国卫生运动的重要内容。

（二）健康城市建设是实现全民健康的重要途径与方式

　　树立"大卫生、大健康"理念，由卫生城市向健康城市转变升级，已成为保障人民健康、全面建成小康社会的必然选择。同时，这也是全国广大人民群众的迫切需求和现实需要。2016 年 11 月，全国爱卫办在杭州召开全国健康城市健康村镇建设座谈会暨健康城市试点启动会，贵阳市作为贵州省唯一城市入选全国首批 38 个健康城市建设试点。对此，市委、市政府高度重视，及时出台了《关于坚持人民健康优先发展战略全力推进健康贵阳建设的实施意见》等"1+7"配套文件。作为建设健康城市的统筹协调单位，贵阳市爱卫办拟制下发了《贵阳市全国健康城市建设行动计划》及健康单位、健康社区、健康家庭等10个健康细胞建设标准。协调会同相关单位和部门，进一步巩固和拓展创文、创卫、创模成果，并紧紧围绕健康城市标准，不断创新工作方式、方法，积极探索实践全国健康城市建设"贵阳经验"，全力推动建设健康贵阳，打造创新型中心城市、生态文明示范城市。

（三）绿色环境是构建健康城市的核心内容和基础

环境是人类赖以生存和发展的基础，关系人类健康的根本，改善环境质量，保障人民群众的环境健康，是健康中国建设重要组成部分，在实施"健康中国战略"的新时代背景下，其重要性越发突出。健康城市是城市发展的重要目标要求，它是卫生城市的"升级版"，健康城市建设旨在紧紧围绕营造健康环境、构建健康社会、优化健康理念、培育健康人群、发展健康文化五大理念，通过完善城市的规划、建设和管理，改进自然环境、社会环境和健康服务，全面普及健康生活方式，满足居民健康需求，实现城市建设与人的健康协调发展。构建可持续的绿色环境是健康城市建设过程中的重要核心基础。

二、贵阳市绿色环境建设成效与经验

（一）贵阳市绿色环境建设取得的成效概况

近年来，贵阳市各项环境建设指标持续向好。2017年，贵阳市饮用水水源地水质达标率为100%，地表水国（省）控断面水质优良率达93%以上，南明河治理顺利实现除臭目标；新增城市公共绿地112万平方米，森林覆盖率为48.66%；环境空气质量优良率为95.1%，首次达到国家二级标准，在全国74个重点城市中列第9位。以下将具体介绍贵阳市在绿色环境建设中的成效。

1. 自然生态环境良好

2017年，建成区新增绿地面积112.67万平方米，建成区绿化覆盖率为41.13%，人均公共绿地面积达12.88平方米。有风景名胜区10个，其中国家级2个，省级8个。有森林公园11个，其中国家级1个，省级10个。有阿哈湖国家湿地公园、清镇红枫湖国家湿地公园（试点）、百花湖国家湿地公园（试点）、岩鹰湖国家湿地公园（试点）。

2. "一河百山千园"建设成效显著

2017年，贵阳市按期完成了南明河综合整治二期二阶段工程。通过南明河一、二期治理，南明河水系水质得到持续有效改善，南明河水系黑臭问题基本解决，干流城区段主要污染物指标化学需氧量（COD）已稳定达到地表水Ⅲ类水质标准，大部分河段氨氮（$NH_3\text{-}N$）达到地表水Ⅳ类标准，Ⅴ类水体提高至26.8%，Ⅳ类水体提高至31.6%，Ⅲ类水体提高到35.6%，干流治理段COD已稳定达到地表水Ⅲ类水质标准，$NH_3\text{-}N$基本达到地表水Ⅳ类标准，新增河道补水约 37 万吨/天，大大减小了从上游水库调水的压力，基本解决了河道径流量小的问题，南明河治理取得了显著的治理成效。

推进"百山"治理，筹措资金 1.8 亿元，共实施"百山"治理 3304 亩，对破损山体的工程边坡、工程迹地进行了修复，对景观效果不好的疏林地增加阔叶及彩叶树种进行了植被提升，丰富了森林景观。通过对部分山体完善功能，最终实现休闲旅游、体育健身的功能。

全市建成森林公园、湿地公园、城市公园、山体公园、社区公园等"五位一体"各类公园 237 个，人均公园绿地面积从 10.95 平方米提高到 12.88 平方米，全市各类公园总数达到 942 个，城市公园体系得到进一步完善，"千园之城"基本建成。

3. 大气环境质量状况全面改善

2017 年，贵阳市环境空气中二氧化硫年平均浓度为 0.013mg/m³、二氧化氮年平均浓度为 0.027mg/m³、可吸入颗粒物年平均浓度为 0.053mg/m³、一氧化碳第 95 百分位数浓度为 1.1mg/m³、臭氧日最大 8 小时平均第 90 百分位数浓度为 0.121mg/m³、细颗粒物年平均浓度为 0.032mg/m³，以上空气质量指标全部达到国家环境空气质量二级标准。

2017 年，贵阳市环境空气质量优良为 347 天，优良率为 95.1%。其中，空气质量一级（优）为 172 天，二级（良）为 175 天，三级（轻度污染）为 18 天，四级（中度污染）为 0 天，五级（重度污染）为 0 天，六级（严重污染）为 0 天，空气质量综合指数为 3.61。

4. 水环境质量状况全面改善

从饮用水源地方面看，贵阳市地级饮用水源地共 7 个，分别为红枫湖、百花湖、阿哈水库、花溪水库、南明河麦达河段、汪家大井和沙老河水库。2017 年度，上述 7 个水源地全部达到Ⅲ类水质标准，水质达标率为 100%。其中，红枫湖、花溪水库、南明河麦达河段、沙老河水库 4 个水源地水质为Ⅱ类，优于规定类别。从主要河流方面看，2017 年，纳入国家和省"水十条"考核排名的 16 个国（省）控断面达标率为 100%，其中，优良断面 15 个，水质优良率为 93.75%。

5. 声环境、辐射环境质量总体良好

2017 年，贵阳市中心城区区域环境噪声为 58.8 分贝，道路交通噪声为 69.1 分贝，声环境质量达到国家考核标准。

2017 年，继续开展辐射环境质量监测工作。监测要素涵盖地表水、地下水、大气、土壤、生物、电磁环境及重点污染源等。全年共计对 83 个辐射环境质量监测点位和 4 个重点污染源进行了监测。监测结果表明，全市辐射环境质量总体良好。

6. 土壤环境治理进一步强化

实施《土壤污染行动计划》按照"保护优先、预防为主、风险管控、综合治理、污染者担责"的原则，以详查工作的开展为基础，以污染地块管理为突破，以部门协同为保障，以保障农产品质量和人居环境安全为目标，强化重点行业企业环境监管，降低农业面源污

染，做好土壤环境污染的源头预防，切实推进"土十条"实施，开展土壤污染状况详查，开展土壤污染治理工作，积极开展土壤污染治理，以污染地块管理为突破，强化建设用地土壤环境管理。

7. 环境应急管理更加规范

2017年，贵阳市编制印发了《贵阳市突发环境事件应急预案》。全年共指导15家市管企业、55家县管企业制订了规范的突发环境事件应急预案，完善了环境应急物资储备、修建了应急事故池。

（二）贵阳市绿色环境建设中取得的主要经验

1. 全市按照"一盘棋"思路，统筹部署国家卫生城市和全国健康城市建设工作

2018年，贵阳市健康城市"一盘棋"建设理念，紧紧围绕"健康中国"蓝图，结合乡村振兴计划和3年一度的国家卫生城市迎检复审考核，统一协调、组织、指导全市国家卫生城市建设、全国健康城市建设工作，在思想上、组织和人力上、物力资源上为全国健康城市建设试点工作提供了有力保障，市委、市政府关于健康贵阳建设部署全面落实，市直相关部门充分发挥行业指导作用，区（市、县）强化属地管理，将健康城市建设融入所有政策，与经济社会发展同步规划、同步部署、同步推进，国家卫生城市建设、全国健康城市建设试点各项工作有序推进。

2. 落实目标责任，进一步夯实健康大环境建设基础

卫生城市建设是健康城市建设的基础，结合全国爱卫办对贵阳市国家卫生城市复审考核工作，印发了《贵阳市2018年国家卫生城市迎检复审工作方案》，全市建立了市领导包片督导、各区属地自查、交叉检查、行业主管部门专查以及第三方模拟暗访、媒体曝光等督查机制，实行督查整改情况日报告制度，市领导多次带队实地督查，现场交办问题。同时，将国家卫生城市复审考核工作列入市政府目标管理体系，层层签订《目标责任书》。

贵阳市的卫生城市建设得到了各相关责任单位的积极配合，并取得了显著的建设成效。第一，管理模式和网络不断完善。形成了市、区、社区和居委会多层联动的国家卫生城市长效管理网络。第二，建立了城市管理智慧城管体系。将数字化城管系统、城市管理"数据铁笼"系统与环境卫生管理、渣土管理、市政设施管理、违法建筑监管等工作深度融合，城市管理精细化水平得到了有效提升。第三，实现了爱卫宣传和健康教育常态化。坚持开展爱国卫生活动月和健康城市建设系列活动，窗口单位、社区、医院和公共场所均设置了健康教育公益宣传栏。第四，落实了公众媒体监督机制。在贵阳电视台开设曝光专栏，适时对暗访情况进行公开曝光，依托市社会治理大数据云、市城市管理百姓拍等平台，实现城市治理问题的及时反映、及时处置，有效畅通了群众的投诉和监督渠道。第五，整合了督查考核力量。按照"全国文明城市、国家卫生城市、国家环境保护模范城市"综合考核的工作部署，市爱卫办对全市"三创"工作进行双月考核，结果在市委常委会上通报，加大了考核、整改的力度。市爱卫会各成员单位共同构筑起了左右互通、上下联动的工作推

进体系，并从新时代爱国卫生运动变化的实际出发，按照国家及省、市健康战略部署，立体化、全方位开展工作，初步形成了条专块统、齐抓共管的长效工作机制。

3. 创新管理方式和手段，持续改善城乡环境卫生

全市不断加强与各区（市、县）及城乡整洁行动成员单位的联动，根据各项指标要求全面推进村庄整治；加强城市管理和服务，加快数字化城管平台建设，运用大数据手段提升城市管理水平，强力推进"贵阳百姓拍"全民网格员行动；强化对背街小巷、城乡接合部、村镇所在地等"脏乱差"较为突出区域的整治管理力度，打造一批特色街区，集中整治提升背街小巷和老旧院落。

目前，已完成贵阳市 2015～2020 年城乡环境卫生整洁行动中期评估工作，各项工作任务和指标要求全面达到行动规划要求。期间，综合整治村庄 706 个，农村卫生厕所普及率达 93.47%；建制镇生活垃圾无害化处理率达 68.65%；建制镇生活污水处理率达 56.51%；对生活垃圾进行处理的行政村达 68.54%；对生活污水进行处理的行政村达 44.54%；农村集中式供水人口比例达 95.4%，国家卫生城市（区）比例达 100%，国家卫生县城（乡镇）比例达 32.91%。

4. 突出亮点与特色，不断强化健康乡村建设

为同步建好健康城市、健康乡村，按照"6+X"模式，在抓好 6 项规定动作的同时，制作的健康动漫视频，国家卫生城市建设宣传视频，健康知识读本、健康知识旅游宣传读本颇具亮点。同时，市爱卫办积极探索卫生村镇创建、健康村镇建设与富美乡村建设相结合的方法，以"健康城市建设、农村坏境综合整治、富美乡村建设和卫生创建"等为载体，通过项目捆绑、整合资源，扎实推进环卫基础设施建设，加快建立和完善环境卫生长效管理机制，促进城乡环境面貌不断改善。2017 年年末，全市农村卫生厕所普及率为 92.61%；建制镇生活垃圾无害化处理率为 71.64%；建制镇生活污水处理率达 52.8%；对生活垃圾进行处理的行政村达 83.32%；对生活污水进行处理的行政村达 47.21%；农村集中式供水人口比例达 95.12%；国家卫生城市（县城）巩固率达 100%。此外，具备条件的县道实现"田路分家""路宅分家"，路面保持整洁、无杂物，边沟排水通畅，无淤积堵塞。

5. 聚焦重点与难点，推动健康细胞工程示范性引领作用

在全国健康城市试点工作中，贵阳市爱卫办积极探索，先行先试，聚焦健康城市建设重点工作和爱国卫生工作重点难点问题，把健康细胞工程作为夯实健康城市建设的基础性、突破性、引领性工作，共在全市组织开展健康城市建设理论培训 10 余次，深入各区（市、县）开展健康城市工作调研 30 余次，分别在市级、区级层面召开协调会和现场推进会 11 次，在 2017 年建成的 22 个健康细胞示范单位基础上，全面启动全市新增 30 个健康细胞工程，目前，全市各地、各部门计 100 余家单位，以政府举办、自行建设等不同方式，推进特色建设，在健康细胞工程、健康氛围营造等方面独辟蹊径，健康单位、健康学校、健康医院、健康宾馆、居家养老等健康细胞工程建设活动蓬勃开展，健康文化广泛传播，健康细胞建设氛围异常浓厚。

三、贵阳市绿色环境建设存在的困难与挑战

（一）健康城市建设保障机制尚需完善

健康城市建设是一项共享发展的社会事业，需要坚持政府主导、社会参与的工作方针。资料显示，当前，贵阳市健康城市建设的保障机制还没有很好地建立与完善，城市管理缺乏科学、系统、完整的精细化长效管理指标体系，城市规划及基础设施建设超前意识尚薄弱，商业网点布局不尽合理，给乱设摊点创造了生存空间，加之社区、居委会缺乏城市管理的压力和动力，在城市管理工作中的基础性作用没有得到应有的发挥，政府部门"末端治理"治标不治本。流动摊贩反反复复难以根治，存在同一问题多次反复，经常是上午刚清理了一个无证摊点，下午又继续出现。在政府投入方面，除了市级层面，各区（市、县）健康城市建设经费投入严重不足，大部分区（市、县）未将健康城市建设经费列入部门常规预算，未安排专项资金；在社会参与层面也未尝试建立社会资金引入机制，难以激发社会力量来共同参与健康城市建设。

（二）环境卫生基础设施建设还需进一步夯实

全国健康城市是国家卫生城市的升级版，建设健康城市必须以卫生城市为基础。在国家卫生城市建设工作中，贵阳市属地治理不断深化，行业管理持续加强，各项工作取得积极进展，总体情况向好。但是，部分区域，尤其是背街小巷、城中村、城乡接合部等城市化和城市现代化相对滞后，城市管理相对薄弱的"城市角落"，乱搭乱建、道路损毁、水管破裂，占道经营等现象仍然存在，加之当前贵阳市正值经济社会高速发展时期，属地管理者面临城市规划、建设和管理多重压力，短期内难以统筹协调，在卫生城市建设工作中，部分社区、居委会仅满足于请人清扫，而忽略保洁最终效果问题，属地管理投入不够，基础设施老化破损，未得到及时更新。

（三）生态环境立法及相关政策出台仍需加强

贵阳市在绿色发展的地方性法规立法方面，尚有一定欠缺，除建立生态文明城市建设条例外，其余均属单个领域条例。《贵阳市建设生态文明城市条例》17 项配套制度中仅在局部开展试点或在探索过程中，尚未在全市推开。资源有偿使用、生态产业扶持政策和生态文明建设奖惩、协调、激励、合作机制不全面、不完整，无法满足当前绿色低碳发展需要；市、区（市、县）生态补偿配套措施不完善，缺乏整体规划，资金投入分散。

（四）饮水安全、污水处理问题尚未根本解决

农村水利、道路等配套设施不足，农村饮用水工程因点多分散，长效管护机制尚未形成，没有在细节上完善衔接工作措施，行政与司法联动机制联而不动。"一河百山千园"建设中，南明河上游补水严重不足，污水处理厂布局和地下管网规划滞后，城镇生活污染收

集管网不健全、雨污分流管网不完善、部分区域污水处理能力不足。

（五）旅游发展中健康环保意识有待增强

由于贵阳旅游景区不仅有秀丽的风光景色，而且不少景区还有文化遗产保护基地，旅游资源十分丰富，但旅游活动直接对生态环境产生作用，给生态环境带来了相当大的压力。在每年的"十一黄金周"，游客的不文明行为屡次出现，如践踏草坪、随手乱扔垃圾、刻字留念、损坏花木。另外，部门管理有欠缺，垃圾处理不到位，旅游景区内的节能环保设施建设不足，导致能源消耗、景观破坏、隐性消费、自然资源遭到破坏，环保建设、旅游环保意识尚待加强，健康旅游观念尚未深入人心。

四、对策与建议

（一）强化规划布局，完善管理机制

应强化规划引领，依据城市总体规划，组织专家在实地察看、认真论证的基础上，制订具有前瞻性、导向性的健康环境保护和建设提升专项规划，分解相关工作任务，并纳入全市生态文明城市建设目标责任书主要内容，落实生态目标责任考核；同时，围绕"增强人民体质、提高健康水平"，实施"三轮驱动、双翼提速"战略（以全民健身之轮助推全面小康、以竞技体育之轮提升贵阳影响、以体育产业之轮促进经济增长，提速基础设施建设之翼、提速产业融合发展之翼），做实全民健身的"里子"，撑起竞技体育的"面子"，装满体育产业的"盆子"。到 2020 年，应实现城市社区 15 分钟健身圈，人均体育场地面积达到 1.8 平方米，经常参加体育锻炼的人数比例达到 38% 以上，体育综合实力保持全省领先。以大数据为引领，加快产业结构调整，加强现代工业、现代服务业、现代农业发展，资源利用、节能减排、循环经济发展，稳步推进节约型社会建设，推动各项工作逐步纳入法制轨道，使绿色发展理念逐步融入经济、政治、文化、社会建设各方面和全过程，推进经济社会全面协调可持续发展，为建设全国健康城市夯实基础。

（二）强化投入保障，完善环卫基础设施

深入依托贵阳市"新型社区·温馨家园"创建、"三年千院"行动计划、整脏治乱等，尽快完善提升背街小巷市政基础设施及市民健身设施的改造工程。重点完善道路、人行道、路灯、排水管网等各类市政基础设施，做到功能完好、干净整洁。对道路进行硬化平整，做到无坑洼、积水及泥土裸露；确保排水设施、化粪池等畅通完好，无污水外溢；增设和修缮辖区路灯设施，确保居民夜间出行通道亮灯率。配齐和完善果皮箱、垃圾收集容器、垃圾转运车辆等环卫基础设备，修缮和提升垃圾转运站、公共厕所，环卫工人行维护、修缮和增设。对已经实施改造提升的市政基础设施进行"回头看"，对设施实际使用情况进行跟踪回访，及时修缮破损设施，对背街小巷设施提升改造项目中存在的质量问题，要立即督促，限期整改。由社区负责，定期对楼群院落绿化设施进行管理和维护，由职能部门负

责对市政道路绿化设施进行维护管理。完善背街小巷交通管理设施，包括交通标识、杆线、电子警察等设施，做到应设尽设，合理选择一定数量的背街小巷，按一侧停车不影响通行的原则划定机动车停车线，委托市场管理，方便居民停车。

（三）紧盯突出问题，推动环保督察常态化制度化

以中央生态环境保护督察"回头看"为契机，着力解决环境顽疾，提升环境质量和品质，开展专项整治行动，加快补齐生态环境建设短板，健全完善相关监管机制。直面问题、着眼长远，从体制机制入手，认真分析总结中央生态环境保护督察"回头看"期间群众反映的突出环境问题，分门别类、找准症结，明确措施，全力打好污染防治攻坚战，深入践行"绿水青山就是金山银山"的发展理念，严守生态和发展两条底线，健全高位推动机制、严格问责机制、强化保障机制，筑牢生态环保基础。同时，放眼全市，开展工业污染源整治、小流域整治，实施大气、水、土壤污染防治行动计划，健全完善生态公益林补偿机制，将环保督察常态化制度化，向"百姓富、生态美"的目标迈进。

（四）完善水资源保障机制，确保群众饮水安全

加快构建以"一河百山千园"为载体的自然生态体系，大力推进"一河百山千园"行动计划。以南明河治理为龙头，长短结合、综合施策，推进长效治理系统提升工程。注重标本兼治，完善南明河水环境整治规划，修改污水处理厂布局、地下管网等规划。加强项目统筹，加快建设红枫湖-花溪水库连通工程，有序推进城区排水管网污水收集系统、"雨污分流"工程、污水处理系统的建设改造。扎实推进河长制和第三方监测监督工作，健全和完善河流水质保护、治理和管理的责任机制。针对"千园"建设中的问题，要尽快制定引导社会资金参与建设的具体政策措施，加强融资筹措，按照"300米见绿、500米见园"的指标要求，做好公园建设选址布局、设计和技术指导工作，加强督查，按照属地管理和"谁建设谁主管"的原则，抓好公园建成开放后管理、维护和服务。针对环保设施和环境卫生中的问题，要聚焦城乡一体化发展，让生态城市和富美乡村各美其美、功能互补、各具特色、一体发展。加大财政持续投入，把生态环境保护基础设施作为公共财政支出的重点并逐年增加，完善多元化环保投融资机制，鼓励和支持社会资金参与生态环境保护事业。结合美丽乡村建设，加强农村村寨垃圾收运、污水处理、排污管网等设施的统筹规划、统一建设，快步提升农村基础设施建设和人居环境水平。

（五）坚持生态绿色旅游，找准旅游发展路子

依托青山绿水的生态优势和清凉气候，进一步打响"爽爽的贵阳""中国避暑之都"等靓丽城市品牌。精耕细作，全力提升配套设施，不断完善旅游配套要素，从点到面部署升级，通盘考虑，全面推动"生态之城·富美乡村"建设，构建城乡一体共享发展新体系。将旅游与特色小城镇融合，完善和提升城镇现代旅游功能，精心打造一批文化生态吸引力强的特色旅游小城镇，把自然生态优势转化为发展优势、竞争优势，建设一批绿色民宿、绿色酒店，推动其成为贵阳"绿水青山就是金山银山"的生动实践和精彩注脚。

（六）推动示范引领，建设健康细胞工程建设

要发挥各相关行业部门的积极性，以健康市场、健康学校、健康宾馆、健康餐厅、健康家庭等10项细胞工程项目为重点，按照以示范引领、多方联动、整体推进的工作思路，逐步推动健康细胞工程建设全面开展。通过健康细胞建设强化健康宣传教育力度，创新载体，开拓阵地，构建绿色健康环境，普及健康生活，根植健康观念，广泛提高群众健康知晓率、健康行为形成率和健康卫生意识。同时，坚持城乡联动，同步建好健康城市、健康乡村。协调和指导各区（市、县）研究编制好本地区健康城市、健康乡村发展规划，改善农村基础设施条件，加强农村改水改厕。按照"6+X"模式，在抓好6项规定动作的同时，推进特色建设，努力做到"规定动作不走样，自选动作有创意"，推动打造一批富有特色、群众认可、美丽宜居的健康乡村，建好乡村健康环境，进一步将健康城市建设向乡村延伸。

（黄秋辰 朱 恺 文 超）

参 考 文 献

贵阳市生态文明建设委员会贵阳市环境保护局，2018. 贵阳市2017年环境状况公报. [2018-06-05]. http://stwmm.guiyang.gov.cn

张晨，2018. 护绿水青山"颜值"享金山银山"红利". 贵阳日报，2018-12-29（B09）

第十一章 贵阳市健康城市建设中的
居住环境相关指标分析

伴随着快速城市化进程的发展，城市居住环境问题也随之出现，包括空气、饮用水水质、生活垃圾等污染问题，居住环境的问题给身体健康及生命质量都带来了前所未有的威胁和挑战。如何改善全球城市环境状况已成为 21 世纪人类健康面临的重大挑战之一。2018 年，全国爱卫办发布的《全国健康城市评价指标体系（2018 版）》中健康环境一级指标下包括空气质量、水质、垃圾废物处理及其他相关环境指标在内的四个二级指标和十个三级指标，是与人们的居住环境密切相关，显著影响人们的健康水平和生命质量，是健康城市建设的重要参考指标。本研究基于该指标体系对贵阳市的空气质量、饮用水质量、垃圾废物处理及其他相关环境指标进行深入分析，并探讨其变化特征，为贵阳市健康城市建设提供参考和建议。

一、贵阳市空气质量评价指标分析

（一）空气质量逐年改善

1. 空气质量优良率持续增长

2013～2018 年贵阳市空气质量持续改善。2013 年，贵阳市全年的空气质量优良率为76.20%，到 2015 年首次超过 90%，达到 93.20%；2016～2018 年均超过了 95%，分别为95.60%、95.10%、97.81%。如图 11-1 所示，贵阳市空气质量达到优级（一级）的天数比例提升最为明显，2013 年贵阳市空气质量优级比例为 26.03%，2015 年超过 35%，达到 36.71%，2017 年则超过了 45%，达到 47.10%。

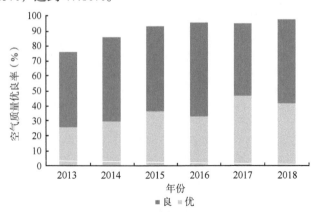

图 11-1　2013～2018 年贵阳市空气质量优良率

数据来源于历年贵阳市环境状况公报

2015～2018年,全国城市平均空气质量优良率分别为76.70%、78.80%、78.00%、79.30%,贵阳市空气质量优良率超出全国平均水平16个百分点以上。

2. 空气污染率显著下降

2013～2018年,贵阳市累计共发生轻度污染177天次,占比8.10%;中度污染26天次,占比1.19%;重度污染2天次（2013年、2016年各1次）,占比0.09%;未发生严重污染情况。

从历年的空气污染状况看,贵阳市2013年空气污染率为23.84%;2014年下降约10个百分点,为13.97%;2015年继续下降约7个百分点,为6.85%;而2016～2018年各年发生污染天数均低于5%,分别为4.44%、4.93%、2.20%,且2017年、2018年均未发生中度及以上污染（图11-2）。

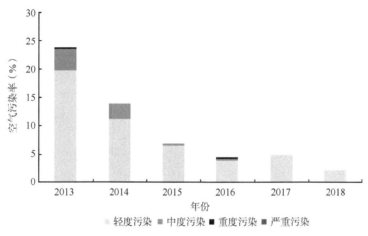

图11-2　2013～2018年贵阳市空气污染率

数据来源于历年贵阳市环境状况公报

（二）空气质量综合指数（air quality index，AQI）排名靠前

依据《城市环境空气质量排名技术规定》,2015～2018年贵阳市的AQI数值均介于2～6（表11-1）,最低仅为2.60,这5年间AQI年均值分别为3.74、3.48、3.43、3.01,呈下降趋势。从单个月份来看,6月和7月的AQI均值最小,分别为2.75、2.71,其次是8月和9月,AQI均值分别为3.08、3.12。

从全国各监测城市的排名来看,在可获得的59个月监测数据中,有25个月（42.37%）的排名在前十位,其中2017年有8个月（66.67%）的排名在前十位,且9月和10月的排名在第四位和第三位,2018年有5个月（41.67%）的排名在前十位。2019年有4个月（33.33%）的排名在前十位。

表 11-1　2015～2019 年贵阳市 AQI 指数及其排名

月份	2015 年		2016 年		2017 年		2018 年		2019 年	
	排名	AQI	排名	AQI	排名	AQI	排名	AQI	排名	AQI
1 月	15	5.91	18	3.99	11	4.10	7	3.83	4	3.24
2 月	12	4.69	30	5.08	13	4.10	25	4.51	7	2.51
3 月	20	4.37	10	4.34	8	3.82	15	4.11	21	3.74
4 月	16	4.40	14	3.87	6	3.61	8	3.79	18	3.28
5 月	11	3.37	13	3.59	6	3.20	10	3.10	9	2.73
6 月	11	2.69	15	3.12	10	2.58	12	2.95	11	2.41
7 月	18	3.50	4	2.49	10	2.73	16	2.59	12	2.22
8 月	10	3.24	33	3.47	6	2.64	30	3.00	43	3.03
9 月	7	3.05	30	4.13	4	2.65	6	2.60	25	3.17
10 月	10	4.04	19	3.44	3	2.74	12	3.36	11	2.70
11 月	5	3.32	7	3.62	17	4.46	16	3.84	5	3.04
12 月	8	3.92	—	—	13	5.09	9	3.49	12	4.00
均值	—	3.87		3.74		3.48		3.43		3.01

注：2015 年起环保部对全国 74 个城市进行空气质量排名，2018 年 6 月起增至 169 个城市；数据来源于环保部历年城市空气质量报告。

（三）主要空气污染物指标达标水平持续上升

如表 11-2 所示，2013～2018 年间，在监测的 6 项污染物指标中 SO_2、NO_2、CO、PM_{10}、$PM_{2.5}$ 5 项指标基本呈逐年下降趋势。历年的 O_3 指标均在二级水平浓度限值以下保持平稳，NO_2、CO 两项指标在各年均低于一级水平浓度限值，而 SO_2 及 PM_{10} 指标也从 2015 年开始分别低于一级、二级水平浓度限值，$PM_{2.5}$ 指标在 2017 年首次达到了二级水平，但 $PM_{2.5}$ 仍为贵阳市空气首要污染物。

表 11-2　2013～2018 年贵阳市 6 项主要污染物年均浓度

污染物指标	2013 年	2014 年	2015 年	2016 年	2017 年	2018 年
SO_2（$\mu g/m^3$）	31[**]	24[**]	17[*]	13[*]	13[*]	11[*]
NO_2（$\mu g/m^3$）	33[*]	31[*]	28[*]	29[*]	27[*]	25[*]
CO-95per（mg/m^3）	1.3[*]	1.3[*]	1.1[*]	1.1[*]	1.1[*]	0.8[*]
O_3-8H-90per（$\mu g/m^3$）	109[**]	103[**]	120[**]	130[**]	121[**]	108[**]
PM_{10}（$\mu g/m^3$）	86	73	61[**]	63[**]	53[**]	57[**]
$PM_{2.5}$（$\mu g/m^3$）	53	48	39	37	32[**]	33[**]

*表示污染物浓度符合一级标准；**表示污染物浓度符合二级标准；数据来源于贵阳市、环保部历年环境状况公报。

从各年的单个月份来看，在可获得的 2015～2019 年共 59 个月的监测数据中，仅在 2015 年 6 月首要污染物为 NO_2；2016 年 5 月和 2018 年 4 月的首要污染物为 PM_{10}；首要污染物为 $PM_{2.5}$、O_3 的比例较高，分别为 38 个月（64.40%）、18 个月（30.51%）。

二、贵阳市饮用水质量评价指标分析

（一）国、省控考核断面水质总体良好

如图 11-3 所示，2016～2018 年，全市地表水 16 个国、省控考核断面水质达标率均超过 93%，分别为 93.75%、100.00%、93.75%，超过当年国控考核断面达标率 25.95，23.10，22.75 个百分点；优良率分别为 87.50%、93.75%、93.75%。

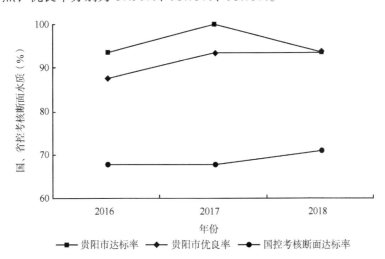

图 11-3　2016～2018 年贵阳市国、省控考核断面水质状况

数据来源于贵阳市历年环境状况公报、贵阳市水资源公报、中国环境状况公报

（二）饮用水水源地水质达标率高

贵阳市地级饮用水源地包括红枫湖、百花湖、阿哈水库、花溪水库、南明河麦达河段、汪家大井和沙老河水库，共 7 个，2008～2018 年连续 11 年水质达标率均为 100%；2014～2018 年贵阳市 9 个县城集中式生活饮用水源地水质达标率均达 100%，且均高于全国水平。

（三）自来水厂出厂水质保持高合格率

贵阳市从 2014 年起，每季度公布市级集中式生活饮用水（自来水厂出厂水和城市末梢水）水质状况，整体来看，2014～2016 年贵阳市各地自来水厂出厂水质合格率均值分别为 99.30%、99.69%、99.95%，呈逐年上涨趋势。贵阳市各地自来水水质合格率达 100% 的季度分布情况详见表 11-3。

表 11-3　2014～2016 年贵阳市各地自来水水质合格率达 100% 的季度分布情况

地区	2014 年	2015 年	2016 年
三城区	二、四	一、二、三、四	一、二、三、四
花溪区	一、二、三	一、二、三、四	一、二、三、四

地区	2014 年	2015 年	2016 年
乌当区	一、二、三	一、二、三、四	一、二、三、四
白云区	一、二、三	一、二、三、四	一、二、三、四
清镇市	一、二、三	一、二、三、四	一、二、三、四
开阳县	二、四	无	三、四
息烽县	一、二、三、四	无	一、二、三、四
修文县	一、二、三	一、二、三、四	一、二、三、四

注：三城区为云岩区、南明区、观山湖区；数据来源于历年贵州省环境质量月报。

如表 11-4 所示，总大肠菌群指标仅在 2014 年的三城区、白云区和开阳县超标；细菌总数指标超标情况也逐年减少，2014 年有 5 个地区超标，在 2015 年只有开阳县超标，2016 年没有地区超标；余氯指标超标的地区主要为开阳县，该地区在 2014～2016 年均有超标现象；浊度指标是各地超标情况最多的指标，但其超标情况也呈逐年减少趋势，2014 年有 6 个地区超标，2015 年、2016 年分别仅 2 个（开阳县、息烽县）和 1 个（开阳县）地区超标。

表 11-4   2014～2016 年贵阳市各地自来水水质指标超标的季度分布情况

指标	年份	季度	地区
浊度	2014	一、三	三城区
		四	乌当区
		四	白云区
		四	清镇市
		一、三	开阳县
		四	修文县
	2015	一、二、三、四	开阳县
		一、二、三、四	息烽县
	2016	一、二	开阳县
余氯	2014	一、三	三城区
		四	清镇市
		一、三	开阳县
	2015	一、二、三	开阳县
	2016	一、二	开阳县
细菌总数	2014	一、三	三城区
		四	花溪区
		四	乌当区
		四	白云区
		一、三	开阳县
	2015	一、二、三、四	开阳县
总大肠菌群	2014	一、三	三城区
		四	白云区
		一	开阳县

注：三城区为云岩区、南明区、观山湖区；数据来源于历年贵州省环境质量月报。

（四）末梢水水质合格率高

末梢水水质是评价集中式生活饮用水水质的另一个重要指标。整体来看，2014～2016 年贵阳市各地末梢水水质合格率均值分别为 99.55%、99.95%、99.99%，呈逐年上升趋势。贵阳市各地末梢水水质合格率达 100%的季度分布情况详见表 11-5。

表 11-5　2014～2016 年贵阳市各地末梢水水质合格率达 100%的季度分布情况

地区	2014 年	2015 年	2016 年
三城区	二、四	二	二、四
花溪区	一、二、三	一、二、三、四	一、二、三、四
乌当区	一、二、三	一、二、三、四	一、二、三、四
白云区	一、二、三	一、二、三、四	一、二、三、四
清镇市	一、二、三、四	一、二、三、四	一、二、三、四
开阳县	一、二、三、四	一、二、三、四	一、二、三、四
息烽县	四	无	一、二、三、四
修文县	一、二、三	一、二、三、四	一、二、三、四

注：三城区为云岩区、南明区、观山湖区；数据来源于历年贵州省环境质量月报。

如表 11-6 所示，余氯、细菌总数、总大肠菌群三个指标 2014 年分别有 5 个、3 个、2 个地区超标，2015 年和 2016 年均未有地区超标；在 2014 年有 5 个地区浊度超标，2015 年、2016 年分别仅 2 个（三城区、息烽县）和 1 个（三城区）地区浊度超标，该指标的超标情况逐年减少。

表 11-6　2014～2016 年贵阳市各地末梢水水质指标超标的季度分布情况

指标	年份	季度	地区
浊度	2014	一、三	三城区
		四	乌当区
		四	白云区
		一、二、三	息烽县
		四	修文县
	2015	一、二、三、四	三城区
		一、二、三、四	息烽县
	2016	一、二、三	三城区
余氯	2014	一、三	三城区
		四	花溪区
		四	白云区
		一、二、三	息烽县
		四	修文县
细菌总数	2014	一、三	三城区
		四	乌当区
		四	白云区
总大肠菌群	2014	一、三	三城区
		四	白云区

注：三城区为云岩区、南明区、观山湖区；数据来源于历年贵州省环境质量月报。

三、贵阳市垃圾废物处理指标分析

贵阳市城区现有两座生活垃圾卫生填埋场和一座垃圾综合处理厂，分别为高雁生活垃圾填埋场、比例坝生活垃圾填埋场及花溪城市生活垃圾综合处理厂，其处置方式主要为卫生填埋。

近年来，贵阳市重视生活垃圾进行无害化处理工作，垃圾无害化处理率在2010年、2011年即达到93.71%，此后不断上升，2012～2017年分别为94.60%、95.40%、97.30%、97.40%、97.60%、97.50%（图11-4）。贵阳市的城市生活垃圾无害化处理率同时高于贵州省及全国平均水平，在2010～2017年期间，贵阳市平均生活垃圾无害化处理率分别高于贵州省和全国平均水平3.36、6.88个百分点，但贵阳市目前尚未进行强制性垃圾分类。

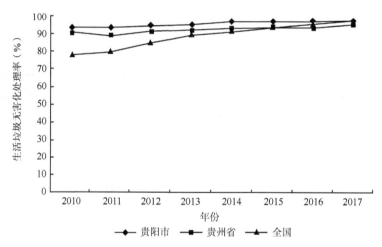

图11-4　2010～2017年贵阳市、贵州省及全国生活垃圾无害化处理率

数据来源于历年贵阳市环境状况公报、住建部城市建设统计年鉴

四、贵阳市城区及农村厕所设置指标分析

（一）城区公共厕所设置数量存在一定不足

截至2017年，贵阳市建成区共拥有公共厕所1596座，包括环卫公厕606座、配套公厕814座、对外开放公厕176座，主城区市政公厕的设置密度为3.16座/平方千米。

如表11-7所示，南明区、花溪区、云岩区的公共厕所数量最多，观山湖区的女性厕位与男性厕位的比例最高为1.60∶1.00，但花溪区的女性厕位的比例低于男性厕位，其余各区（市、县）女性厕位的比例略高于男性厕位，除观山湖区外其余地区均未达到新发布的《城市公共厕所设计标准》中女性厕位与男性厕位的最低比例要求。

表 11-7　2017 年贵阳市市政公厕的基本情况

区（市、县）	公厕（座）	总蹲位（个）			女性厕位：男性厕位
		女	男	合计	
云岩区	266	1405	1352	2757	1.04：1.00
南明区	305	1690	1677	3367	1.01：1.00
花溪区	234	1538	1553	3091	0.99：1.00
乌当区	65	441	431	872	1.02：1.00
白云区	121	493	491	984	1.00：1.00
观山湖区	123	1482	925	2407	1.60：1.00
清镇市	126	740	657	1397	1.13：1.00
修文县	133	610	598	1208	1.02：1.00
息烽县	76	353	350	703	1.01：1.00
开阳县	147	754	711	1465	1.06：1.00

注：数据来源于贵阳市城市管理局。

（二）农村无害化卫生厕所普及率有待提升

贵阳市农村无害化卫生厕所以三联沼气池式和完整下水道水冲式为主，截止到 2017 年普及率为 68.28%。其中南明区的普及率最高，为 97.60%；其次为开阳县，为 87.03%；乌当区、云岩区和清镇市的普及率均超过贵阳市平均水平，分别为 78.20%、77.70%、75.54%；另外，花溪区、观山湖区、白云区、修文县、息烽县 5 个地区的普及率分别为 63.69%、61.90%、56.83%、54.37%、50.15%，均低于贵阳市平均水平（图 11-5）。

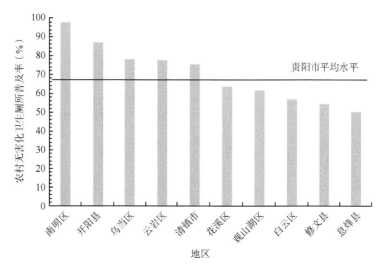

图 11-5　2017 年贵阳市农村无害化卫生厕所普及率

数据来源于贵阳市城市管理局

五、贵阳市人均公园绿地指标分析

人均公园绿地面积代表着城市中居民平均每个人享有的公园绿地面积,是衡量城市绿地水平的间接指标,在一定程度上代表着城市绿地所产生的社会效益。如图11-6所示,2010～2017年,贵阳市城区人口由179万增长至207万,建成区绿地面积规模由5787.6公顷增加至7037.63公顷,2017年相比2010年城区人口增长了15.64%,建成区绿地面积则增长了21.60%。

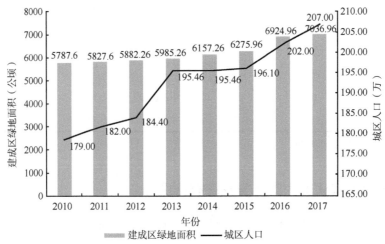

图11-6　2010～2017年贵阳市建成区绿地面积、城区人口增长情况

数据来源于历年贵阳市环境状况公报、住建部城市建设统计年鉴

2010～2017年,贵阳市人均公园绿地面积持续增长,如图11-7所示,从2010年的人均10.06m²增长到了2017年的人均17.70m²,在此期间,贵阳市人均公园绿地面积平均高于贵州省26.16个百分点,并于2012年超过全国人均公园绿地面积,2012～2017年期间平均超出16.22个百分点。

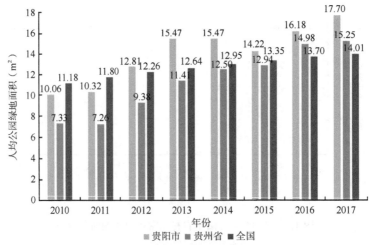

图11-7　2010～2017年贵阳市、贵州省及全国人均公园绿地面积

数据来源于历年贵阳市环境状况公报、住建部城市建设统计年鉴

六、思考与建议

（一）进一步改善公共交通状况，大力发展绿色交通

贵阳市首要空气污染物为 $PM_{2.5}$，可通过改善公共交通状况，大力发展绿色交通，降低汽车尾气排放以缓解其带来的污染。事实上，近年来如何缓解城市交通拥堵、改善空气质量、提升居民生活质量已成为政府及民众关注的重点问题，这些问题的解决也有利于推动贵阳市健康城市的建设。

在健康城市建设过程中，进一步加强城市公交配套基础设施建设，构筑具有较高服务水平的公交服务体系。积极推进混合动力、纯电动、天然气等新能源和清洁燃料公交车辆的使用，充分发挥轨道交通和快速公交系统（bus rapid transit system，BRT）运行效率，并完善其配套设施和管理。合理规划和开发自行车道与步行道，鼓励市民搭乘大众交通工具或步行、骑行，缓解交通压力，最终实现城市的治堵效应与环保效应。

（二）深化保护区管理办法，进一步提升水源地环境保护效能

进一步探索和创新水源地保护区管理办法，提升保护区内环境保护效能；引导群众发展绿色产业，持续落实水源地规范化建设，进一步帮助水源地居民转型发展经济；完善保护区内垃圾集中处理管理及实施效果的督查制度。

（三）推进垃圾源头分类，提高垃圾处理率

目前贵阳市尚未形成完整的生活垃圾分类处理体系，源头分类仍面临基础设施不完善，居民垃圾分类意识淡薄，公众自觉参与分类投放率低等问题。垃圾源头分类有利于实现垃圾处理资源化和无害化，做好垃圾分类对建设健康城市有极大的促进作用。一方面，需要继续加大绿色宣传，提高市民环保意识。积极利用各种媒介向社会各界宣传相关的法律法规和垃圾处理知识，提升居民垃圾分类认知和能力，营造"了解垃圾分类，支持垃圾分类，进行垃圾分类"的良好社会氛围。对居民着重进行垃圾分类方法和投放收集操作的指导，提高居民正确实践和操作能力；另一方面，政府部门应当加强垃圾分类基础设施建设，为居民提供方便的垃圾桶设置，可根据实际情况更新分类标准，由居民进行粗分类，政府承担进一步细分类的工作。

（四）适当增加公共厕所数量和优化地理布局，提高女性及其他特殊人群厕位比例

住建部规定，在城市繁华地段，300～500 米必须有一座公厕；在其他位置，也要保证750～1000 米有一座公厕。建议在人流量较多的地区，适当增加城市公厕数量，每隔 300～500 米设置相应的公厕。同时可增加方便移动的公共厕所配置数量，以灵活布置到人群聚集活动等临时需要的区域。

新发布的《城市公共厕所设计标准》中，将女性厕位与男性厕位的比例提高到 3：2，人流量较大地区为 2：1。由上述分析可知，贵阳市城区公共厕所女性厕位与男性厕位的比例接近 1：1，女性厕位的比例较低，建议提高女性厕位的数量。同时，在公厕规划设计中，应进一步增加针对儿童、老年、孕产妇等重点人群的专用厕位及设施的配置。另外，建议增加第三卫生间、无性别区域分别为家庭和行动不便的人提供服务。

（五）进一步提升城市绿化建设水平，完善城市公共设施及配套服务

借贵阳市打造"千园之城"的契机，进一步提升贵阳市公园绿地规划建设水平，在房地产开发和老城改造过程中合理规划公共绿地、社区公园等，推进城市绿化建设。同时，在距离较长的步道旁增设座椅和卫生间，在所有危险区域设置醒目的警示牌，无障碍设施、轮椅坡道、坡道扶手、栏杆扶手等应完善配置。

（曹利雅）

参 考 文 献

李方正，王瑞琦，李雄，等，2017. 中国城市绿化发展的空间差异及成因分析——基于 289 个地级市数据的实证研究. 中国风景园林学会 2017 年会论文集，289-293

谭凯婷，柳君侠，王志红，等，2019. 沉水植物修复富营养化景观水体的研究进展. 水处理技术，6：15-18，27

中华人民共和国住房和城乡建设部，2016. 城市公共厕所设计标准（CJJ14—2016）. 北京：中国建筑工业出版社

Garau P，Sclar E D，Carolini G，et al，2004. You can't have one without the other：environmental health is urban health. American Journal of Public Health，94（11）：1848

Yang J，Huang C H，Zhang Z Y，et al，2014. The temporal trend of urban green coverage in major Chinese cities between 1990 and 2010. Urban Forestry ＆ Urban Greening，13（1）：19-27

第十二章　贵阳市居民对城市健康环境的评价分析

空气质量、水质量、垃圾废物处理以及其他的社会经济环境不仅显著影响人们的客观生理健康，还对人们的心理健康和社会适应性等主观生命质量造成影响。良好的城市建成环境不仅能对生理活动的促进产生积极影响，对于居民的心理健康也有益处。社区的街道空间、公共开放空间和绿色空间若拥有较高可达性、舒适性及安全性则对心理健康和精神健康有决定性的影响。本研究参考《全国健康城市评价指标体系（2018 版）》中"健康环境"一级指标，设计调查问卷并收集数据，分析贵阳市居民对城市各项环境建设的主观评价、满意度及未来期望，为贵阳市健康城市环境建设、改善贵阳市居民生活环境、提高居民对环境建设满意度提供参考。

一、贵阳市居民对健康环境因素的评价

本研究采取方便抽样的方式，在贵阳市 9 个区县共发放问卷 984 份，剔除缺项严重或逻辑不符的问卷后，共获得有效问卷 801 份（81.40%）。受访者平均年龄为（31.49±11.76）岁，男性占 44.82%（359 人），女性占 55.18%（442 人）。

（一）居民对日常用水及空气质量的评价

贵阳市居民对日常用水（包括日常饮用水和生活用水）的获取和质量评价均值为（2.41±0.59）分（值域范围为 1~3，分值越高代表评价越好，评分反映的是受访者过去一年的主观综合评价，下同），46.94%（376 名）的受访者认为对日常饮用水完全不用担心；69.04%（553 名）的受访者表示在日常生活中不会直接饮用烧开后的自来水，且有 37.83%（303 名）的受访者家庭使用净水设备。贵阳市居民对空气质量评价均值为 2.49 分，且有超过一半的（402 名，50.19%）的受访者认为周围环境的空气质量完全没有问题；有 14.23%（114 名）的受访者家庭使用空气净化器。

（二）居民对整体人居环境的评价

在综合考虑居住地的人口密度、绿地面积、空间视野、采光、噪声、垃圾处理、体育锻炼或休闲场所/设施、便民生活、交通出行等方面基础上，贵阳市居民对整体人居环境的评价均值为（2.38±0.53）分，有 40.07%（321 人）的受访者认为自己的居住环境完全没有问题。

从人居环境看，有 76.65%（614 人）的受访者目前所居住的地区建有城市公园，其中

62.70%（385 人）的受访者步行半小时以内即可到达。受访者到城市公园进行户外锻炼或休闲最常选择的三种交通方式为步行（412 人，51.44%）、公交车/地铁（227 人，28.34%）及自行车（68 人，8.49%）。如图 12-1 所示，受访者最关注城市公园的三个方面分别是绿地面积和维护情况（303 人，37.83%）、城市公园的人口密度（109 人，13.61%）、城市公园的交通便利程度（95 人，11.86%）。

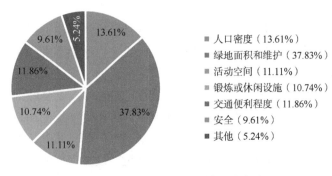

图 12-1　居民对城市公园的关注内容

有 83.00%（665 人）的受访者在选择住房时会将公园、锻炼设施和场所等作为重要因素，其中 32.48%（216 人）的受访者将良好的户外锻炼或休闲场所/设施作为必要条件。如图 12-2 所示，受访者对户外锻炼或休闲场所设施最在意的前三个内容是设施使用的安全性（393 人，49.06%）、设施种类（145 人，18.10%）和设施的实用性（133 人，16.60%）。

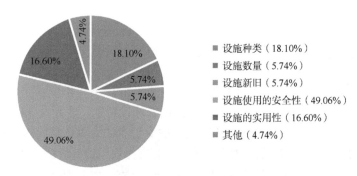

图 12-2　居民对户外锻炼或休闲场所的关注内容

有 72.66%（582 人）的受访者会经常遇到想丢垃圾而找不到垃圾收集设施的情况，且有 38.20%（306 人）的受访者经常看到人们乱扔垃圾的行为。究其原因，62.05%（497 人）的受访者认为缺乏环保意识是最主要的原因（图 12-3）。

对生活垃圾无害化处理方式有了解的受访者比例较高（603 人，75.28%），且 64.79%（519 人）的受访者会将日常的生活垃圾进行分类处理和投放。受访者认为影响居民未对垃圾进行分类处理和投放的主要原因有缺乏环保意识（273 人，34.08%）和设施不全（194 人，24.22%）（图 12-4）。

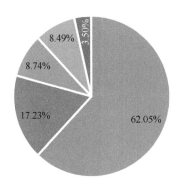

图 12-3 居民对乱扔垃圾行为的原因的认识

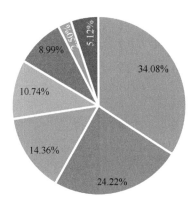

图 12-4 居民对垃圾未分类行为的原因的认识

有 78.03%（625 人）的受访者表示在公共场所中需要时能找到公共厕所。如表 12-1 所示，在使用公共厕所时，卫生状况（433 人，54.06%），清洁设施（124 人，15.48%），个人隐私（79 人，9.86%）是受访者最关注的三个因素。

表 12-1 居民对公共厕所的关注内容

项目	人数	百分比（%）
卫生状况	433	54.06
清洁设施	124	15.48
个人隐私	79	8.86
坐便器	50	6.24
备有卫生纸/一次性坐便垫	22	2.75
等待时长	17	2.12
便于残疾人/病人使用	8	1.00
空间大小	3	0.37
母婴室	3	0.37
其他	62	7.74

（三）居民对整体社会安全与保障的评价

在全面考虑人身、经济、信息、食品、养老、医疗、交通等方面的安全与保障程度及质量的基础上，受访者对贵阳市社会安全与保障评价均值为（2.29±0.55）分。如图 12-5 所示，受访者认为自身在人身安全（237 人，29.59%），教育（108 人，13.48%）和住房（81 人，10.11%）方面的保障程度较高，而信息、交通和养老是居民认为保障程度较低的三个方面。

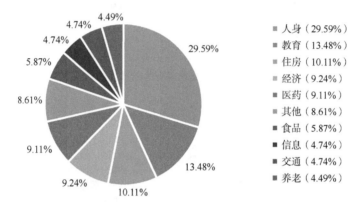

图 12-5　居民对社会安全和保障的评价

（四）居民对城市总体环境状况的评价

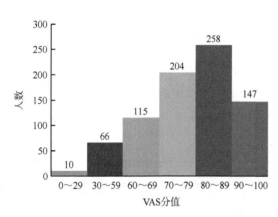

图 12-6　受访者环境自评 VAS 分值频数分布

为了反映受访者对贵阳市整体环境状况的主观评价，本研究采用视觉模拟标尺（VAS）作为辅助工具，该工具为一个长约 20cm 的直立标尺，顶端为受访者自己能想象到的最好环境状况，赋值为 100 分，底端为受访者自己能想象到的最差环境状况，赋值为 0 分，受访者想象的环境状况可包含其认为对自己重要的所有环境方面。结果显示，VAS 均值为（74.56±15.08）分，超过一半的受访者（405 人，50.56%）评分在 80 分及以上（图 12-6）。

二、贵阳市居民对环境建设的满意度及期望

（一）居民对环境建设的满意度

本研究在分析居民对环境建设评价的基础上，进一步采用李克特五级量表评价法分析居民对贵阳市整体环境规划、生活用水质量、空气质量、公共厕所数量/使用质量、生活垃圾处理、户外锻炼或休闲场所/设施、绿地情况、公共交通系统、目前交通状况、噪声管理

等方面的满意度,其中非常满意至非常不满意分别赋值 5～1 分,分值越大,满意度越高。

表 12-2 所示,从总体来看,有 372 名(46.44%)受访者对居住地的城市整体建设规划表示非常满意或比较满意,其评分均值为(3.40±0.87)分;从环境建设的各具体方面来看,受访者对空气质量的满意度最高(非常满意及比较满意的人数为 529 人,66.04%),评分均值为(3.75±0.81)分;其次为城市绿地情况,有 55.93%(448 人)受访者表示非常满意或比较满意,其评分均值为(3.50±0.89)分;第三为生活用水质量,有 47.94%(384 人)受访者表示非常满意或满意,其评分均值为(3.42±0.87)分。此外,目前交通状况的评分均值在所有评价项目中较低,平均为(2.64±1.16)分。

表 12-2 居民对城市各项环境建设的满意度情况

项目	得分均值 ($\bar{x} \pm s$)	满意度分布(n,%)				
		非常满意	比较满意	一般	不太满意	非常不满意
城市整体建设规划	3.40±0.87	67(8.36)	305(38.08)	339(42.32)	64(7.99)	26(3.25)
空气质量	3.75±0.81	123(15.36)	406(50.69)	234(29.21)	25(3.12)	13(1.62)
城市绿地情况	3.50±0.89	71(8.86)	377(47.07)	270(33.71)	51(6.37)	32(3.99)
生活用水质量	3.42±0.87	57(7.12)	327(40.82)	332(41.45)	62(7.74)	23(2.87)
噪声管理	3.26±1.01	66(8.24)	285(35.58)	297(37.08)	95(11.86)	58(7.24)
锻炼或休闲场所/设施	3.22±0.90	50(6.24)	245(30.59)	381(47.57)	85(10.61)	40(4.99)
公共厕所数量	3.21±0.93	54(6.74)	241(30.09)	363(45.32)	102(12.73)	41(5.12)
锻炼或休闲场所使用人口密度	3.21±0.90	48(5.99)	240(29.96)	392(48.94)	77(9.62)	44(5.49)
公共厕所质量	3.16±0.91	41(5.12)	232(28.96)	392(48.94)	85(10.61)	51(6.37)
生活垃圾处理	3.16±0.93	51(6.37)	226(28.22)	364(45.44)	118(14.73)	42(5.24)
公共交通系统	3.03±1.10	57(7.12)	229(28.59)	296(36.95)	122(15.23)	97(12.11)
目前交通状况	2.64±1.16	35(4.37)	165(20.60)	247(30.84)	182(22.72)	172(21.47)

(二)居民对城市健康环境建设的期望

居民对健康城市环境建设最期望的内容排序前三位的依次为交通更加方便和环保(350 人,43.70%)、空气更加清新(127 人,15.86%)、绿化更加优美(86 人,10.74%)等。同时,居民认为健康环境建设带来的最大好处是身体健康(383 人,47.82%),其次是适应自然和社会环境的能力增强(246 人,30.71%)及心理健康(107 人,13.36%)等。此外,针对健康环境建设中的不足,居民认为健康环境建设应主要加强居民的参与和认知(273 人,34.08%),且政府的重视和组织(234 人,29.21%)和政府的资金投入(91 人,11.36%)等也很重要。见表 12-3。

表 12-3 居民对未来健康城市环境建设的期望

项目	人数	百分比(%)
居民对健康城市环境建设的总体期望		
交通更加方便和环保	350	43.70
空气更加清新	127	15.86

项目	人数	百分比（%）
绿化更加优美	86	10.74
社会更加安全有保障	59	7.37
其他	57	7.12
噪声更加轻微	50	6.24
户外锻炼或休闲的场所/设施更加健全	43	5.37
社交生活更加方便快捷	29	3.62
居民对健康城市环境建设的健康期望		
身体健康	383	47.82
适应自然和社会环境的能力增强	246	30.71
心理健康	107	13.36
其他	36	4.49
完全没有	29	3.62
居民对健康城市环境建设的主要建议		
居民的参与和认可	273	34.08
政府的重视和组织	234	29.21
政府的资金投入	91	11.36
社会各界的支持	75	9.26
形象化科学化的宣传教育	58	7.24
其他	48	5.99
不知道	22	2.75

三、贵阳市居民对环境建设评价的影响因素分析

本研究采用多元线性回归分析方法探讨影响贵阳市居民对环境建设评价及满意度的因素，其中因变量分别为受访者对环境的总体 VAS 评分及对贵阳市整体建设规划的满意度，自变量包括受访者的个人社会人口经济学特征（如性别、年龄、民族、婚姻状态等），各类健康及养老保险状况，受访者认为各项环境建设对自身健康及生命质量的影响评价，受访者对各单项环境建设的满意度等。

回归分析结果如表 12-4 所示，从各项环境建设的具体情况来看，居住地附近设有满足自身需求的锻炼或休闲场所/设施、在需要时能及时找到公共厕所的受访者 VAS 评分显著高于其对照人群；而从居民对各项环境建设的满意度来看，对空气质量、公共厕所建设质量、绿地建设情况及居住地噪声管理越满意的受访者 VAS 评分越高。

从对城市整体建设规划满意度的影响分析结果来看（表 12-4），在贵阳市居住时间越长、有小孩的受访者满意度越高；对水质量、空气质量、公共厕所数量、户外锻炼或休闲场所/设施、城市绿地情况、公共交通及整个交通状况的满意度显著影响受访者对城市整体建设规划的满意度，其中水质量的影响程度最大，其次是空气质量，第三是户外锻炼或休闲场所/设施的使用人口密度。

表 12-4　贵阳市居民对环境建设主观评价及满意度的多元线性回归分析（N=801）

项目	环境 VAS 评分		城市整体建设规划满意度	
	系数值	标准误	系数值	标准误
常数	45.754	4.538	0.249	0.215
年龄	0.154[**]	0.060	−0.002	0.003
是否有小孩	0.543	1.810	0.193[**]	0.086
从业状况	3.628[***]	1.348	−0.114[*]	0.064
是否购买养老保险	−2.928[**]	1.354	−0.024	0.064
是否找不到公共厕所	−3.452[**]	1.626	−0.064	0.077
是否找不到垃圾收集设施	0.523	1.142	0.122[**]	0.054
居住小区是否设有公共锻炼或休闲场所/设施	3.347[***]	1.081	0.015	0.051
对生活用水质量满意度	−0.371	0.746	0.267[***]	0.035
对空气质量满意度	2.550[***]	0.726	0.123[***]	0.034
对公共厕所数量满意度	0.261	0.794	0.084[**]	0.038
对户外锻炼或休闲场所/设施的使用人口密度满意度	0.811	0.870	0.119[***]	0.041
对城市绿地情况满意度	1.767[**]	0.734	0.099[***]	0.035
对噪声管理满意度	1.739[***]	0.601	−0.007	0.028
R^2	0.219		0.479	

注：以没有小孩、未购买养老保险、从业单位为非行政及事业单位、无找不到公共厕所、无找不到垃圾收集设施、居住小区未设有能完全满足或部分满足使用需求的公共锻炼或休闲场所/设施为参照组；$***p<0.01$，$**p<0.05$，$p\geqslant0.05$ 的变量未在表中列出。

四、主要发现与建议

（一）主要发现

1. 贵阳市居民对城市总体环境建设评价及满意度较高

受访者在考虑自身认为所有重要环境因素基础上的 VAS 评分均值达（74.56±15.08）分（最高分为 100 分），受访者对自身在社交生活方面的质量评价最高，其次是居住地的空气质量和水质量。此外，贵阳市居民对城市整体建设规划满意度评分均值为（3.40±0.87）分（最高分为 5 分）；而在各环境建设具体方面中，受访者对空气质量、城市绿地情况及生活用水质量满意度均高于对城市整体建设规划的评分。

2. 贵阳市社会安全与保障总体水平需进一步提高

在各项具体的环境建设评价中，居民对贵阳市社会安全与保障方面的评价较低，其中信息管理、公共交通建设及管理、养老服务是贵阳市居民评价得分较低的三个领域；同时，在满意度调查中，居民对贵阳市的交通状况满意度最低。因此，在大力开展健康城市建设的背景下，需要进一步提升城市公共交通建设、养老服务等公共保障水平。

3. 贵阳市居民对城市生活环境有更高要求

城市公园、小区内的公共锻炼场所/设施等已经成为一些居民选择具体居住地区关注的重要因素。同时，贵阳市居民还注重在日常生活中对垃圾进行分类处理和绿色出行，环保意识较高，一部分居民还通过使用净水器等设备为自身提供更高质量的生活环境，显示出受访者对贵阳市整个城市居住地环境质量有更高的要求。

（二）建议

1. 继续围绕"绿色交通"理念，进一步提升城市公共交通服务水平

通过上述分析可知，居民在环境建设主观评价及环境建设满意度评价中对公共交通状况评价均较低。因此，在现有建设基础上，应继续围绕"绿色交通"理念，充分结合"大数据"技术全面推广"绿色交通"，全面构建以"绿色交通"为导向的智慧交通。同时，结合城市现有交通建设基础，进一步整合城市交通空间，提供充分的、安全的行人公共空间，创造"以人为本"的绿色城市交通新环境，将绿色出行融入群众生活，推动城市"绿色交通"建设迈上新台阶。

2. 提高健康城市建设管理水平，改善居民整体生活质量

城市居民在享有更丰富的社会生活和更高收入的同时，也面临着城市拥堵、工作节奏快、精神压力大、人口密度高、社会环境复杂等一系列问题，因此，在健康城市建设的过程中，依托本地区在生态环境良好、健康文化氛围等健康城市建设过程中的基础优势，进一步提升贵阳市城市建设的管理水平，优化居民工作生活的总体环境，提高居民的环境感知质量，以改善居民的整体生活质量。

3. 进一步优化城市居民居住环境，提升居民对整体居住环境的满意度

随着贵阳市社会经济以及健康城市建设的发展，人们对自身居住地的环境提出了更高要求，包括建设更多的城市公园、更丰富的居住区内锻炼或休闲设施/场所、更环保的垃圾分类处理方式、数量更多更干净整洁的公共厕所、更低的噪声等。因此，健康城市环境建设在巩固工作成绩的同时，还需随着社会的发展和人们偏好的变化适时调整工作重点。

（张可人）

参 考 文 献

李光耀，李忠阳，唐琼，等，2017. 上海市健康城市建设 15 年实践回顾及发展思考. 上海预防医学，29（10）：745-749

李光友，李希，蒋爱琼，等，2018. 健康城市评价指标体系指标构建的探讨. 智慧健康，4（23）：3-4

秦波，张悦，2019. 城市建成环境对居民体力活动强度的影响——基于北京社区问卷的研究. 城市发展研究，3：65-71

谭冰清，武书帆，苏世亮，等，2018. 城市公共绿地供给与居民健康的空间关联. 城市建筑，24：57-61

第十三章　生态环境保护视角下的健康乡村建设探索

党的十九大、中央经济工作会议、中央农村工作会议、《中共中央国务院关于实施乡村振兴战略的意见》（中发〔2018〕1 号）先后提出了乡村振兴战略，提出"提高农村民生保障水平、塑造美丽乡村新风貌"，将人的健康与美丽乡村建设作为乡村振兴战略的重要内容。在当今国家大力实施乡村振兴的宏伟蓝图下，健康乡村建设是推动乡村振兴的根本保障。生态环境优势是乡村得天独厚的优势，在健康乡村建设中，要始终保持生态环境保护视角，指导健康乡村建设持续发展，为全面实现乡村振兴提供根本的健康保障。本研究基于生态环境保护视角，通过文献研究和现场调研，针对健康乡村建设的内涵、途径等进行探索分析，旨在为健康乡村建设的发展提供参考。

一、健康乡村概念及建设内涵

"健康乡村"的概念是与"健康城市"同时被世界卫生组织提出的，国外学者对其有不同的界定，Howard 等构建"健康乡村（社区）"的基本框架，包括传染病发病率低，社区成员能够在需要时享受到基本的健康治疗和服务，社区处于和谐状态；Kiyu 等评估的"健康乡村"包括吸烟习惯、锻炼身体、健康检查、消防安全和食品卫生等内容。Allahyari 等将"健康乡村"作为一个整体概念，把健康与社会、环境和经济密切联系，通过合作社解决包括水供给、固体垃圾、污水、涝区、灰尘、卫生条件、销售环境和食品供应问题。国外学者对"健康乡村"内容的概括与总结基本涵盖了各个学科，也涵盖了城乡规划中的基础设施、公共服务、生态环境等内容，具体包括污水处理、给排水，固体废物和化学废物的处理，房屋质量，个人、家庭、社区的卫生，以及健康护理和成立社区健康委员会实施的"健康乡村"项目。我国学者则从乡村的公共卫生、基本医疗服务、医疗保障和公共支持等角度对健康乡村的理论和实践进行阐释，但健康乡村的概念早已突破了医学的范畴，其外延扩展至城乡规划学、社会、经济、地理和生态等多个学科。

《全国爱卫会印发〈关于开展健康城市健康村镇建设的指导意见〉的通知》（全爱卫发〔2016〕5 号）指出，健康村镇是在卫生村镇建设的基础上，通过完善村镇基础设施条件，改善人居环境卫生面貌，健全健康服务体系，提升群众文明卫生素质，实现村镇群众生产、生活环境与人的健康协调发展。健康村镇的重点建设领域包括营造健康环境、构建健康社会、优化健康服务、培育健康人群、发展健康文化五个方面。健康村镇建设的重点任务包括改善农村基础设施条件、加强农村改水改厕、深入开展环境卫生整洁行动、加强农村医疗卫生服务、提高群众文明卫生素质等。

综上所述，结合全国爱卫会组织制定的《全国健康城市评价指标体系（2018 版）》，明确了包括健康环境、健康社会、健康服务、健康人群、健康文化五个方面的建设内涵。其中，健康环境包含空气质量、水质、垃圾废物处理、公共厕所设置、无害化卫生厕所普及、病媒生物控制等；健康社会包括社会保障（基本医疗保险）、健身活动、食品安全等；健康服务包括卫生服务机构设置及服务能力，基本公共卫生服务、养老服务、健康促进等；健康人群包括人群健康水平（人均预期寿命、体质状况、肥胖情况等），传染病及慢性病发病率等；健康文化包括居民健康素养水平、健康行为（吸烟及锻炼情况）、健康氛围（健康教育开展及村民参与情况）等。

二、健康乡村建设面临的困难与挑战

（一）农村环境卫生问题较多，健康环境建设任重道远

我国农村尤其是西部边远农村社会经济发展水平仍然相对滞后，包括环境卫生问题在内的诸多问题仍然需要解决。一是部分农村地区基础设施建设相对滞后，如厕所尚未全部完成水冲式厕所的改造；二是自来水管网还未实现户户通，造成部分居民饮用水及生活用水安全没有保障，难以达到清洁用水的卫生条件；三是部分区域的没有统一的垃圾清运及排水设施的村庄，农户庭前屋后或街道成了生活污水的排放地，出现"垃圾靠风刮、污水靠蒸发"的状况，极易对水源产生污染。四是农村道路交通不便利的问题还存在，道路较窄、质量较差，雨天道路泥泞、晴天尘土飞扬，村民出行大多徒步行走，"晴天一身灰，雨天一身泥"，道路问题给村民的生活及就医等造成不便。因此，逐步完善农村基础设施建设，改善维护良好的环境卫生，创造美好家园环境仍是健康乡村建设的重要任务。

（二）农村健康服务能力需提升，健康人群的培育面临困难

健康服务是健康乡村建设的重要组成部分，特别是医疗卫生服务、健康促进服务以及养老服务等都是促进乡村健康人群培育的关键因素。然而，农村地区医疗技术人才不足成为制约农村医疗服务条件和能力提升，以及影响保障基本公共卫生服务和开展健康促进的主要问题。农村家庭中的老年人的健康问题与其能获得的养老服务息息相关，目前农村的养老服务也还存在护理人员及配套设施不足等问题。

此外，农村地区还存在文体设施场所不足、布局不合理等现象。农村地区的文化活动室、图书室、老年活动中心等建设不足，也造成了健康知识信息交流的不便，对于帮助农村居民形成健康观念造成了一定的局限。因此，不断提升农村基层医疗卫生及养老服务能力，创造乡村健康促进的支持环境，构建乡村健康人群服务体系是健康乡村建设的重要内容。

（三）健康文化氛围相对不足，影响村民健康观念形成

良好的健康文化氛围能促使农村群众建立健康观念，极大地促进健康乡村建设。但农村群众由于整体经济、文化教育水平不高，对于健康的意识还多停留在"没病就是健康"的阶段，健康文化氛围相对薄弱，限制了农村群众在健康环境的维护、健康习惯的形成等

方面的健康促进观念发展。在健康环境维护方面，部分农村还存在焚烧秸秆污染空气、垃圾乱倒，以及农村小作坊违规偷排污物破坏土壤水质等情况；在健康习惯形成方面，由于农村群众一些旧有的不良健康习惯固化，同时对较书面化、文字化的健康知识理解接受程度较弱，健康教育效果提升不明显，健康素养水平、健康行为形成率仍然较低，成为影响健康乡村建设的重要因素。因此，多渠道、多形式地开展村民接受的健康教育活动，积极促进形成浓郁的乡村健康文化氛围，促进农村居民健康观念的形成将是健康乡村建设的核心内容。

三、健康乡村建设主要举措及贵阳市建设经验

"绿水青山就是金山银山"，农业是生态产品的重要供给者，乡村是生态涵养的主体区，生态是乡村最大的发展优势。良好的生态环境既是健康生活的根本保障，也是农村经济发展的资本。因此，以生态环境保护的视角指导健康乡村建设，具有重要的理论与实践价值。

（一）健康乡村建设主要举措

1. 加快环境综合治理，建设健康乡村环境

在建设思路上，以建设美丽宜居村庄为导向，以农村垃圾、污水治理和村容村貌提升为主攻方向，开展农村人居环境"三新一清洁"（新农屋、新庭院、新生活，乡村清洁）行动。

废弃物及污物处理方面，建立健全符合农村实际、方式多样的生活垃圾收运处置体系，交通便利且转运距离较近的村庄，推行"户分类、村收集、镇转运、县处理"模式。有条件的地区可推行垃圾就地分类和资源化利用，开展非正规垃圾堆放点排查整治。实施"厕所革命"，大力开展农村户用卫生厕所建设和改造，同步实施粪污治理，加快实现农村无害化卫生厕所全覆盖。建立农村有机废弃物收集、转化、利用网络体系，推进农林产品加工剩余物资源化利用，推进有机肥替代化肥、畜禽粪污处理、农作物秸秆禁烧和综合利用、废弃农膜回收、病虫害绿色防控。

水环境治理方面，总结推广适用不同地区的农村污水治理模式，有条件的地区可推动城镇污水管网向周边村庄延伸覆盖。逐步消除农村黑臭水体，加强农村饮用水水源地保护，实施农村生态清洁小流域建设，整乡整村推进农村河道综合治理。推进重金属污染耕地防控和修复，开展土壤污染治理与修复技术应用试点。建立监测体系，强化经常性执法监管制度建设，推动环境监测、执法向农村延伸，严禁未经达标处理的城镇污水和其他污染物进入农村。

村容村貌提升方面，科学规划村庄建筑布局，大力提升农房设计水平，突出乡土特色和地域民族特点。加快推进通村组道路、入户道路建设，解决村内道路泥泞、村民出行不便等问题。全面推进乡村绿化，建设具有乡村特色的绿化景观。严格保护乡村古树名木，重点推进村内绿化、围村片林和农林网建设，实现"山地森林化、农田林网化、村屯园林化、道路林荫化、庭院花果化"的乡村绿化格局。完善村庄公共照明设施。整治公共空间

和庭院环境，消除私搭乱建、乱堆乱放。继续推进城乡环境卫生整洁行动，加大卫生乡镇创建工作力度。鼓励具备条件的地区集中连片建设生态宜居的美丽乡村，综合提升田水路林村风貌，促进村庄形态与自然环境相得益彰。

2. 推动绿色产业发展，夯实乡村经济基础

结合地区特点，创建特色农产品优势区，建设现代农业产业园、农业科技园。创立绿色农产品品牌，保护地理标志农产品，打造一村一品发展新格局。增加农业生态产品和服务供给，运用现代科技和管理手段，将乡村生态优势转化为发展生态经济的优势，提供更多更好的绿色生态产品和服务，促进生态和经济良性循环。

坚持以绿色发展理念为引领，大力发展生态旅游、生态种养等产业，打造乡村生态产业链，探索形成多种"自然—经济—社会—文化"复合型生态经济，比如发展生态经济+乡村旅游经济，生态经济+健康养老养生产业。积极开发观光农业、游憩休闲、健康养生、生态教育等服务，创建特色生态旅游示范村镇和精品线路，建设设施完备、功能多样的休闲观光园区、森林人家、康养基地、乡村民宿、特色小镇等，带动当地经济发展，促进村民经济收入增加。同时，建设和维护优良的生态环境，持续吸引游客，也成为鞭策村民养成良好的生态健康意识行为的内在动力。

3. 传承乡村文化特色，融入生态健康理念

传承农耕文化特色，融入生态健康理念。对于历史文化名村、传统村落、少数民族特色村寨、特色景观旅游名村等自然历史文化特色资源丰富的村庄，充分利用各类乡村不同的特点，在保护传承优秀农耕文化遗产的基础上，尊重原住居民生活形态和传统文化习俗，将环保宣传、健康教育活动与传统文化传播结合，使生态健康文化理念融入农耕文化蕴含的优秀思想观念、人文精神、道德规范。例如，推动生态健康文化理念融入农村地方戏曲曲艺创作表演、融入村规民约等。使乡村传统文化在发挥其凝聚人心、教化群众、淳化民风等重要作用的同时，在推动生态健康乡村社会文化建设中大放光彩。促进村民树立生态健康理念，倡导科学文明环保及健康的生活方式，促进村民养成良好卫生习惯，提升村民健康素养总体水平。

4. 发挥电子数据优势，建设智慧健康乡村

在当前电子信息化飞速发展的社会背景下，充分发挥现代电子数据发展优势，加快农村地区的宽带网络和移动通信网络覆盖的步伐，开发适应"三农"特点的信息技术、产品和服务，推动远程医疗、远程教育、电子商务等应用和普及，能极大地促进农村基层医疗健康服务网络、农村教育服务网络、生态农产品销售网络的形成，全方位系统化地建设形成智慧健康乡村。

5. 发挥基层组织作用，健全乡村管理机制

健康乡村的建设管理工作，需建立健全党委领导、政府负责、社会协同、公众参与的管理体制。坚持农村基层党组织领导核心地位，村党组织书记通过法定程序担任村民委员

会主任和集体经济组织、农民合作组织负责人，村"两委"班子成员交叉任职；提倡由非村民委员会成员的村党组织班子成员或党员担任村务监督委员会主任；提高农村基层党组织和党员在健康乡村建设中的影响力，全面推进健康乡村建设。

（二）贵阳市健康乡村建设的主要经验

贵州省作为国家首批的三个生态文明试验区之一，树立了全力打好蓝天、碧水、净土、固废治理、乡村环境整治"五场战役"的目标。贵阳市作为贵州省省会城市，始终坚持以生态环境建设为视角，指导健康城市建设。2009 年，贵州省发起"生态文明贵阳会议"，邀请政府管理人员、企业、专家学者多方参与，共建共享生态文明建设理论探索和经验交流重要平台，成为跨领域、跨国界合作的重要桥梁以及展示生态文明建设成果的重要窗口。

1. 夯实卫生整治基础，打造健康乡村环境

贵阳市委、市政府历来高度重视农村环境卫生综合整治工作，全市已开展"社会主义新农村""美丽乡村""富美乡村""生态文明示范小城镇""卫生乡镇（村寨）"及"5 个 100 工程"等乡村建设工作，着力整治农村卫生环境。特别是 "卫生乡镇（村寨）"的创建巩固，极大地推动了农村人居环境持续改善，打造了整洁卫生的健康乡村环境。2002 年贵阳市启动"市级卫生村寨"创建工作，2011 年贵阳市成功创建"国家卫生城市"以后，贵阳市农村卫生创建工作由从前单一的"市级卫生村寨"创建，发展为多形式、多层面的卫生乡镇、村寨创建，陆续启动了"省级卫生村""省（市）级卫生乡镇""国家卫生乡镇"的创建目标任务。贵阳市以创建"国家卫生乡镇"为契机，以基础条件较好、获得"省级卫生乡镇"名称的 7 个乡镇为重点，申报创建"国家卫生乡镇"，对照全国爱卫会《关于印发国家卫生乡镇（县城）标准及其考核命名和监督管理办法的通知》（全爱卫发〔2010〕6 号），查缺补漏，进一步加强基础设施建设，落实长效管理，突出典型示范带头作用；其他乡镇以创建"国家卫生乡镇"为奋斗目标，全面申报"省市级卫生乡镇（村寨）"创建。2012 年贵阳市成功创建全省第一批"省级卫生村"，2013 年成功创建全省第一批"省级卫生乡镇"，2015 年成功创建全省第一批"国家级卫生乡镇"。贵阳市共 75 个乡镇，其中 28 个乡（17 个少数民族乡）、47 个镇，1099 个行政村。截至 2017 年底，贵阳市成功创建"国家卫生乡镇" 24 个，创建率达 32.00%；"省级卫生乡镇" 39 个，创建率达 52.00%；"市级卫生乡镇" 50 个，创建率达 66.67%；"省级卫生村" 229 个，创建率达 20.84%；"市级卫生村（含村民组）" 699 个，创建率达 63.60%。

至此，贵阳市乡村的村容村貌已经极大地改观，脏乱差的现象大大减少，大部分农村地区展现出一片片整洁卫生、美丽宜居的乡村风貌。健康乡村建设在夯实系列卫生创建巩固成果的基础上，保障了健康乡村环境进一步优化。

2. 大力推动厕所革命，改善健康生态环境

贵阳市爱卫系统农村改厕项目自 2005 年开始，以城乡环境卫生整洁行动、卫生乡镇（村寨）创建巩固、农村改厕等工作为载体，开展"厕所革命"。贵阳市将农村改厕工作列入政

府为民办实事的重要内容，与卫生城市、卫生乡镇、卫生村寨创建同部署、同检查、同考核。政府主导、部门协作，改厕工作与新农村建设、美丽乡村建设、城乡环境卫生整洁行动、农村环境综合整治建设等工作相结合。住建部门在农村新建住房审批和农村危房改造工作中，要求新建农宅的卫生厕所必须统一规划，达到农村无害化卫生厕所要求；农业部门将改厕和"一池三改"建设联合推动；教育部门除了加强基础设施建设以外，还注重加强学生如厕行为宣传教育，发动学生积极参与厕所卫生的清洁、维护和管理，广泛开展"厕所文明"教育活动，抓好学生良好习惯养成教育，培育良好文明行为生活习惯，确保实现学校厕所"四净三无两通一明"（地面净、墙壁净、厕位净、周边净，无溢流、无蝇蛆、无臭味，水通、电通、灯明）。学校还通过"小手牵大手"活动，向学生开展农村改厕与预防肠道传染病和寄生虫病的卫生知识宣传教育后，学生将卫生知识传递给家长；妇儿工委将改厕工作列入全市妇女儿童发展规划。

此外，"厕所革命"多维度保障措施全面跟进。经费保障方面，以各级补助资金为先导，采取"国家补一点、集体拿一点、个人出一点"的原则，多方筹措改厕资金。宣传动员方面，各级各部门广泛宣传卫生厕所的防病作用和使用方法，引导群众转变不良卫生观念和行为，变"要我改厕"为"我要改厕"，营造了一户带动一片、一片带动一村的良好改厕氛围。管理指导方面，贵阳市严格按照《贵州农村无害化卫生厕所建设技术指南》和《农村户厕卫生标准》（GB1379）实施"三格式"卫生厕所改造。技术保障方面，对从事农村改厕项目的工程技术人员和施工人员按标准进行技术培训，全链条督导实施过程，对项目的组织管理、技术指导、健康教育、资金使用及完成情况进行全面考核验收。

经过多年的不懈努力，贵阳市农村改厕工作取得显著成绩。2009～2013年，贵阳市实施国家重大公共卫生项目农村改厕项目的建设任务期间，共完成4.97万农户卫生厕所建设任务。卫生厕所普及率、无害化卫生厕所普及率分别从2008年的67.23%、46.01%上升到2013年的80.03%、59.73%。2014年至今，贵阳市在各级卫生乡镇、村寨创建巩固工作中，对群众讲解卫生厕所的相关知识及对健康生活的重要性，鼓励群众进行自建。2014～2017年期间，贵阳市卫生厕所普及率、无害化卫生厕所普及率分别从2014年的80.75%、60.18%上升到2017年的91.00%、68.28%，截至2017年年底，农村卫生厕所普及率达93.47%。在一些基础条件比较好、居住比较集中的农村地区，水冲式厕所也得到了普及。2016年贵阳市荣获"全国厕所革命工作先进市"称号。

通过大力推动"厕所革命"，有力促进了农村健康生态环境改善。实施改厕后，大大降低了蚊蝇密度，居住环境更加整洁卫生。农村改厕与沼气池建设、改厨、改圈相结合，实现了粪便、秸秆、有机垃圾等农村主要废弃物的无害化处理、资源化利用，有效降低了对土壤和水源的污染，清洁了家园、田园、水源，美化了乡村，助推了健康乡村建设。

3. 生态产业带动发展，保障健康乡村经济

贵阳市大力发展农村生态产业，建设农业产业园区、休闲农业产业区等，夯实了健康乡村可持续发展的经济基础。一是抓政策扶持，激活园区发展。对符合现代农业发展专项奖励基金政策、土地流转政策及对集中连片流转土地在100亩以上示范带动作用强的新型农业经营主体给予奖励；对入驻扶贫示范园区（如美丽南山田园综合体）集中连片流转土

地在 50 亩以上的新型农业经营主体，前三年土地流转费给予减免。二是抓结构调整，提升园区产业水平，进一步优化农业产业结构，带动农户发展产业；三是抓三产联动，推进一二三产融合发展。例如，依托味美、山友、苗姑娘、阳菲葡萄酒庄、阳朗辣子鸡加工厂等精深加工企业，采取"公司+基地+农户"订单模式与农产品基地链接，收购当地农特产品原材料进行深加工，实现了农产品增值增效。

建设富美乡村示范村、建设田园综合体、乡村客栈、农家乐及农业庄园等，充分利用生态优势开发乡村旅游产业，抓共建共享，助力园区群众增收。在农业园区建设中，积极探索出"六权共治""果园代建""平台搭建""微企入股"等"三变"改革创新发展模式，建立了村集体、贫困户利益联结机制，园区群众增收致富成效显著，有效保障健康乡村经济基础建设。

例如，贵阳市乌当区羊昌镇建设的"花画小镇"，充分利用乡镇的生态环境优势，建设生态公园，吸引外地游客到镇上短期居住、休闲养生，极大地带动了乡镇居民的餐饮住宿等旅游收入的增加；此外，政府充分利用游客对环境的要求，促进乡镇居民形成良好的生态健康理念和习惯。

4. 健康教育融合风俗，营造健康文化氛围

面向乡村居民开展健康教育工作时，充分考虑村民的文化基础，结合当地风俗文化特点，将健康知识采用通俗易懂的语言，通过老百姓喜闻乐见的方式传播，如发动知识水平高的村民将健康知识编入老百姓喜欢唱的山歌、编入村规民约等；疾病预防控制机构、乡镇卫生院等在乡镇集市的日子，通过在街头开展义诊等形式，利用为群众诊病的时机，紧贴群众需求适时适当地向群众宣传健康知识和卫生保健常识，由"我要宣教"转变为"要我宣教"，显著地增强了群众的卫生意识和自我保健意识，有效促进了乡村居民形成健康生活方式。此外，村委会还在卫生部门的指导下，通过在村民集会的广场设立醒目的 LED 显示屏播放健康知识视频及健康知识宣传栏等形式全方位开展文明健康宣传，营造出乡村健康文化氛围。

5. 发挥大数据优势，建设智慧健康乡村

贵阳市作为"国家大数据（贵州）综合试验区"的省会城市，有着便利的"大数据"优势。贵阳市大力加快人口健康信息化建设，促进"大数据+大健康"深度融合发展，让群众享受到公平可及的便捷优质卫生健康服务，助推智慧健康乡村建设。

医疗机构间的信息互联共享方面，贵阳市搭建了人口健康信息云平台，基本实现了基层医疗机构的信息化全覆盖，据统计，贵阳市乡镇卫生院信息系统，在全省率先达到电子病历分级评价标准 4 级要求。

健康医疗方面，贵阳市大力发展远程医疗，各区（市、县）建立了县域影像、心电诊断中心，完成市、县、乡远程医疗服务全覆盖，推动优质医疗资源借"网"下沉。以"互联网+医疗"形式建立贵州（贵阳）互联网医院、创新线上线下相结合的 O2O 诊疗模式，以乡镇卫生院（社区卫生服务中心）、村级卫生室、实体药店等便民场所为就诊点，开展免费视频问诊和健康管理服务，通过互联网平台解决边远地区看病难，医疗资源不对称的困

难，让老百姓不用奔波劳顿也能享受优质、便捷的医疗服务。

健康乡村建设在管理方面融入大数据技术，如通过"贵阳百姓拍"APP 发动公众参与管理，通过有奖举报方式鼓励市民发现身边的城市、乡村管理问题，涵盖市政道路、环境卫生、市容秩序、渣土管理、园林绿化、工地管理 6 大类 34 小类。目前，受理派遣处置市民举报 36.7 万件，日均举报受理量达 3200 件。贵阳市还将进一步推动开发健康乡村建设 APP，建设智慧健康乡村。

（张宛筑）

参 考 文 献

贵州日报，2018. 贵阳市促进"大数据+大健康"深度融合. [2018-12-25]. http：//gz.workercn.cn/32613/2018-11/28/181128082227967.shtml

全国爱国卫生运动委员会，2016. 关于开展健康城市健康村镇建设的指导意见全爱卫发〔2016〕5 号. [2018-10-20]. http：//www.nhc.gov.cn/jkj/s5898/201608/3a61d95e1f8d49ffbb12202eb4833647.shtml

全国爱国卫生运动委员会，2018. 关于印发全国健康城市评价指标体系（2018 版）的通知 全爱卫发〔2018〕3 号. [2018-10-20]. http：//www.nhc.gov.cn/jkj/s5899/201804/fd8c6a7ef3bd41aa9c24e978f5c12db4.shtml

玄泽亮，魏澄敏，傅华，2002. 健康城市的现代理念. 上海预防医学杂志，4：18-20

严瑞河，2017. 健康乡村治理村民满意度评价体系构建初探——基于内蒙古某村的调研. 中国农业大学学报，22（6）：199-206

中共中央国务院，2018. 关于实施乡村振兴战略的意见（2018 年 1 月 2 日）[2018-10-20]. http：//www.gov.cn/zhengce/2018-02/04/content_5263807.htm

中共中央国务院，2018.《乡村振兴战略规划（2018－2022 年）》. [2018-10-20]. http：//www.gov.cn/zhengce/2018-09/26/content_5325534.htm

第四部分

健康人群与健康服务

第十四章　贵阳市居民疾病与伤害流行现状分析

近年来贵阳市经济发展迅速，在工业化、城镇化进程加快的背景下，慢性病患病率逐渐升高。健康城市建设是 WHO 应对城市化给自然生态系统和人类健康带来一系列问题与挑战而提出的一项全球健康促进策略。《"健康中国 2030"规划纲要》确立了健康中国的战略目标，贵阳市 2017 年启动了健康城市的创建工作，旨在全面普及健康生活方式，满足居民健康需求，实现城市建设与人的健康协调发展。健康城市的核心内涵首先是健康人群，强调以提高人民健康水平为核心，全方位、全生命周期保障人民健康。本研究于 2017 年采用多阶段分层整群随机抽样的方法对贵阳市居民进行调查，系统地分析贵阳市居民疾病和伤害流行现况，并针对现有主要健康问题结合健康城市建设的相关目标提出相应对策，为制定和完善贵阳市居民健康促进计划或策略提供依据。

一、贵阳市居民疾病和伤害流行现况

本次调查常见疾病患病的定义为医疗机构确诊患有的疾病。表 14-1 结果显示，贵阳市居民常见疾病按患病率排序，列前 10 位的疾病分别是高血压、腰椎间盘疾患、慢性胃炎、颈椎间盘疾患、骨质增生、糖尿病、近视、类风湿关节炎、结石和白内障，均为慢性非传染性疾病（以下简称为"慢性病"）。而且从分布看，不同性别、不同年龄慢性病患病情况均不同。传染病方面，以手足口病发病率最高，但并未进入前 10 位。

表 14-1　2017 年贵阳市居民前 10 位疾病顺位

疾病顺位	疾病名称	患病人数	患病率（%）
1	高血压	1137	11.13
2	腰椎间盘疾患	508	4.97
3	慢性胃炎	328	3.21
4	颈椎间盘疾患	284	2.78
5	骨质增生	279	2.73
6	糖尿病	276	2.70
7	近视	236	2.31
8	类风湿关节炎	215	2.10
9	结石	163	1.60
10	白内障	133	1.30

（一）慢性非传染性疾病患病情况

本次调查的居民中，患慢性病人数为 3650 人，患病率为 35.72%，其中男性患者 1553 人，患病率为 32.17%，女性患者 2097 人，患病率为 38.91%；至少患一种慢性病的人数为 2019 人，占调查人数的 19.76%。患病以高血压者最多，确诊患者有 1137 人，患病率为 11.13%，其中 18 岁以上成年人患病人数为 1127 人，患病率为 11.03%。其次是腰椎间盘疾患，患病人数为 508 人，患病率为 4.97%，其中尤以女性患者居多。慢性胃炎患病人数为 328 人，患病率为 3.21%，位居第三。

1. 不同性别居民常见慢性病分布情况

由表 14-2 所示，高血压和腰椎间盘疾患是贵阳市居民 2017 年患病率排名前两位的疾病，且这两种疾病在男性居民和女性居民中排位相同，其中男性患病率分别为 10.01%、4.10%，女性患病率分别为 12.13%、5.75%，可见这两种疾病患病率女性均高于男性。除此之外，其余疾病在不同性别中的排位略有差异，如在男性居民疾病谱中排位第三的糖尿病，在女性中则排位第六；在女性居民疾病谱中排位第四的是骨质增生，其在男性中则排位第九。而白内障和冠心病是在女性居民疾病谱排位前十中且男性所没有的，痛风则是在男性居民疾病谱排位前十中且女性所没有的。

表 14-2　2017 年贵阳市居民不同性别常见慢性病分布情况

顺位	男			顺位	女		
	疾病名称	患病人数	患病率（%）		疾病名称	患病人数	患病率（%）
1	高血压	483	10.01	1	高血压	654	12.13
2	腰椎间盘疾患	198	4.10	2	腰椎间盘疾患	310	5.75
3	糖尿病	120	2.49	3	慢性胃炎	220	4.08
4	慢性胃炎	108	2.24	4	骨质增生	203	3.77
5	近视	104	2.15	5	颈椎间盘疾患	200	3.71
6	痛风	89	1.84	6	糖尿病	156	2.89
7	颈椎间盘疾患	84	1.74	7	类风湿关节炎	145	2.69
8	消化系统结石	80	1.66	8	近视	132	2.45
9	骨质增生	76	1.57	9	消化系统结石	83	1.54
10	类风湿关节炎	70	1.45	10	白内障	80	1.48
—			—	10	冠心病	80	1.48

2. 不同年龄居民常见慢性病分布情况

本次调查将研究对象按年龄分为 4 组：少年组（0～14 岁），青年组（15～40 岁），中年组（41～59 岁），老年组（≥60 岁）。如表 14-3 所示，不同年龄组居民患病情况不同：慢性病患病率由高到低分别是老年组（90.73%）、中年组（47.61%）、青年组（18.45%）、少年组（5.62%），可见贵阳市居民中慢性病主要好发于 40 岁以上人群，尤其是老年人。少年组进入前十位的疾病中过敏性鼻炎、慢性支气管炎、慢性鼻窦炎、慢性肺炎和慢性扁桃

表14-3 2017年贵阳市居民不同年龄常见慢性病分布情况

顺位	少年组（0~14岁）			青年组（15~40岁）				中年组（41~59岁）				老年组（≥60岁）			
	疾病名称	患病人数	患病率（%）	顺位	疾病名称	患病人数	患病率（%）	顺位	疾病名称	患病人数	患病率（%）	顺位	疾病名称	患病人数	患病率（%）
1	近视	35	1.56	1	近视	144	4.80	1	高血压	336	12.43	1	高血压	761	33.90
2	龋齿	20	0.89	2	慢性胃炎	79	2.64	2	腰椎间盘疾患	217	8.03	2	腰椎间盘疾患	226	10.07
3	过敏性鼻炎	15	0.67	3	腰椎间盘疾患	64	2.13	3	颈椎间盘疾患	142	5.25	3	骨质增生	174	7.75
4	慢性支气管炎	13	0.58	4	阴道炎	44	1.47	4	慢性胃炎	126	4.66	4	糖尿病	170	7.57
5	慢性鼻窦炎	12	0.54	5	慢性宫颈炎	42	1.40	5	糖尿病	100	3.70	5	类风湿关节炎	141	6.28
6	慢性肺炎	11	0.49	6	高血压	31	1.03	6	骨质增生	89	3.29	6	消化系统结石	128	5.70
7	贫血	8	0.36	7	颈椎间盘疾患	30	1.00	7	消化系统结石	85	3.14	7	白内障	117	5.21
8	慢性扁桃体炎	7	0.31	8	消化系统结石	27	0.90	8	泌尿系统结石	74	2.74	8	颈椎间盘疾患	104	4.63
9	慢性胃炎	5	0.22	9	泌尿系统结石	26	0.87	9	类风湿关节炎	69	2.55	9	慢性胃炎	115	5.12
9	慢性咽喉炎	4	0.18	9	慢性盆腔炎	26	0.87	10	阴道炎	49	1.81	10	冠心病	101	4.50
10	—	—	—	10	过敏性鼻炎	20	0.67	—	—	—	—	—	—	—	—
10	—	—	—	10	慢性咽炎	20	0.67	—	—	—	—	—	—	—	—

体炎均为呼吸系统疾病。近视在少年组和青年组疾病谱中均居首位，已成为影响青少年人群健康的主要疾病之一。同时，女性生殖系统疾病（阴道炎、慢性宫颈炎、慢性盆腔炎）在青年组疾病谱前 10 位中占了近 1/3，应重点关注。高血压和腰椎间盘疾患在中老年组常见疾病中排名前两位，其发病年龄主要集中在 40 岁以上，而且这两种疾病在青年组、中年组和老年组中，随着年龄的增长患病率亦随之增加，可见这两种疾病已经成为影响贵阳市成年居民的主要疾病。慢性胃炎在患病人群中年龄分布最广，在每个年龄组的疾病谱中都进入了前 10 位，尤其在青年组患病中排位居第二，因此也成为影响贵阳市居民健康的主要疾病之一。消化系统结石排位虽未进入前三，但因其覆盖年龄范围较广，也不容忽视。

3. 肿瘤患病情况

本次贵阳市居民调查结果显示，确诊肿瘤患者为 65 人，患病率为 6.362/10 万，而恶性肿瘤患者 33 人，患病率为 3.230/10 万，其中男性 13 人，患病率为 2.693/10 万，女性 20 人，患病率为 3.711/10 万，女性患病率高于男性。贵阳市居民常见肿瘤排位中，除居于首位的子宫肌瘤为良性肿瘤外，其余均为恶性肿瘤，依次分别是乳腺癌、肺癌、直肠癌、宫颈癌、胃癌、肝癌、甲状腺癌、子宫内膜癌和白血病。本次调查中乳腺癌、宫颈癌、甲状腺癌、子宫内膜癌均为女性发病，而肺癌和白血病则为男性发病。从年龄分层来看，本次调查除青年组有直肠癌和白血病各 1 例，子宫肌瘤 3 例外，其余肿瘤均集中在 40 岁以上的中老年组。其中中年组以子宫肌瘤、乳腺癌、肺癌、宫颈癌、甲状腺癌及子宫内膜癌为多，老年组中直肠癌居首位。

（二）传染性疾病患病情况

本次调查人群中过去一年内曾患或现患传染病者 232 人，发病率为 2.27%，其中男性传染病发病率为 2.57%，高于女性的 2.00%。贵阳市居民常见传染病依次为手足口病、水痘、乙肝、流感及流感样疾病、流行性腮腺炎和肺结核。其中除乙肝和流感及流感样疾病在男女排位上略有差异外，其余疾病性别差异不大。手足口病患者最多，共 97 人，发病率为 0.95%，其次是水痘患者共 33 人，发病率为 0.32%。乙肝患者共 25 人，发病率为 0.24%，在男性发病率排位中居第三，而在女性中则低于流感及流感样疾病，位列第四。肺结核患者共有 14 人，发病率为 0.14%。从年龄分布看，少年组主要以手足口病、水痘和流行性腮腺炎为主，中青年组以乙肝、流感及流感样疾病和肺结核为主，其中肺结核在中年组中发病人数最多，而老年组中排位前三的依次为乙肝、肺结核和甲肝，由此可见，传染病的分布有明显的年龄差异。

（三）伤害发生情况

本次贵阳市居民调查发现在过去一年曾经发生过伤害的有 524 人，伤害发生率为 5.13%。其中，老年组发生伤害率最高，为 6.02%，其次是中年组（5.54%）和少年组（5.19%）。伤害发生的类型较多，排位前五的分别是跌倒坠落 303 人（57.82%）、扭伤 51 人（9.73%）、交通伤 42 人（8.02%）、钝/锐器伤 40 人（7.63%）、刮擦伤 27 人（5.15%）；发生地点以家中（40.84%）、公路街道（25.38%）、学校与公共场所（10.11%）、农场农田（6.87%）、工作场所（6.11%）居多；发生的部分主要有下肢 215 人（41.03%）、上肢 155 人（29.58%）、头面部/颈部 88 人（16.79%）、胸腹部 28 人（5.34%）、脊柱 25 人（4.77%）。发生伤害的职业分布较广泛，主要以农民、无业/失业、学生、离退休人员、私营或个体营业者为主。伤害发生的结局分别为痊愈（54.53%）、好转（41.89%）、残疾（3.58%）。

（四）残疾发生情况

本次调查的人群中，有 352 人发生残疾，残疾率达 3.45%，其中，男性 210 人，占 59.66%，女性 142 人，占 40.34%，男性致残的人数多于女性。残疾部位以下肢最多，其次为头面部/颈部和上肢；致残原因以疾病最多，其次是先天性残疾和工伤。从不同年龄组看，中年组居民发生残疾的人数最多，占调查对象的 41.14%；其次是老年组人群，占 34.29%；青年组残疾的人数最少，仅占 5.11%。

二、主 要 发 现

基于本次贵阳市居民疾病谱结果，居民疾病主要以慢性非传染性疾病为主，但部分传染性疾病依然存在威胁，且不同生命周期其主要的慢性非传染性疾病不同；传染性疾病具有较明显的年龄分布特征，如手足口病主要集中在婴幼儿阶段；跌倒坠落是导致贵阳市中老年居民过去一年发生伤害的主要原因，应加强安全防范措施，降低意外的发生；因病致残成为又一影响贵阳市中老年居民健康的因素，提高医疗水平，做好疾病的预后工作，可有效降低残疾的发生率；从两周就诊情况看，大部分患者都能得到及时就诊，医疗卫生服务需求能得以满足。根据贵阳市总体疾病流行特征，由于不同人群的工作、学习和生活环境不同，可因地制宜地针对不同年龄段人群的主要健康问题，提出相应的建议和措施，有效推进不同人群健康水平的提高。

（一）慢性非传染性疾病是影响居民健康的主要问题，其防控工作需要高度重视

据统计，慢性病已成为我国城乡居民死亡的主要原因，城市和农村慢性病死亡的比例高达 85.3% 和 79.5%。本次调查结果显示，慢性病亦成为影响贵阳市人群健康的主要问题，尤其是高血压、腰椎间盘疾患、慢性胃炎、颈椎间盘疾患、骨质增生、糖尿病、近视、类风湿关节炎、结石和白内障等最为常见，其中高血压成为贵阳市居民健康的头号杀手，而且高血压在青年期患病率开始升高，逐渐趋于年轻化，应予以高度重视。乳腺癌、肺癌、直肠癌是贵阳市居民最常见的恶性肿瘤之一，主要好发于 40 岁以上中老年人群。研究表明，超重和肥胖已成为影响我国居民健康的突出问题，而本次调查对象中近 1/3 的居民达到了超重和肥胖的诊断标准，形势不容乐观。从人群角度看，不同生命周期其疾病谱存在差异，0～14 岁儿童主要以呼吸系统疾病为主，近视已成为影响青少年人群健康的最主要疾病之

一，龋齿也好发于学龄前儿童，慢性胃炎在青年人群中攀升至第二位，而中老年人群以高血压、腰椎间盘疾患、颈椎间盘疾患和骨质增生为主。因此，贵阳市慢性病的防控应根据不同人群采取相应措施，有针对性地加强行为干预，可有效延缓和阻止慢性病的发生。

（二）常见传染性疾病仍存在威胁，传染性疾病防控不容懈怠

近年来，贵州省传染病发病率总体上呈下降趋势，传染病防控工作取得明显成效。本次传染病调查结果显示，虽然贵阳市传染病发病率低于全省平均水平（4.17‰），但对居民健康仍然存在威胁，其中，手足口病、水痘、乙肝、流感及流感样疾病、流行性腮腺炎和肺结核等是贵阳市居民最常见的传染性疾病，其分布有明显的年龄差异，手足口病、水痘主要分布在儿童期，这可能与该年龄段儿童抵抗力比较低下、易相互传染有关，应对该人群进行重点防治；肺结核主要分布在中老年人，而乙肝患病则主要集中在青年人，应该予以重视。

（三）不同重点人群健康问题各异，需提高防控策略的针对性

从重点人群的角度看本次研究结果，首先，儿童是近视、龋齿、手足口病和水痘防治的重点人群。其次，妇女的生殖健康值得关注，研究显示，女性生殖系统疾病（阴道炎、慢性宫颈炎、慢性盆腔炎）在青年组疾病谱前10位中占了近1/3。此外，贵阳市居民常见良恶性肿瘤中子宫肌瘤、乳腺癌、宫颈癌、子宫内膜癌、甲状腺癌，女性患病率均较高，因此，女性健康值得关注。最后，老年人是慢性病（包括肥胖、肿瘤等）的高危人群，慢性病患病率可高达90.73%。根据以上不同人群疾病患病的流行特征，应针对性地开展专项防控措施。

（四）居民肥胖率较高，应关注其对慢性病的影响

本次调查结果显示，完成体检的9610名调查对象中，肥胖者851人，肥胖率为8.86%，其中男性肥胖率为7.66%，低于女性的9.90%；超重者2220人，超重率为23.10%，其中男性超重率（22.73%）亦低于女性（23.43%）。超重与肥胖者共计3071人，占调查对象的近1/3（31.96%）。根据不同年龄分组，贵阳市居民肥胖率由小到大依次为少年组（3.34%）、青年组（8.18%）、老年组（10.53%）和中年组（12.43%），超重情况排位与肥胖相同，且除少年组外，其余各组超重率均超过20%，中年组最高达到33.57%。由此可见，肥胖和超重已成为影响贵阳市居民健康的因素之一。肥胖是多种慢性病的危险因素，因此应关注肥胖问题，以促进对慢性病的预防。

（五）居民卫生服务需以慢性病为主，需促进其对基层卫生机构服务的利用

本次调查对象中，自报两周患病者为3101人，两周患病率为30.35%。贵阳市居民两周患病率疾病顺位为高血压、感冒、糖尿病、腰椎间盘疾患、慢性胃炎、骨质增生、风湿、颈椎间盘疾患、近视和冠心病。除感冒外，其余进入前十位的均是慢性病，并以循环系统和内分泌系统疾病占主要。发病类型以慢性病持续到两周内的病例最多，占78.95%，其次

是两周内新发病例，占 17.84%，急性病两周前发生持续至两周内的病例最少，为 3.21%。只有 36.59% 的患者未就诊，其原因除两周前就医遵医嘱治疗中外，主要有自感病轻而无须就诊。就诊机构以县级医疗卫生机构（13.85%）、诊所/村卫生室（12.54%）和市级医疗卫生机构（11.85%）为主。47.87% 的患者遵医嘱治疗，而有 24.43% 的患者未治疗。

（六）居民不良生活行为较为突出，应持续深入推行健康生活方式

不良生活方式和有害健康行为已成为当今危害人群健康、导致疾病及死亡的主因。吸烟、过量饮酒、身体活动不足和高盐、高脂等不健康饮食是慢性病发生、发展的主要行为危险因素。本次贵阳市居民调查结果显示，有 2947 人现在有或曾经有过吸烟行为，有 3250 人现在有或曾经有过饮酒行为，其中，男性居民吸烟率（55.94%）和饮酒率（51.13%）均已超过全国平均水平（52.9% 和 48%）；7126 名调查对象中 70% 居民近一个月没有运动，其中以女性居多，只有 2902 人参加运动，运动方式主要以慢走为主；还有 1/4 的居民近半年饮食不规律，主要表现为不按时吃早餐或不吃早餐，这些行为都不利于居民健康，因此，应积极依托健康细胞建设工程等，营造健康文化氛围，持续推行健康生活方式。

三、思考与建议

（一）以重点疾病为抓手，完善疾病防控措施

基于贵阳市疾病谱结果，针对贵阳市居民发病率较高的慢性病，如高血压、腰椎间盘疾患、慢性胃炎、乳腺癌、肺癌等疾病，应纳入重点防控。根据不同疾病的特点，针对危险因素及高危人群进行重点防控。对高血压可以采取生命全程策略进行防控，从青年期就开始采取针对性的措施，提倡健康生活方式，特别是强调减少食盐的摄入和控制体重，在促进高血压的早期检出和治疗方面发展政策和创造支持性环境。在中年期应该对高血压进行有效的管理，家庭医生或社区医师应该加强干预高血压，提高高血压控制率。在老年期应该预防高血压并发症的发生，提高老年人的生存质量。对乳腺癌、肺癌等肿瘤，可大力普及健康体检知识，开展疾病筛查，做到"早诊、早治、早预防"。

对于手足口病、水痘、乙肝、流感等传染病，要采取主动措施，重点防控，根据各传染病的特点，建立各症候群和病原学监测（如手足口病、水痘等）相结合的监测体系，及时对监测资料进行分析，及早发现传染源，做好疫情监测预警，争取主动防控。做好计划免疫工作，推进水痘等疾病的疫苗接种。虽然肺结核发病率不高，但是近几年有卷土重来的趋势，应予以重视，提前做好防控措施和监测，确保对疫情的"早发现、早报告、早隔离、早处理"。

（二）以社区为卫生服务平台，抓好高危人群预防

针对贵阳市居民以慢性病为主的健康状况，建议将社区作为卫生服务平台开展慢性病

防治。社区卫生服务是在政府领导、社区参与，以基层卫生机构为主体的基层卫生服务。它可以合理使用社区资源和适宜技术，以家庭为单位、以社区为范围，以妇女、儿童、老年人、慢性病患者、残疾人等为重点进行防控。如针对女性乳腺癌患病率较高、中老年人高血压和糖尿病患病率较高的特点，可在社区开展重点人群的疾病筛查。对于在儿童期发病率较高的龋齿、近视等疾病，可配合学校等相关部门，加强健康教育，给予生活卫生习惯等指导。对于超重和肥胖人群，可在社区建立高危人群健康档案，成立高危人群自我管理小组，通过健康宣教，增强健康信念和高危行为意识，促进高危人群改善危险行为如吸烟、过量饮酒、少动等，降低或预防高危人群患病的危险。

（三）以提升基层机构卫生服务能力为手段，满足居民卫生服务需求

要以社区为服务平台做好慢性病的防治，就必须加强基层机构的卫生服务能力建设。本次调查结果显示，居民两周患病发病类型主要以慢性病持续到两周内的病例最多（除流感外其余均是慢性病），从首次就诊机构看，社区卫生服务中心、社区卫生服务站和乡镇卫生院利用率均较低，因此，需要加强基层医疗机构服务能力。再者从基本公共卫生服务中高血压、糖尿病的随访规范管理看，仍有提高的空间（高血压、糖尿病没有随访管理的分别占 43.40%、50%）。加大对社区卫生服务中心、村卫生室等基层医疗机构的投入，加强乡镇卫生院等机构的人才培养，不断改善就医环境，持续提升服务水平，全面加强基层医疗服务能力建设，满足贵阳市居民的卫生服务需求。

（四）以倡导健康生活方式为根本，全面培育健康人群

自贵阳市开始建设健康城市以来，推出了《贵阳市全民健身实施计划（2016—2020年）》，项目主要内容之一就是到 2020 年，每周参加 1 次及以上体育锻炼的人数达 200 万，经常参加体育锻炼的人数占全市常住人口比例达 38%，力争达到 40%，全民健身、科学健身意识普遍增强。虽然项目实施以来取得了一些成绩，但是基于本次调查结果显示，居民参加运动的人数仍较少，因此需持续推进全民健身活动，如充实完善城市社区"15 分钟健身圈"和健康步道建设，全方位为市民提供良好的健身场地设施服务；以社区为单位开展符合居民的健身活动，提倡"天天健身、天天快乐"。此外，政府相关部门要以合理膳食和适量运动作为切入点，普及健康生活方式相关知识，给予日常生活细节指导，开展以生活方式干预为主导的综合干预措施，控烟限酒、促进合理膳食、增加规律的身体活动，如进一步推进"三减三健"专项活动，"三减"即减盐、减油、减糖，"三健"即健康口腔、健康体重、健康骨骼，倡导推进积极的健康生活方式，可有效降低贵阳市居民中高风险人群的发病风险，促进全民健康。

（五）以全民健康教育为途径，提高居民健康意识

针对贵阳市居民所面临的主要健康问题，应建立完善以社区为主体的健康教育机制，倡导以全民健康教育为途径，提高居民健康意识，改善健康相关行为。争取各级政府的支持和配合，在社区范围内进行慢性病健康宣教，积极通过多种形式和手段，如组织健康教

育俱乐部、定期举办健康知识讲座、利用健康教育宣传专栏、微信公众号等传播健康知识，广泛传播各种慢性病防治知识，在整个社区内部营造有利于慢性病防控的良好氛围，不断提高广大居民对慢性病的认识水平和管理能力，全面培养健康人群。

（刘 丽）

参 考 文 献

陈晶，于征淼，赵晓山，等，2007. 中国亚健康研究的现状与分析. 中国组织工程研究与临床康复，47：9566-9569

何首杰，杨银梅，王伟忠，等，2018. 湖北省居民门诊卫生服务利用状况调查与分析. 中国医院管理，2：28-30

刘萍，2016. 社区慢病管理的现状与对策. 中医药管理杂志，3：132-133

中国高血压防治指南修订委员会，2010. 中国高血压防治指南. 中国医学前沿杂志（电子版），3（5）：42-93

第十五章　贵阳市居民心理健康现状
及影响因素分析

从广义上讲，心理健康是指一种高效而满意的、持续的心理状态。从狭义上讲，心理健康是指人的基本心理活动的过程内容完整、协调一致，即认识、情感、意志、行为、人格完整和协调，能适应社会，与社会保持同步。如果个体能够适应发展着的环境，具有完善的个性特征，认知、情绪反应、意志行为均处于积极状态，并能保持适当的调控能力，在生活中能够正确认识自我、自觉控制自我、正确对待外界影响，使心理保持平衡协调，就已具备了心理健康的基本特征。自 2017 年贵阳市开始"健康城市"创建工作起，有效提高居民心理健康水平便成为健康城市建设的持续关注点之一。本研究采取多阶段分层配额、整群随机抽样的方法，从贵阳市各区（市、县）随机抽取 1～2 个社区，选择常住人口为研究对象（包含贵阳市政府机关人员、企事业单位职工、医院职工、各类学校学生及教师、社会组织工作人员和社区居民），以自编居民心理健康状况量表开展网络问卷调查。

一、贵阳市居民心理健康现状

（一）调查对象一般人口学资料

共发放调查问卷 13 000 份，收回 12 600 份，其中有效问卷 12 319 份，有效回收率 97.8%。样本中男性 4138 人，占 33.59%，女性 8181 人，占 66.41%；年龄范围在 12～85 岁，平均年龄 41 岁；学生（中学和大学）2687 人，占 21.81%，教师 1179 人，占 9.57%，医护人员 660 人，占 5.36%，公务员及事业人员 891 人，占 7.23%，企业人员 1104 人，占 8.96%，进城务工人员 990 人，占 8.04%，自由职业者 2845 人，占 23.09%，从事家务及待业人员 1963 人，占 15.93%；月人均收入（学生不计入）低于 2500 元的有 2566 人，占 26.64%，2500～5000 元的有 4524 人，占 46.97%，5001～8000 元的有 1772 人，占 18.40%，高于 8000 元的有 770 人，占 8%。

（二）贵阳市居民心理健康状况

本次调查对贵阳市居民心理健康评价维度包括：睡眠障碍、抑郁心境、强迫症状、焦虑、偏执、敌对、躯体化、恐怖、人际关系，所有受试者的各因子得分情况见表 15-1，心理健康问题的构成比见表 15-2。

表 15-1 贵阳市居民心理健康状况得分情况

项目	平均分数	标准差
睡眠障碍	2.55	0.90
抑郁心境	2.54	0.88
强迫症状	2.20	0.78
焦虑	2.33	0.86
偏执	1.90	0.71
敌对	2.56	0.86
躯体化	2.74	0.94
恐怖	1.86	0.61
人际关系敏感	2.04	0.77

表 15-2 贵阳市居民心理健康问题的构成比

项目	经常出现		有时出现		没有	
	人数	构成比（%）	人数	构成比（%）	人数	构成比（%）
睡眠障碍	4700	38.15	2436	19.77	5183	42.07
抑郁心境	3812	30.94	2221	18.03	6286	51.03
强迫症状	2226	18.07	1215	9.86	8878	72.07
焦虑	3278	26.61	1692	13.73	7349	59.66
偏执	1591	12.92	2208	17.92	8520	69.16
敌对	5466	44.37	3079	24.99	3774	30.64
躯体化	6067	49.25	1369	11.11	4883	39.64
恐怖	1085	8.81	1094	8.88	10140	82.31
人际关系敏感	2078	16.87	1424	11.56	8817	71.57

从表 15-1 和表 15-2 可看出，贵阳市居民心理健康状况得分较高且心理健康问题出现较频繁的主要有躯体化、敌对、睡眠障碍、抑郁心境和焦虑五个方面。

二、贵阳市居民心理健康影响因素

（一）居民心理健康状况的性别特征

从表 15-3 可知，不同性别居民在睡眠障碍、焦虑、偏执、敌对、恐怖、人际关系敏感六个方面的差异无统计学意义（$P>0.05$）；而在抑郁心境、强迫症状、躯体化三个方面表现为差异有统计学意义（$P<0.05$）。

表 15-3　不同性别贵阳市居民心理健康状况

项目	男性（经常出现）		女性（经常出现）		χ^2	P
	人数	（%）	人数	（%）		
睡眠障碍	1563	37.77	3137	38.34	1.87	0.76
抑郁心境	1254	30.30	2558	31.27	14.96	0.01
强迫症状	743	17.96	1483	18.13	11.07	0.03
焦虑	1088	26.29	2190	26.77	2.16	0.71
偏执	536	12.95	1055	12.90	4.77	0.31
敌对	1888	45.63	3578	43.74	5.47	0.24
躯体化	1931	46.67	4136	50.56	24.60	<0.01
恐怖	370	8.94	715	8.74	1.80	0.77
人际关系敏感	687	16.60	1391	17.00	5.96	0.26

世界卫生组织调查表明，女性异常心理发生率高于男性；《中国国民心理健康发展报告（2017—2018）》显示女性在抑郁、焦虑情绪障碍上的发生率要高于男性。本研究也显示贵阳市女性发生抑郁心境、强迫症状、躯体化的情况高于男性。对于这种现象，究其原因可能在于男女所承担的社会角色不同，在现阶段，男性所承担的各种角色之间的冲突比女性少，社会工作角色与家庭生活角色的矛盾会增加女性心理失调的可能，同时，男性事业失意可从家庭生活寻求安慰和补偿，家庭生活不如意可从事业上找到寄托，但社会对女性的要求是家庭重于事业，所以一旦家庭出现问题，女性从其他途径得到心理补偿的机会更小，容易出现异常心理。此外，女性家庭妇女角色的社会价值可能不易被社会重视，得不到社会赞赏，而家庭事务又十分琐碎，更易产生心理疲劳，进一步影响女性的心理健康。

（二）居民心理健康状况的年龄特征

按照居民年龄分为 12～18 岁、19～25 岁、26～40 岁、41～60 岁、60 岁以上组，对不同年龄段受试者的心理健康状况进行分析，从表 15-4 可以看出：12～18 岁青少年人群更容易出现焦虑；19～25 岁人群出现多维度发生率均较高的现象，包括抑郁心境、焦虑、偏执、躯体化及人际关系敏感，26～40 岁人群敌对情绪所占比例较高。26～60 岁人群容易发生睡眠障碍，19～60 岁人群躯体化问题较严重。

表 15-4　不同年龄贵阳市居民心理健康状况

项目	12～18 岁		19～25 岁		26～40 岁		41～60 岁		60 岁以上	
	人数	发生率（%）	人数	发生率（%）	人数	发生率（%）	人数	发生率（%）	人数	发生率（%）
睡眠障碍	642	25.45	201	35.08	2718	42.43	1130	40.82	9	18.37
抑郁心境	848	33.61	198	34.55	2005	31.30	752	27.17	9	18.37
强迫症状	631	25.01	110	19.20	1042	16.27	430	15.53	13	26.53
焦虑	841	33.33	186	32.46	1641	25.62	602	21.75	8	16.33

续表

项目	12～18 岁		19～25 岁		26～40 岁		41～60 岁		60 岁以上	
	人数	发生率（%）	人数	发生率（%）	人数	发生率（%）	人数	发生率（%）	人数	发生率（%）
偏执	527	20.89	129	22.51	724	11.30	206	7.44	5	10.20
敌对	1027	40.71	219	38.22	3014	47.05	1187	42.88	19	38.78
躯体化	1030	40.82	299	52.18	3317	51.78	1406	50.79	15	30.61
恐怖	323	12.80	60	10.47	514	8.02	185	6.68	3	6.12
人际关系敏感	549	21.76	147	25.65	1038	16.20	337	12.17	7	14.29

12～25 岁人群处于中学和大学阶段，大、中学生的心理健康问题多样化。可能原因主要是该年龄段处于个体成长关键时期，世界观和人生观正在形成，青春期生理剧变又会引起学生情感波动，内心时而激动高兴、时而苦恼消沉，情绪极易波动，并且该类人群自我调节能力相对较弱，缺乏正确对待压力的能力，而出现焦虑、抑郁的状态；另外，学业压力、情感压力，是需要向人倾诉的，如果得不到理解，便会出现压抑、焦虑、抑郁、强迫、偏执乃至造成人际关系敏感。

（三）居民心理健康状况的职业特征

将受试者职业分为学生、教师、医务人员、行政事业单位人员、企业人员、进城务工人员、自由职业者、从事家务及待业人员。结果显示：进城务工人员在所有心理健康问题中均为高发人群；学生的心理健康问题包括抑郁心境、强迫症状、焦虑、偏执、人际关系敏感；教师、医务人员、行政事业单位人员主要心理健康问题包括睡眠障碍、强迫症状、焦虑、偏执和躯体化；进城务工人员、自由职业者以及无业者更具有敌对情绪。

教师的心理健康问题主要表现为睡眠障碍、强迫症状、焦虑、偏执和躯体化。其可能原因：教学工作的紧张和疲劳，导致头痛、头晕、惊慌等躯体化症状；工作负担过重及在工作中的挫折而深感自卑，认为自己无能，处处不及他人而产生焦虑；长期重复同样繁重的机械脑力劳动，容易出现强迫症状、偏执，甚至会出现职业倦怠，对工作失去了热情和活力。

医务人员同样存在睡眠障碍、强迫症状、焦虑、偏执和躯体化的问题，医疗工作琐碎繁重，高负荷和高责任可能是诱发心理健康问题的首要因素；事业的竞争和繁重的学习压力，易带来紧迫感，表现为易疲劳，情感脆弱，焦虑等；医患关系紧张可能也是引发医护工作者心理健康问题的重要因素。传统的医患关系中，医者以为患者谋利益为己任，医务工作者享有较高的社会地位，但近年，由于公众对医学知识的相对缺乏和对医疗工作高风险和局限性的不理解，加上部分媒体片面地将医患关系矛盾理解为商业流通中的消费行为，加剧了医患冲突；医护人员社会心理支持不足，付出与回报极不相符，大部分医护人员收入低、工作量大、风险高，并且因为得不到社会的公平认可而失去心理平衡，压抑、感到迷茫，甚至希望从事其他职业。

行政事业单位人员容易出现精神紧张、心情忧虑、遇事心慌、失眠多梦、情绪急躁等情况。其影响因素可能是因为社会快速发展，对工作岗位技能要求越来越高，但自身工作能力与履行岗位职责相比存在不同程度的差距，导致履职困难，出现挫折感和失落感，注意力和记忆力下降；该类人群可能会受到社会负面因素影响，不良思想和观念乘虚而入，造成心情憋闷、情绪低落、职业倦怠等；同时由于对心理健康认识不足、重视不够，当心理有问题时可能没有采取及时有效的措施加以解决，还会出现头痛、胃肠道不适、胸闷等。

企业人员主要突出的心理问题是压力造成焦虑状态的出现。据调查，我国有60%以上的企业员工感受到来自工作的压力，原因可能来自于：经营竞争、管理竞争、职务竞争、岗位竞争、就业竞争等。压力已经是企业心理问题的核心，压力过大会引起很多消极反应，如容易疲劳、沮丧、记忆力和创造性下降、工作热情和积极性下降，还可能产生各种身体反应，虽然这些反应是员工个人的负担和痛苦，但无疑也极大地影响着工作效率。

自由职业者心理健康问题可能来源于工作压力，他们需要拥有自主管理时间、做决定和平衡工作家庭的能力，如果处理不好任何一个方面的话，整个工作会陷入混乱，甚至直接触动自由职业者与生俱来的危机感，那么压力会随之而来，逐渐影响精神和心理健康。

进城务工人员的心理健康问题主要和经济收入相关。

（四）居民心理健康状况的收入特征

将贵阳市居民平均人均月收入按<2500元、2500～5000元、5001～8000元、8000元以上分组（学生不计入），低于2500元的有2566人，占26.64%、介于2500～5000元间的有4524人，占46.97%、介于5001～8000元间的有1772人，占18.40%、高于8000元的有770人，占8%。结果显示：平均每月人均收入低于2500元以下组心理健康水平最低，结果显示：低收入人群的心理健康状况明显低于其他收入人群，而低收入人群主要集中在进城务工人员中。该类人群存在研究中出现的所有心理健康问题，并且高发，是亟待引起社会关注的一类人群。其心理健康问题的影响因素主要包括工资报酬不合理、人际关系难掌握、无暇兼顾家庭和职业发展前景不明等。他们被认为是劳动力而非劳动者，这种认知造成他们在社会上只有工作没有生活的困难处境。部分人员居所简陋，缺乏足够的社会交往和社会支持。

三、贵阳市居民心理健康干预服务开展概况

（一）三种机构分层次开展心理健康干预

目前，贵阳市开展心理健康建设与干预的机构主要有三种类型：第一种是医院，工作场所主要是精神病科和心理科，由精神病专业临床执业医师和心理治疗师开展治疗与干预工作，服务对象主要为精神病患者和少部分心理亚健康就诊者；第二种是学校，主要针对在校学生，由心理老师和校医开展心理健康教育与干预；第三种是社会心理咨询机构，主要针对主动求助的心理亚健康来访者，由心理咨询师、社会工作者和一部分志愿者开展心理咨询和干预工作。

（二）三种机构以不同服务形式开展心理健康建设与干预

目前，贵阳市心理健康建设与干预形式以医院进行药物和仪器治疗，学校进行心理健康教育，社会机构进行心理咨询为主。贵阳市近年来逐年加强心理健康建设，按照国家要求，三级综合医院均开设了心理科或心身疾病科，并配备专业的临床精神病医师和心理治疗师；各大、中、小学校也按要求配备了专职的心理辅导老师，开设心理疏导室，将宣泄治疗、游戏治疗、访谈等模式运用到学生心理管理中；社区进一步加强重症精神疾病监测、追踪、管理等工作，并由政府出资购买社会服务机构开展的失独人员、进城务工人员、留守儿童等特殊人群的心理关怀服务；各级政府、企事业单位也在加强社会工作者职业建设工作，鼓励职工参加社工考试，更多地参与社会工作。

（三）大众心理健康服务意识不强、服务资源不足是心理健康服务的主要问题

机关事业单位员工、企业员工、自由职业者、农民工和社区居民除主动就诊以外，相关单位和社区心理健康教育与服务较少，部分单位对员工以及和员工本人对心理健康状况均重视不够；社区心理健康宣传规模不大、宣传模式单一，超过 60% 的社区居民不知道该去哪里接受心理健康教育和心理咨询，从事心理健康教育的专业人员队伍还需进一步扩大。

四、对策与建议

（一）持续强化心理服务网络建设，不断提升服务水平

对现有心理服务机构网络资源应不断强化，多层次提升各类机构心理健康服务水平。针对机关、企事业单位和社区心理健康服务不完善的情况，建议参照《全国社会心理服务体系建设试点工作方案》中提出的建立健全社会心理服务网络要求，整合社会各类资源（包括社区卫生服务中心、养老院、老年活动中心、社区妇女儿童之家、残疾人康复机构等），搭建基层心理服务平台，在各个社区建设心理咨询室，开展心理健康教育，开通诉求渠道，提供心理辅导；在各机关和企事业单位广泛开展心理健康科普宣传，完善员工心理测评，做到心理问题早发现、早干预和早转介。

继续提升医疗机构心理健康服务水平，进一步建立基层医疗机构、中医医疗机构、妇幼保健机构、综合医院、精神专科医院的服务网络，提升服务能力；定期对医护人员开展心理健康教育、心理评估和心理疏导；完善严重精神障碍患者服务工作机制，在社区建立个案管理团队，对家属进行心理疏导和心理关怀，对患者进行随访服药管理、实施社区康复，建立转诊绿色通道。

不断完善教育系统心理服务网络，开展心理辅导和咨询、危机干预等服务，对家长开展育儿心理健康教育，及时发现学前儿童心理健康问题，依靠家长和学校共同培养儿童、青少年积极乐观、健康向上、自尊、自信、自强、自立的心理品质；密切关注遭受欺凌、校园暴力、家庭暴力等学生；定期对教师开展心理评估和心理疏导。

规范发展社会心理服务机构，加大服务技能和伦理道德的培训，提升对心理行为问题

的服务能力，提升对常见精神障碍的识别能力；支持、引导、培育社会心理服务机构参与心理健康服务，制订管理、规范、监督、评估的相关措施。

（二）充分利用现代科技手段，探索创新服务模式

现代科学技术的发展，使心理服务硬件设备得到发展，应充分利用心理学仪器设备，使心理服务由抽象到具体，加深民众的体验感受。借助贵阳市大数据发展的优势，不断探索基于互联网平台的服务创新，开发心理健康自助检测云平台和自我心理健康管理服务平台，从有组织群体为对象逐步推广至普通群众，增强心理健康服务事业发展的动力。

（三）强化"积极健康观"的宣传，提高居民心理健康的意识

专业机构应与各类宣传媒体不断联合，借助各类宣传活动，开展积极健康观的宣传，让居民充分意识到心理健康的重要性，使他们能正确认识自身的心理健康状况，关注心理健康知识，主动寻求心理健康服务。

（四）关注重点人群心理健康问题，有针对性地开展心理健康服务

不同人群心理健康问题不同，特别青少年、低收入群体，心理健康问题较为突出，且寻求服务意识和能力不足，应重点关注这些群体，发挥政府和多部门的职能，通过提供相应的保障机制，为其开展针对性的服务工作。

（汤璐瑜）

参 考 文 献

疾病预防控制局，2018. 关于印发全国社会心理服务体系建设试点工作方案的通知. 国卫疾控发［2018］44号.［2018-12-04］. http://www.nhc.gov.cn/jkj/s5888/201812/f305fa5ec9794621882b8bebf1090ad9.shtml

罗贻琳，龚岱辰，2015. 新生代农民工心理健康问题研究. 渭南师范学院学报，3（30）：65-68

钱雅文，2012. 论企业员工的心理问题及对策. 中国商贸，6（3）：112

张文娟，郝艳华，吴群红，等，2014. 我国医患关系紧张的原因及对策. 医学社会学研究，27（4）：44-46

第十六章　中学生生理卫生教育现况调查研究
——以贵阳市某中学为例

"健康中国 2030"规划将健康教育纳入国民教育体系，把健康教育作为所有教育阶段素质教育的重要内容。学校健康教育及体育锻炼是提高学生健康素质的有效途径，对青少年思想品德、智力发育、审美素养和健康生活方式的形成具有不可替代的作用。

青春期是从儿童期到成年期生理、心理和社会适应力的成熟过渡时期，是生长发育的快速时期，也是身心发展迅速且不平衡、矛盾而复杂的时期。随着中国经济的发展和人民生活水平的提高，青少年青春期的开始年龄有所提前，但青少年对性方面的认识尚处于萌芽阶段，由于传统观念的根深蒂固，家长和老师对青少年包括性教育在内的生理卫生教育的重视程度不够，使得青少年对性的认识不够完整与全面，导致部分性健康问题出现较为频繁。本次研究采用现场自填问卷方式对贵阳市某初高中联合中学进行普查，以获取该校中学生生理卫生教育的现况、主要的发现，并在此基础上提出相关的思考与建议，为健康城市建设过程中健康学校的建设提供参考基础。

一、中学生生理卫生教育现况调查结果

（一）中学生对青春期生理卫生知识的认知及评价情况

学生个人自评对青春期卫生知识的了解情况：非常了解的 376 人（23.4%），比较了解的 769 人（47.8%），一般了解的 417 人（25.9%），有 48 人（3.0%）认为不了解该方面的知识。自评父母对性教育很不重视的 87 人（5.4%），不重视的 114 人（7.1%），一般的 662 人（41.1%），重视的 527 人（32.7%），很重视的 220 人（13.7%）。希望获取的性知识主要为性生理知识、性心理知识和性保健知识三大模块，而对性道德知识、性病及预防的知识需求一般，对避孕知识的需求较少，而有 150 人（9.3%）对希望了解的性知识处于自己都不清楚的状态。中学生对心理卫生讲座实用知识的期望主要是"自我保护"和"拒绝陌生人的侵害"。445 人（27.6%）在小学五年级接受了生理卫生教育，占比较多，年级差异不大，但值得注意的是有 46 人（2.8%）从未接受过青春期生理卫生知识的相关教育，详见表 16-1。

表 16-1　中学生对青春期的认知和评价情况

自我认知情况		人数	构成比（%）
青春期生理卫生知识的了解	非常了解	376	23.3
	比较了解	769	47.8

自我认知情况		人数	构成比（%）
	一般了解	417	25.9
	不了解	48	3.0
父母对性教育的重视程度	很不重视	87	5.4
	不重视	114	7.1
	一般	662	41.1
	重视	527	32.7
	很重视	220	13.7
性知识	性生理知识	1330	82.6
	性心理知识	1188	73.8
	性健康保健知识	1141	70.9
	性道德知识	910	56.5
	性病及预防	918	57.0
	避孕知识	585	36.3
	不知道	150	9.3
生理卫生知识	了解自己的身体结构	1105	68.6
	拒绝陌生人的侵害	1227	76.2
	获取途径	983	61.1
	保护自己	1373	85.3
接受生理卫生教育的年级*	小学三年级及以前	300	18.6
	小学四年级	301	18.7
	小学五年级	445	27.6
	小学六年级	295	18.3
	初中之后	222	13.8
	从来没有	46	2.9

*缺失 1 例。

（二）中学生对青春期生理卫生知识的知晓情况

1. 中学生生理卫生知识的知晓率

中学生对"性教育开始的年龄段"的总知晓率为 32.9%，对"男性生殖器官发育成熟的标志"的知晓率为 67.2%，对"女性生殖器官发育成熟的标志"的知晓率为 74.1%。有关艾滋病的传播途径的总知晓率为 56.2%，单项知晓率除了对共用碗筷的知晓率较低外，其余传播途径的单项知晓率均较高，具体结果见表 16-2。

表 16-2 中学生生理卫生知识的知晓率情况

生理卫生知识	总人数（n）	回答正确人数（n）	知晓率（%）
性教育开始的年龄段	1610	529	32.9
男性生殖器官发育成熟的标志	1610	1082	67.2
女性生殖器官发育成熟的标志	1610	1193	74.1
艾滋病的传播途径	1610	904	56.2
共用碗筷	1610	1056	65.6
性传播	1610	1462	90.8
日常握手与拥抱	1609	1493	92.8
输血	1610	1498	93.0
共用注射针头	1610	1511	93.9

2. 不同人口学特征的中学生生理卫生知识的知晓率

中学女生对性教育开展的年龄段的知晓率要高于中学男生，随着年级与年龄的增长，性教育开展年龄段的知晓率基本呈上升趋势。中学男生对男性生殖器官发育成熟的知晓率要高于中学女生，本次调查中初二学生对男性生殖器官发育成熟的知晓率最高，初一学生知晓率最低。中学女生对女性生殖器官发育成熟的知晓率要高于中学男生，初二、初三学生对女性生殖器官发育成熟的知晓率最高，知晓率最低的是初一学生。

就艾滋病传播途径的总知晓率进行分析，发现该校中学生中女生总知晓率要高于男生，且随着年龄的增长及年级的增加，艾滋病传播途径的正确认知呈上升趋势。具体结果见表 16-3。

表 16-3 中学生对艾滋病传播途径的知晓情况

人口学特征	总人数（n）	回答正确人数（n）	知晓率（%）
性别			
男	890	483	54.3
女	719	420	58.4
年级			
初一	431	145	33.6
初二	311	174	55.9
初三	374	247	66.0
高一	256	173	67.6
高二	237	164	69.2
年龄（岁）			
11	15	3	20.0
12	329	113	34.3
13	337	170	50.4
14	308	197	64.0
15	321	217	67.6
16	234	158	67.5
17	64	45	70.3

3. 中学生对青春期心理卫生知识的知晓率

中学生对青春期心理卫生知识的知晓率较高的为周围同学早发育的反应、第二性征出现的反应、性问题看法三个方面，知晓率均在80%以上，从心理卫生知识层面看中学生基本能接受青春期的变化，但在拒绝异性朋友提出的过分要求方面，大家的心理接受差异度较大，只有57.8%的人能选择正确的处理方式。具体结果见表16-4。

表16-4　中学生心理卫生知识的知晓率

心理卫生知识	总人数（n）	回答正确人数（n）	知晓率（%）
第二性征出现的反应	1610	1316	81.7
周围同学早发育的反应	1610	1407	87.4
谈论性敏感话题的反应	1610	1186	73.7
与异性交往的感觉	1610	1098	68.2
性冲动的看法	1610	1224	76.0
拒绝异性朋友提出的过分要求	1610	930	57.8
性问题看法*	1609	1421	88.3
开展学校生理卫生教育必要性	1610	1148	71.3

*缺失1例。

4. 中学生对青春期生理卫生知识的态度

中学生对青春期生理卫生知识的知晓与应对程度尚可，但遇到性困惑的时却有58.8%的人不会选择咨询老师或父母；对于早恋，有17.8%的持反对态度，28.4%觉得无所谓，有29.7%的人持赞成态度，24.1%认为应该先冷处理，等长大一些再说。对于婚前性行为，4.1%的人认为有无感情都可以有，任何情况下都不应该有的仅占32.9%。具体结果见表16-5。

表16-5　中学生对生理卫生知识的态度

生理卫生知识	人数（n）	构成比（%）
青春期或将进入青春期的应对*		
因对青春期知识了解，能积极乐观应对	749	46.5
基本能应对，但需要家人和老师帮助	612	38.0
没有做好准备，可能会不知所措	41	2.5
希望学校开设相关课程，给予科学指导	207	12.8
性困惑时是否咨询老师或父母**		
不会，但相信可以给予相关帮助	783	48.6
会，不一定有用可寻求心灵上的安慰	101	6.3
会，他们会给予帮助	558	34.7
不会，觉得难以启齿	165	10.2
早恋看法		
反对，不利于健康成长	286	17.8
无所谓，看具体情况	457	28.4

续表

生理卫生知识	人数（n）	构成比（%）
赞成，只要不影响学习	478	29.7
应该先冷处理，等长大一些再说	388	24.1
婚前性行为***		
任何情况下都不应该有	530	32.9
如果有感情可以有	460	28.6
如果准备结婚可以有	552	34.3
有无感情都可以有	66	4.1

*缺失1例；**缺失3例；***缺失2例。

5. 中学生青春期生理卫生知识相关行为的构成情况

中学生对青春痘的处理：有63.0%的人会少吃刺激性的事物，71.7%的人会注意个人卫生防护，但也有14.0%的人会用手挤。当喜欢的异性不理睬时的处理：76.5%的人能控制自己，但也有4.7%的人会纠缠对方。与异性交往的方式：有17.6%的人会很害羞，不想与异性交往。遇到性骚扰或者侵害时有8.4%的人会选择沉默。具体结果见表16-6。

表16-6 中学生有关生理卫生知识相关行为构成

生理卫生知识相关行为	人数（n）	构成比（%）
青春痘的处理		
难看，用手挤掉	226	14.0
少吃刺激性食物	1015	63.0
加强个人卫生常洗脸	1155	71.7
去医院咨询专家意见	525	32.6
无所谓，不管它	162	10.1
没长青春痘	401	24.9
当喜欢的异性不理睬时的处理*		
控制自己，把心思转到学习上	1232	76.5
纠缠他	75	4.7
找机会报复他	16	1.0
冷处理，暂时不与交往	282	17.6
与异性交往的方式		
课外集体活动（班级）	1232	76.5
课外小团体活动（朋友）	75	4.7
单独交往	16	1.0
很害羞，不想与异性交往	282	17.6
遇到性骚扰或侵害的处理		
告诉家长	1031	64.0
及时报警	1288	80.0

续表

生理卫生知识相关行为	人数（n）	构成比（%）
选择沉默，不告诉他人	136	8.4
奋力反抗	1028	63.9

*缺失 5 例。

6. 中学生父母对青春期教育的行为

中学生与父母同时观看电视节目遇到床戏或吻戏时，父母正确的行为仅占 27.6%。具体结果见表 16-7。

表 16-7　中学生父母对青春期教育的行为

父母对青春期教育的行为	人数（n）	构成比（%）
与父母同观看节目时，遇到床戏或接吻戏，他们的反应*		
没有任何反应	445	27.6
立刻换台或蒙起眼睛不让看	287	17.8
小时候有反应，长大后不管了	580	36.0
不等他们反应，我就把台换了	291	18.2

*缺失 6 例。

7. 中学生青春期生理卫生知识获取的途径

中学生生理卫生知识获取渠道的前三种是父母等亲人、学校开设课程和同学朋友间交流，详见图 16-1。

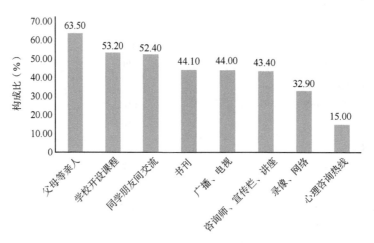

图 16-1　中学生对生理卫生知识的获取途径

二、主要发现

（一）中学生对青春期生理卫生知识的自我认知情况尚可

中学生对青春期卫生知识的自我认知为非常了解和比较了解的比例达到 71.2%，说明有关青春期的健康教育工作有一定的开展基础，但仍有 3.0%的中学生不了解青春期的生理卫生知识。该校中学生所需要了解的青春期知识中，仅有 36.3%的人希望了解"避孕知识"，却有 67%的人认为可以有"婚前性行为"，提示该校中学生的知识和态度存在一定的冲突现象，在学校健康教育工作过程中，出现健康教育实践中常见的"知行分离"现象。青春期生殖系统的发育尤为突出，但对生殖器官发育成熟标志的知晓率、艾滋病传播途径等青春期生理卫生和性健康知识掌握情况不容乐观。初中学生艾滋病防治知识水平尚有待提高，对其传播途径的总知晓率比较低，仅为 56.2%。在调查问卷涉及的有关艾滋病的传播途径的五个选项中，单项知晓率最低的为共用碗筷能否传染艾滋病。根据"青春痘"处理方式的调查情况也折射出青春期个人卫生习惯问题的情况不乐观；对于青春期身体结构的了解提示健康教育工作尚可，多数中学生可平稳度过青春期，但对如何保护自己、拒绝陌生人侵害等基本技能的了解需求较高。

（二）中学生青春期性及相关心理卫生知识薄弱

青春期性教育具有重要的现实及深远意义，是不可缺少、不可替代、不可弥补的，能影响人的一生，因此对中学生进行性健康教育是非常必要的。青春期学生谈论性问题是成长中的正常现象且不能回避，由于性生理和性心理的逐渐成熟，中学生对性知识的渴望，对异性的追求是很自然的，故需对青春期中学生进行性健康引导和教育，帮助中学生顺利度过青春期。有关性教育的研究本次主要涉及中学生对婚前性行为的态度，仅有 32.9%的同学能做出正确的认知，却有 67.0%的中学生认为可以接受婚前性行为。现代中学生的性观念已与传统道德观的要求发生了较大的变化，如有部分学生没有正确或明确的性态度。

青春期的变化对青少年的心理产生了较大的影响，常见表现为情绪敏感、易冲动、对异性充满好奇和情感的困惑，在与异性交往中会出现一些心理问题和行为障碍。青春期心理卫生问题在调查中主要涉及以下几个方面：一是早恋，29.7%的人赞同早恋，认为早恋是正常现象；17.8%的学生认为不可以早恋；二是与异性交往的情况，对异性间接触认为不好意思的占 7.7%，异常兴奋的占 6.7%，有点紧张感的占 17.3%；三是对于生理变化产生的心理压抑、紧张、惶恐等情绪，第二性征出现时 18.3%的人会感到害羞、紧张、焦虑、不知所措等，有的甚至产生自卑、厌烦等心理，提示该中学有关青春期的心理卫生知识的教育较为薄弱，需进一步加强。

（三）青春期健康教育中家长的教育功能未充分发挥

中学生获得青春期知识的途径主要包括父母亲人、学校开设课程和同学朋友间交流三大板块。在谈论性问题方面，63.5%的学生选择与父母亲人谈论，而从中学生自评家长对青春期性教育的情况看，重视和很重视的比例仅为 46.4%，且自认为家长不重视青春期性教育的比例高达 12.5%。学校健康教育存在的一些问题导致了很多中学生对青春期卫生知识的了解程度十分肤浅，甚至对性知识表现出神秘、无知和恐惧感。

当前家长和家庭的健康教育存在的问题：一是受传统观念影响，很多家长在孩子面前过于严肃或腼腆，张不开口，甚至是对性教育的问题采取避而不谈的方式；二是家长虽然认识到家长、家庭教育在青春期教育中的重要性，但缺乏系统科学的性知识，面对孩子不知该如何开口、讲得模棱两可甚至出现谬误，给他们带来更大的困惑和麻烦。上述问题均不利于性健康教育工作的开展，家庭性教育功能亟待强化。

三、思考与建议

（一）学校健康教育需要围绕大健康教育观，不断更新健康教育理念

青春期中学生接受能力强，加强学校健康教育，尤其是对青春期中学生，引导他们提高自我保健能力，有效减少不良生活方式、行为习惯及潜在危险因素的威胁。作为学生健康教育的主要执行方，学校需进一步更新健康教育理念，从"治病为中心"向"人民健康为中心"转变。同时，整合生命教育、公共卫生教育、环境教育、营养和食品卫生教育、疾病预防教育、心理健康教育和科学体育教育等方面形成大健康教育观，引导家庭教育、社会教育等全面融入健康教育政策，不断创新健康教育模式，完善学校健康教育体系，有力推动学校健康教育工作的有效开展。

（二）学校应突破传统教育壁垒，正确引导学生在青春期的态度与行为

青少年时期是个人身心发展特别是生殖发育的关键时期，学校健康教育内容不但要全面，而且要有针对性。目前学校健康教育的内容还不全面，促进青少年健康成长的重点内容如情绪和精神健康、避孕、艾滋病及其他性传播疾病预防等教育内容较少，尤其是性保健与性教育方面，很多教师和家长因为传统观念的限制，避讳或不愿讲解该方面的内容。建议学校可以发动及动员家长，将家庭教育纳入学校健康教育的第二课堂，请家长配合学校对孩子进行青春期的教育，关注中学生的生理和心理健康状况；学校在讲授健康教育课程的过程中增加性健康的教育，开展灵活、有效、多样的教育活动，培养学生形成健康的生活方式，形成文明的性道德观念，培养对婚姻、家庭、社会的责任意识。在青春期的健康教育过程中有必要强化我国的传统道德，使他们明白婚前性行为的弊端，做到自尊自爱、自我调节与克制，从而为中学生道德的发展和将来正常的婚恋观打下良好的基础。此外，学校对青少年精神、心理问题，学习、人际交往障碍等不够关注，心理健康教育内容较少，

所以应当有针对性地开展青春期心理健康教育和引导。对学生进行异性交往方式的教育和引导，形成健康的道德情操。正确引导是当前青春期健康心理教育的重点。

（三）建立以学校为核心的多部门合作机制，形成健康教育合力

学校健康教育是一项系统工程，单凭某一部门的努力是难以完成的，教育部门、卫生健康部门、学校、社区和家庭应加强合作形成健康教育合力，消除影响学校健康教育有效开展的不利因素，共同促进学校健康教育的发展和学生健康素质的提高，各级部门、各类人员都需要加强沟通、彼此配合、共同发力，推动学校健康教育的有效开展，学校内部更要做到多部门协调合作。学校应注意课本内容的编写和课程的安排，尽可能使学生易于理解；教师主动与学生沟通，建立良好的信任关系。另外，还应通过丰富多彩的校内、校外活动使学生可以获得正确的青春期知识，满足学生的需求，以及解答学生所遇到的困惑。同伴教育是推进青春期生理卫生和性教育的良好途径，学校可尝试或试点进行同伴教育。学校在为学生提供适宜、适度的性教育同时，还需对家长开展相关培训，帮助家长更好、更有效地与孩子沟通性知识。让学生养成健康行为和健康生活方式，需要学校、家庭、社区的共同努力，共同营造健康的环境，共同促进学生健康水平的提高。

（四）重视学生健康教育的梯度需求，全面督促系统教育的落实

中学生的青春期有提前的现象，这与社会经济的迅速发展、青少年生活水平的改善以及营养和健康状况的好转密不可分。所以，当前学校在开展青春期知识教育的时间应提前至小学高年级。按照教育部的《中小学健康教育指导纲要》的要求，1 至 2 年级的小学生就要了解生命孕育、成长基本知识，知道"我从哪里来"；3 至 4 年级的孩子初步了解儿童青少年身体主要器官的功能，学会保护自己；5 至 6 年级就要知道青春期的生长发育特点、男孩女孩在青春发育期的差异、女生月经初潮及意义（月经形成以及周期计算）以及男生首次遗精及意义等。建议学校在进行健康教育的过程中根据不同年级学生的实际需求，学生成长的心理、生理特点，有计划、有步骤地探索青春期教育的规律；而在健康教育课程内容的讲授，除了介绍有关青春期的基本知识外，应侧重基本技能的传授及应对技巧方面的训练。

（张 燕）

参 考 文 献

纪颖，曹望楠，郑韵婷，等，2018. 学校健康教育的国际经验及对中国的启示. 健康教育与健康促进，13（6）：482-484
健康教育政策研究课题组，张志勇，杨玉春，等.2018. 学校健康教育开展的现状及其有效推行路径——以山东省健康教育工作实践为例，中国教育学刊，8：32-36，41
刘世娜，2017. 青少年性教育现状的调查和展望. 继续医学教育，31（9）：31
毛红芳，史慧静，龙翔，2014. 上海市嘉定区青少年自感生理健康问题和卫生服务需求调查. 上海预防医学，5：252-254
潘世俊，2018. 从健康中国看学校健康教育. 文体用品与科技，13（13）：47-48
沈萍儿，2017. 高中女生青春期保健教育效果的调查研究. 世界临床医学，11（16）：241-242
田玉梅，米薇，刘翔宇，等，2019. 健康中国背景下湖南西部学校健康教育现状. 中国学校卫生，40（3）：448-451

第十七章 贵阳市社区居民健康服务现况及对策研究

《"健康中国2030"规划纲要》提出把健康摆在优先发展的战略地位，需转变服务模式，全方位、全周期保障人民健康。北京大学国家发展研究院刘国恩教授指出，健康服务应不同于医疗服务，健康服务是以医疗服务为中心的前移和后延，生病不是前提，而需要少生病、生小病、晚生病。在我国当前阶段，健康服务是重大的民生问题，涉及疾病诊断和治疗、预防、健康促进、健康维护与康复的所有服务，包括个体和非个体。它服务于人的健康卫生需求，是卫生服务工作中的重中之重，也是卫生服务体系的核心构成要素，拥有全人群覆盖、全服务连续实施、全过程保障的特点。基于此，本研究采用定性与定量相结合的实证性研究方法，了解贵阳市社区居民健康服务工作现况，为更好推进社区健康服务工作提供对策与建议。

一、社区开展健康服务的基本情况

随机抽取贵阳市7个社区，对7个社区的负责人及相关工作人员进行访谈。调查发现：贵阳市目前的社区健康服务项目开展较好的主要是依托于社区卫生服务中心（站）的基本公共卫生服务，如居民健康档案管理、慢性病的健康管理、儿童计划免疫、健康讲座开展等。但一些非基本公共卫生服务内容，如婚前体检/孕前优生检查、重大疾病跟踪治疗以及健康（特殊疾病）援助服务等各社区均开展相对不足。婚前体检/孕前优生检查服务仅有2家社区开展，重大疾病跟踪治疗与随访服务和健康（特殊疾病）援助服务均仅有1家社区开展。

被调查的7家社区有6家开展了老年日间照护服务，但很多老年日间照护仅是一个老年活动场所（中心），未提供实质的健康相关服务。另外，有4家社区开展了流动人口健康促进服务或建立了流动人口健康档案，但流动人口信息的利用度不足，健康服务的针对性不高。

调查中还发现，一些经济状况较好的社区除了开展上述健康服务项目，还另外开展了一些特色健康服务项目。

（1）针对二孩政策下的高龄产妇，社区专门免费为其购买意外保险，并深入新生儿家庭进行婴幼儿护理知识宣传。

（2）建立了吸毒人群小屋，对吸毒人员进行生理帮扶和心理辅导，定期体检并建立健康档案。

（3）建立健康小屋或健康自助服务场所，内设自动血糖仪、血压计、体重计、腰围尺等仪器设备，并有特色的中医体质辨识系统，为居民从中西医两方面提供健康服务。

（4）为社区居民在小区建立专门的健身场所和健身步道。

（5）开办社区老年大学，开设书法、舞蹈、电脑、古筝、乒乓球、太极拳等众多丰富的课程，丰富老年居民文化精神生活。

（6）依托社区卫生服务中心医务人员，在社区专门设立戒烟门诊、体重管理门诊、口腔门诊等，落实健康生活方式的促进工作。

（7）通过微信平台开展心理健康咨询与辅导，打造社会支持网络。

二、社区居民对健康服务的利用情况

抽取贵阳市社区居民作为问卷调查对象。共发放调查问卷 473 份，有效问卷 449 份，有效回收率为 94.90%，覆盖贵阳市云岩区、南明区、乌当区、花溪区、观山湖区、白云区、修文县、清镇市、开阳县、息烽县 10 个行政区域的社区居民。调查对象中男性 133 人（29.60%），女性 314 人（70.40%），最大年龄 94 岁，最小年龄 10 岁，平均年龄（39.03±18.72）岁。

（一）中老年居民两周患病就诊率较高

社区居民两周患病就诊率为 27.27%，其中，男性、女性两周患病就诊率分别为 25.64% 和 25.81%；10～20 岁组、21～40 岁组、41～60 岁组及 >60 岁组居民的两周患病就诊率分别为 21.68%、24.60%、29.61% 及 38.14%；经济收入低、经济收入中等、经济收入较高及经济收入高的居民两周患病就诊率分别为 23.53%、27.29%、21.63% 及 33.33%；城镇职工医保、城镇居民医保及新农合居民的两周患病就诊率分别为 29.81%、25.78% 及 21.42%；组间比较差异均无统计学意义（$P > 0.05$）。

（二）社区居民患病首诊选择二级医疗机构比例较大

首诊愿意选择社区卫生服务中心（站）的居民占 20.04%，选择二级医疗机构占 36.08%，选择三级医疗机构占 22.94%，选择私人诊所占 15.37%，选择其他医疗机构占 5.57%。

社区居民不愿意选择社区卫生服务中心（站）就诊的主要原因：不信任医务人员的医疗技术（31.63%）、认为医疗设备简陋（21.60%）、认为就诊环境较差（16.04%）、路程较远（10.91%）、不是医保定点单位（10.91%）、服务态度不好（9.58%）、认为收费欠合理（8.90%）、等候时间较长（8.02%）。

（三）居民对社区健康服务各项目中围绕疾病相关的服务利用比例较高

社区居民对健康服务项目利用比例最高的前五位分别是看病开药（60.77%）、健康教育（55.33%）、老年人免费健康体检（49.66%）、儿童计划免疫（48.30%）和健康咨询（44.44%），详见图 17-1。

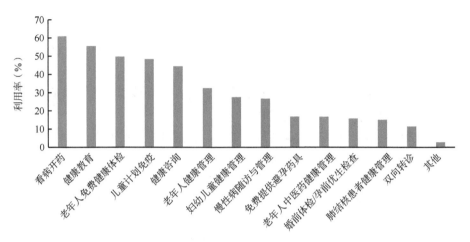

图 17-1　贵阳市社区居民对健康服务利用的情况

（四）社区健康服务各项目的利用与文化程度、年龄、慢性病和经济收入等因素有关

以社区健康服务各项目的利用情况（"未利用"定义为 0，"利用"定义为 1）为因变量，以年龄、性别、文化程度、经济收入、是否患有慢性病、是否签约家庭医生服务作为自变量进行非条件 Logistic 回归分析。变量赋值见表 17-1。

表 17-1　回归分析自变量赋值表

变量	赋值
性别	1=男；2=女
文化程度	1=文盲及半文盲；2=小学；3=初中；4=高中/技校/中专；5=大专及以上
经济收入	1=贫困；2=低收入；3=中等收入；4=初级小康及以上
是否患有慢性病	1=否；2=是
签订家庭医生	1=没有签订；2=有签订

结果显示，患有慢性病者对在社区看病开药服务的利用较高；文化程度越高对健康教育、慢性病随访与管理的利用越高；年龄越大对慢性病随访与管理、老年人免费健康体检、老年人健康管理等服务项目的利用越高；签订家庭医生服务对慢性病随访与管理、双向转诊、免费提供避孕药具等服务项目的利用较高；女性在老年人免费健康体检服务的利用较高。经济收入越高在社区婚前体检/孕前优生检查、免费提供避孕药具服务项目上的利用程度越低；年龄越大在肺结核患者健康管理服务项目的利用越低。详见表 17-2。

表 17-2　社区健康服务利用情况影响因素的 Logistic 回归分析结果

服务项目	影响因素	β	S.E.	Wald χ^2	P	OR	OR 的 95%CI 下限	OR 的 95%CI 上限
看病开药	慢性病情况	0.589	0.268	4.833	0.028	0.555	0.328	0.938
健康教育	文化程度	0.192	0.063	9.417	0.002	1.212	1.072	1.370

续表

服务项目	影响因素	β	S.E.	Wald χ^2	P	OR	OR 的 95%CI 下限	上限
慢病随访与管理	年龄	0.400	0.159	6.290	0.012	1.491	1.091	2.038
	文化程度	0.333	0.098	11.502	0.001	1.395	1.151	1.692
	签订家庭医生情况	0.245	0.090	7.430	0.006	0.783	0.656	0.933
老年人免费健康体检	性别	0.498	0.218	5.210	0.022	1.645	1.073	2.521
	年龄	0.517	0.107	23.305	0.000	1.678	1.360	2.070
双向转诊	签订家庭医生情况	0.261	0.121	4.662	0.031	0.770	0.607	0.976
老年人健康管理	年龄	0.499	0.109	20.824	0.000	1.048	1.330	2.042
肺结核患者健康管理	年龄	−0.473	0.151	9.784	0.002	0.623	0.463	0.838
婚前保健	文化程度	0.406	0.102	15.908	0.000	1.501	1.230	1.833
	经济收入	−0.282	0.136	4.288	0.038	0.753	0.578	0.985
免费提供避孕药具	年龄	−0.696	0.160	18.816	0.000	0.499	0.364	0.683
	经济收入	−0.348	0.138	6.359	0.012	0.706	0.539	0.925
	签订家庭医生情况	0.260	0.112	5.394	0.020	0.771	0.619	0.960

三、社区居民对健康服务的需求情况

（一）社区老年居民慢性病患病率最高

本次调查显示，居民慢性病患病率为 18.26%，其中男、女性慢性病患病率分别为 17.91% 和 18.41%，男女居民间慢性病患病率差异无统计学意义（χ^2 =0.06，P=0.900）；10～20 岁组、21～40 岁组、41～60 岁组及＞60 岁组居民慢性病患病率分别为 5.26%、10.88%、26.42% 及 39.19%。各年龄组慢性病患病率差异有统计学意义（χ^2 =42.08，P＜0.01）。

（二）居民对健康评估、健康咨询的需求最高

贵阳市居民对社区健康服务中需求前五位项目是健康普查及免费健康评估（67.35%）、社区现场义诊及健康咨询（65.08%）、定期健康知识讲座（51.70%）、特殊人群健康上门服务（48.53%）、健康相关书籍借阅（40.82%），详见图 17-2。

（三）性别、文化程度、年龄等是居民对社区健康服务各项目需求的影响因素

以社区健康服务的需求情况（"无需求"定义为 0，"需求"定义为 1）为因变量，以年龄、性别、文化程度、经济收入、是否患有慢性病作为自变量进行非条件 Logistic 回归分析。变量赋值见表 17-1。

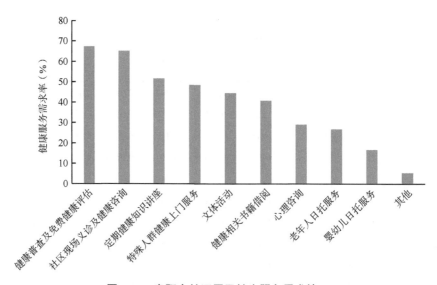

图 17-2 贵阳市社区居民健康服务需求情况

结果显示，男性和患有慢性病的居民对健康普查及免费健康评估的需求较高；文化程度越高对老年人日托服务、心理健康咨询、特殊人群健康上门服务需求越高；年龄越大对定期健康知识讲座、老年人日托服务的需求越高；年龄越大对心理健康咨询服务的需求较低。详见表 17-3。

表 17-3 社区健康服务需求情况影响因素的 Logistic 回归分析结果

需求项目	影响因素	β	S.E.	Wald χ^2	P	OR	OR 的 95%CI 下限	OR 的 95%CI 上限
健康普查及免费健康评估	性别	−0.574	0.249	5.31	0.021	0.564	0.346	0.918
	慢性病情况	0.934	0.273	11.688	0.001	1.393	1.230	1.671
特殊人群健康上门服务	文化程度	0.158	0.063	6.415	0.011	1.172	1.036	1.324
定期健康知识讲座	年龄	0.010	0.005	3.928	0.047	1.010	1.000	1.021
心理健康咨询	文化程度	0.238	0.083	8.163	0.004	1.269	1.078	1.494
	年龄	−0.022	0.007	10.349	0.001	0.978	0.965	0.991
老年人日托服务	文化程度	0.209	0.088	5.620	0.018	1.232	1.037	1.464
	年龄	0.025	0.007	11.985	0.001	1.025	1.011	1.040

四、对策与建议

（一）围绕居民健康服务需求，以疾病防控为基础推进社区健康服务

从居民对社区健康服务需求来看，普遍更加关注疾病相关的健康问题。因此，以抓住各年龄层常见健康问题为契机推进社区健康服务，更能全方位全周期保障居民健康。例如，儿童期龋齿问题，可以定期进行口腔健康宣传，以漫画或动画的形式加深小朋友的认识，加强儿童监护人相关知识教育；新成立的社区卫生服务中心（站）在建设规划

中可考虑新增口腔门诊。另外，视力缺陷也是青少年时期的重大健康问题，社区可与辖区中、小学校等多部门合作，把视力健康公共教育列为健康教育和公共卫生服务的重要内容。

随着年龄的增长，中老年人的健康问题更为突出，特别是慢性非传染性疾病患病率增长明显，因此积极开展疾病的筛查和重点疾病的防控工作尤为必要。例如，社区定时开展重点人群的疾病防治项目和重点疾病的宣传教育，有效提高社区居民健康水平，提高慢性病患者的自我管理能力；也可结合贵医云等大数据平台，强化对相关数据的分析与使用，深度摸索与尝试更有效的慢性病疾病管理模式。

（二）有效控制社区居民慢性病发展，关注居民超重和肥胖问题

慢性病对城市居民健康危害较大，可能与城市化导致膳食的改变和体力活动的减少，从而增加了超重和肥胖的概率有关。因此，为有效控制社区居民慢性病发展，居民超重和肥胖问题应是关注重点之一。

适当的体力活动是控制超重、肥胖的有效措施。因此，社区健康服务活动中可加强日常健康生活行为指导和体重管理，这也符合社区居民的健康服务需求。例如，定期组织一些体育活动比赛或者项目；定时在社区锻炼区域派专人对社区居民进行适当的体育锻炼指导。每年8月是贵阳的"全民健身月"，社区可定期利用贵阳"体育云"平台发展体育健身指导服务，提高全民健身指导水平和健身设施监管效率。同时，加强营养知识的宣传教育，对不同收入、不同教育水平的人群进行分类指导，使其掌握合理膳食原则。

（三）关注老龄化需求，构建社区医养结合梯度化服务产品供给序列

老年人的养老问题一直是社会各界广泛关注的热点问题，目前贵阳63.3万老年人中，有近1/3为空巢老人、独居老人、困难老人（含生活不能自理），他们对社区日间照料、紧急救助、精神慰藉、心理康复、医疗护理等方面的需求也不断增长。老龄人多"与药为伍""与病相伴"，则需要社区养老视角下的医养结合的统一。根据贵阳市社区开展健康服务的基本情况来看，大部分社区都已经将社区养老或日间照料作为健康服务内容，但缺乏形式与功能的统一。为提供行之有效的老年健康服务，建议构建社区医养结合梯度化服务产品供给序列。

首先要细分老年人口，建立一系列的服务政策、服务内容、服务创新战略，并建立一个互补的和独特的养老服务供应模式。根据老年人的健康情况，可将老年人分为独立老年人、康复老年人、半丧失行动老年人、丧失行动老年人。根据不同老年人的健康情况，明确其在服务需求上的差异，构建多层次、专业化的服务序列，形成一个梯度服务序列。社区需要积极招聘专业医生、护士和引进先进医疗设备，积极拓展健康日托中心的服务功能，为老年人的健康提供更为专业的医疗服务，特别是针对半丧失行动老年人、丧失行动老年人；而针对独立老年人、康复老年人可以优化社区、医院等医疗机构积极发动社区志愿者或医疗志愿者提供健康上门服务。

老龄化"医养结合"中"养"也是不可忽视的，即关注老年居民的生活服务需求。以上海为例，作为我国第一个实施老年人居家养老工作的城市，早在 2000 年就开展对生活特殊困难的老年人实施政府养老服务补贴，并由社区派遣专人对老年居民的身体健康状况进行评估，照料等级为中度或者重度者还设立居家养老服务专项护理补贴。另外，上海市居家养老服务的日常生活照料服务体系也非常完善，包括助餐、助浴、助洁、助医、助行服务，尤其是助餐服务是上海市居家养老服务的一大特色。在下一步的健康服务工作中，贵阳市部分有条件的社区可考虑借鉴开展。

（四）加强社区居民患病跟踪治疗和健康援助工程，有效落实医疗救助制度

针对社区困难居民与大病居民，社区进一步发扬"奉献、友爱、互助、进步"的志愿者精神，加强社区居民患病跟踪治疗和健康援助工程。可发动辖区社会力量，组建医疗志愿者每月定期到社区活动室开展医疗活动，满足辖区居民的医疗健康服务需求；针对社区患病的困难群众进行免费帮扶，建立困难群众健康体检卡，跟踪治疗，设立医疗专项救助等。通过持续开展志愿服务活动，加强社区服务中心（站）和社区卫生服务中心工作人员的沟通与协调，使辖区基层卫生服务机构的人性化服务精神得到彰显，不断丰富社区和基层卫生服务机构文化内涵。

（五）进一步加强社区健康服务能力建设，完善健康与医疗保障功能

两周患病率以常见慢性病持续到两周内为主，但首诊愿意去社区就医的居民比例不高，究其原因，可能与社区健康服务能力建设不够、宣传不够、居民意识不够有关。建议在家庭医生签约服务的基础上，落实健康普查及免费健康评估、社区现场义诊及健康咨询、定期健康知识讲座等需求率较高的健康服务项目，特别是针对文化程度较低的居民加强社区健康服务宣传，使社区健康服务宣传深入人心。再者，进一步加强基层卫生服务机构健康服务能力建设，可考虑与所驻地区二级医疗机构合作，提高医疗服务水平，提升专业技能，完善社区健康服务内容框架，特别是加强流动人口健康促进工作，促进健康服务的公平性和可及行，达到健康服务"少生病、生小病、晚生病"的宗旨。

面向不同人群、满足不同需求层次，建立健全健康与医疗保障体系和覆盖社区居民的社会化、多元化、多层次的医疗保障体制，体现法定社会医疗保险与商业医疗保险并重，疾病诊疗与预防保健并重。随着我国经济发展水平、人民群众生活水平和医疗保障水平的提高，逐步实现商业医疗保险制度从现阶段的补充地位到与法定社会医疗保险并重，直至成为医疗保障供给主体地位的转换，逐步建成包括法定社会健康医疗保险制度，商业健康医疗保险制度，社会医疗救助，健康照护制度和针对特定人群（城镇登记失业人群、特困人群、重大疾病人群等）的健康服务保障制度体系。

（六）推动心理咨询和心理治疗服务，加强社区重点人群心理健康服务

2016 年国家卫计委联合中宣部等 22 个部门发布了《关于加强心理健康服务的指导意见》，明确了卫生计生部门对心理健康服务的牵头职责，"加强心理健康服务"已经成为社

区卫生服务的新使命。首先，全面开展心理健康促进与教育，在社区传播心理健康知识，提升居民心理健康素养；其次，社区积极营造关注心理健康、消除歧视的社会氛围。

目前，贵阳市开展的社区健康服务在心理健康方面还有待补充，建议积极推动心理咨询或心理治疗服务，加强重点人群心理健康服务和特殊人群心理健康服务。可由社会机构从业人员、学校人员、精神科医师、心理治疗师等社会志愿者对存在心理困扰的人群提供心理咨询，解决其所遇到的各种心理问题和困扰，如学习、工作、婚姻、家庭等问题，促进其心理健康发展；对存在心理疾病的患者，主要进行心理诊疗，由社区卫生服务中心的精神科医师、心理治疗师担任，或通过社区购买第三方服务提供。同时注重引进社会工作的手法，整合资源开展相关工作，打造心理健康教育、心理热线、心理评估、心理咨询、心理治疗和精神科治疗的全链条衔接递进的服务模式，也可通过微信平台开展心理健康辅导、咨询等。

（七）加强社会支持网络建设，增加社区与居民的互动与交流

社会支持网络是在各种复杂的社会互动中所形成的可以为个人提供经济、情感、信息等支持的人际关系网络。首先构建社区需求网络体系，不仅需要完善的文体、娱乐基础设施，还需要满足社区居民日益增长的精神需求，可以成立社区阅览室或图书角，增加居民的互动和交往，改善邻里关系，重建居民与团体之间的紧密联系。实现社区需求网络体系，不仅需要社区根据自身情况，合理建设、有效利用现有资源，更需要社区与社区之间实现资源共享，使现有资源的利用达到最大化。

加强社区中介和整合作用，建立相邻社区支持网络，举办一些健康知识竞赛、辖区优秀志愿者或健康家庭评选等活动，也可以开发社区共用微信公众号或微信群等，进行线上线下交流沟通，帮助居民认识参与的重要，使居民对社区更加认同及投入，并愿意共同承担社区健康服务责任。

（八）根据人群健康需求和自身条件，努力打造各社区健康服务的特色优势

社区是若干社会群体或社会组织聚集在某一个领域里所形成的一个生活上相互关联的大集体，是社会有机体最基本的内容，是宏观社会的缩影。不同的社区存在大集体的人口特征和文化、经济差异，在这样的差异下应该找到自身社区主要健康服务问题、需求问题，有针对性地开展社区健康服务工作，凸显特色优势。例如，若社区辖区内学校较多，属于学区房附近，居民构成中近年有部分新增的中青年租户，为此可为流动人口专门建立流动健康档案；辖区学生较多，可结合学校的心理咨询老师专门建立儿童或青少年心理档案，关注其身心健康发展。再如，若社区辖区内有博物馆、图书馆、老年学校等公共文化基础设施，可以其为阵地，根据自身实际和居民的文化需求，构建群众文化健康服务品牌，提供书香、艺术、传统、生态等多元化"文化圈"或"文化区"，在文化知识中普及健康相关知识，寓教于乐，提高居民对社区的自豪感、认同感和归属感。

（卢　芸　宋沈超）

参 考 文 献

曹云源，闫梦青，牛媛娜，等，2017. 河南省居民卫生服务利用公平性评价. 中国公共卫生，6（33）：894-900

杜学礼，鲍勇，2010. 新医改形势下社区健康管理发展战略. 中华全科医学，8（10-12）：1491-1497

郭燕红，2017. 推进分级诊疗，构建连续健康服务. 中国全科医学，20（1）：1-5

李哲，刘剑君，韩晓燕，等，2019. 城市化对慢性非传染性疾病影响的相关研究现状. 中国慢性病预防与控制，1（27）：61-68

邱建庭，甘静雯，巩亚楠，2017. 开展新型家庭医生签约服务的实践与思考. 中国社区医师，11（33）：162-163

祁峰，2011. 中国城市居家养老研究. 大连：大连海事出版社

魏威，张尚武，熊巨祥，2016. 我国构建家庭医生签约服务制度的机制探讨. 全科医学，19（10）：129-1132

吴凡，2018. 以人民健康为中心，推进健康上海建设. 上海预防医学，1（30）：1-2

徐英华，2018. 适应医学模式转变，积极开展社区健康服务. 中国社区医师，27（34）：155-157

中共中央国务院，2016. "健康中国2030"规划纲要. 北京：人民出版社

第十八章　贵阳市健康信息平台建设现况及对策研究

人口健康信息平台是利用互联网技术构建的，以全员人口信息、电子健康档案和电子病历三大数据库为基础，公共卫生、计划生育、医疗服务、医疗保障、药品管理、综合管理六大业务应用为重点，国家、省、地市和县四级人口健康信息平台为枢纽，居民健康卡为载体，信息标准和安全体系为保障，互联共享和业务协同为关键的人口健康信息化工程。人口健康信息平台是开展远程医疗服务、健康管理、实现居民电子健康档案动态更新及医疗机构间检查、检验结果互认和患者信息共享，医疗机构提供在线医疗和健康便捷服务，政府部门实施医疗服务质量监管、获取公众的健康信息、卫生服务需求和利用信息等终端。

2013 年、2014 年和 2015 年国家卫生计生委、国家中医药管理局连续发布了《关于加快推进人口健康信息化建设的指导意见》《人口健康信息管理办法（试行）》《关于落实人口健康信息化建设指导意见的实施方案》，我国人口健康信息化建设工程启动。

贵阳市人口健康信息平台建设始于 2016 年，是贵州省首个全面投入运行的市级全民健康信息平台。为了解贵阳市健康信息平台建设现况及存在的问题，本课题组对贵州省卫健委、贵阳市卫健局、贵州省人民医院、息烽县人民医院等进行了调查。

一、贵阳市健康信息平台建设现状

2016 年 6 月，贵阳市人口健康信息云平台项目获贵阳市发展和改革委员会批准建设。内容包括：人口健康数据服务平台、医疗业务监管平台、医疗核心业务平台、医疗机构协同平台、居民健康管理平台和 IT 基础设施，共计五大平台 33 个应用系统。项目总投资8991 万元，资金来源于市级财政资金。

（一）贵阳市人口健康信息云平台主要建设内容

1. 人口健康数据服务平台

包括：平台基础服务、数据交换服务及数据资源服务。

2. 医疗业务监管平台

包括：综合管理及决策支持系统、突发事件卫生应急指挥调度系统、妇幼健康服务管理系统、特殊药品监管系统、绩效考核系统、医生执业档案系统、处方监管系统、统一医保结算平台、全面预算管理系统及医生多点执业管理系统等。

3. 医疗核心业务平台

包括：基层公共卫生服务管理系统、远程门诊系统、基础卫生数据采集系统、基层智能诊断支持系统、基层合理用药监测系统、中医知识管理系统、药店健康卡结算系统等。

4. 医疗机构协同平台

包括：远程门诊系统、双向转诊转检系统、区域心电中心、区域检验中心、区域影像中心、协同办公一体化系统、医疗物资统一调配管理系统及医疗机构内部门户等。

5.居民健康管理平台

包括：居民健康服务门户、居民健康促进应用、预约服务管理系统、居民健康一卡通及家庭医生管理系统等。

6. IT 基础设施

包括：硬件设备、数据库软件产品、终端设备以及设备机构的购置、集成和租用。

（二）贵阳市人口健康信息云平台建设进展

2016 年，人口健康信息平台一期工程完成并上线运行。当年实现互联网医院网点覆盖到乡（镇），延伸至 70 余个药店和基层医疗卫生机构，县级以上医院远程医疗实现全覆盖。

2017 年，人口健康信息云平台初步建成。①实现了公共卫生、计划生育、医疗服务、医疗保障、药品管理、综合管理六大业务应用。②完成了乡镇卫生院、社区卫生服务中心远程医疗基础设施建设全覆盖。完成了基层医疗机构远程医疗会诊室、影像室、检验室、心电图室和数字化预防接种门诊、县级远程医疗中心"五室一中心"标准化建设；按照填平补齐的原则，完成了基层医疗机构远程医疗接入和数字化检查检验设备配置工作；建成了卫生计生信息专网，并完成接入开通工作；落实了远程医疗组织、管理、运行和城乡基本医疗保险报补政策，规范提供远程医疗服务。③实现了乡镇卫生院、社区卫生服务中心规范化数字预防接种门诊全覆盖。按照房屋面积、信息系统、设备器材、接种人员配置、工作机制"五个达标"的标准，完成了全市乡镇卫生院、社区卫生服务中心规范化数字预防接种门诊建设。④县级以上公立医院全部实现接入全省统一预约挂号平台，常态化向全省统一预约挂号平台推送信息，规范预防挂号服务。⑤县级以上公立医院全部实现接入全省电子病历共享平台，基层医疗卫生机构实现与全省统一建设的基层医疗机构管理信息系统、人口健康信息平台互联互通。⑥实现了贫困人口电子健康档案全覆盖。⑦推动二级以上公立医院建设数字化医院，互联网医院建设初见成效。

2018 年，贵阳市人口健康信息云平台全面建成运行。对贵阳市医疗卫生服务发挥以下功能：

（1）实现了市、县、乡三级公立医疗机构患者信息互通共享，该成果获"2018 IDC 中国数字化转型综合领军者奖项"。完成全市 29 家二三级医院、252 家基层医疗机构和 9 家民营医疗机构数据对接。汇聚整理了714万人口基础信息，254万份住院病历，122万份影像数据，393万名居民健康档案，592万条居民体检随访数据以及近10亿条诊疗数据。增量数据汇聚成为常态化，全市医疗健康大数据初具规模。

（2）随着基本公共卫生服务信息系统、区域妇幼保健系统、公卫医生移动随访APP、医院管理信息系统（基层云HIS）、电子病历系统（基层云EMR）、合理用药系统及基本检验系统等8个系统的应用，实现了对基层医疗机构公共卫生与基本医疗两项业务职能的全面覆盖。

（3）在全国率先实现将市民在全市各级医疗机构的就诊数据及健康档案通过手机APP供市民查询。

（4）市、县两级公立医院远程医疗服务全部接入省级平台，各区、县、县级市完成在县级医院建立区域远程医疗中心，89个乡镇卫生院（含政府办社区卫生服务中心）完成远程医疗服务全覆盖，初步实现了区域远程会诊、远程影像、心电诊断等服务。截至2018年年底，区域心电诊断中心和影像诊断中心共累计完成心电和影像远程诊断近3万例。

（5）针对医疗机构数据质量不高、传输不完整、关联性差、对码不规范等问题，出台了全员人口个案、公共卫生、医疗服务和预防接种等14套数据标准规范，8套安全管理标准，以及远程医疗服务、基本医疗与公卫一体化服务、双向转诊等9套业务管理规范。要求全市所有的公立医疗机构将院内各信息系统的数据，严格按照市健康云的数据标准规范进行全量上传，并保证数据真实准确。目前，市、县级公立医院的HIS、EMR、LIS、PACS等核心系统数据上传已基本达到全民健康信息平台数据质量标准。

（6）在全国为首家颁布实施健康医疗大数据应用发展地方性法规——《贵阳市健康医疗大数据应用发展条例》。

二、问题与建议

（一）平台功能仍需进一步完善

国家卫健委制定的《省统筹区域人口健康信息平台应用功能指引》共计83项应用功能，而贵阳市仅建成了33个应用功能，与国家的要求有一定差距。建议进一步加强平台的建设与发展，不断丰富和完善平台功能。

（二）平台数据汇聚范围有待进一步拓展

目前，贵阳市人口健康信息云平台主要汇聚贵阳市公立医疗机构的数据。截至2018年年底，仅有9家民营医院实现与贵阳市人口健康信息云平台数据对接，健康体检、省级医院数据、贵阳市妇幼保健信息平台、医师考核管理系统、"数据铁笼"等平台信息均未汇入。平台数据汇聚范围过窄，使得数据收集的完整性、系统性受到影响。建议将民营机构、健康体检、省级医院等数据纳入互通共享范围；整合贵阳市妇幼保健信息平台、医师考核管理系统、"数据铁笼"等平台信息，实现信息互联互通。

（三）省级和市级平台衔接欠到位

由于省、市级平台各自建立，目前全市县级医疗机构和基层医疗机构拥有省、市两套系统，根据贵州省人口健康信息云平台的规定，各级医疗机构必须向省级系统传入数据。因此，各医院需要进行两次数据传输，即从主系统拷贝后用另一台计算机再次数据传输，增加了医疗机构的工作量。建议省、市相关部门协调，开发互通接口，由省级平台直接从市级平台提取数据。

（四）进一步完善平台保障机制

人口健康信息平台建设是一项复杂、长期的系统工程，需要从制度上给予经费和人员保障。尽管省以下统筹区域平台建设已纳入国家"十三五"卫生计生服务体系建设规划，但项目建设资金需要量巨大。一家县级医院要满足人口健康信息平台建设的要求，需要投入数千万元，资金缺口问题仍较突出；且后期维护及升级的资金缺乏制度保障。部分县人才队伍建设落后于平台建设的要求，尤其是基层医疗机构，尽管经过不断培训，但由于人员专业素质较低和不断流动，以及缺乏编制等原因，缺乏人才仍是突出问题。此外，平台建设中一些更为细致、具体的管理体制和机制尚需完善。

（五）进一步推进智慧医院建设

利用贵阳市人口健康信息平台和互联网信息技术，加快推进智慧医院建设，进一步深入开展便民惠民活动，改造优化诊疗流程，努力让群众就医、结算更便利、患者用药更放心、医疗服务更精准，提升群众获得感。

（宋沈超）

第五部分

健康促进与健康文化

第十九章　推进全社会参与健康城市建设的调查研究

20 世纪 90 年代，"健康城市理念"由世界卫生组织引入中国，目前，中国健康城市建设从个别城市项目试点发展到全国 38 个健康城市试点。目前建立了"政府主导、多部门协作、全社会参与"的健康城市建设的中国机制。贵阳市于 2017 年启动健康城市试点建设工作，目前健康城市建设处于起步阶段。在全社会参与健康城市建设方面，机关、企事业单位、社会组织和居民参与度，主要参与模式，有无建立参与平台，作用的发挥情况，如何分阶段推进全社会参与健康城市建设以及如何建立和完善全社会参与健康城市建设的有效激励机制等均值得研究和关注。为此，本研究采用定量研究与定性研究相结合的方法，对于目前贵阳市全社会即政府机构、企业、各类社会组织和社会公众等参与健康城市建设的相关情况进行问卷调查、定性访谈结合文献分析研究，在此基础上提出现阶段推进全社会参与健康城市建设的策略建议，为贵阳市健康城市建设的规划及分阶段行动方案的制订提供参考依据。

一、全社会参与贵阳市健康城市建设现状调查

（一）调查对象一般情况

共完成调查 3164 人，调查对象平均年龄（34.30±9.23）岁，其中男性 1017 人（32.1%），女性 2147 人（67.9%）；年龄以 30～40 岁为主，占 51.8%，其次是 20～30 岁和 40～50 岁，分别占 19.7%和 18.8%；民族以汉族为主，占 79.4%；学历以高中及以上为主，占 53.7%；73.3%为在婚人群；职业包括私营或个体营业者、事业单位人员、公司职员、公务员、农民、学生及工人等，其中占比较高的为私营或个体营业者和事业单位人员，分别为 20%和 18.5%；家庭月收入 3001～5000 元者较多，共 1072 人（33.9%）。

（二）居民对健康城市建设的知晓情况

55.0%（1739 人）的公众知道贵阳市正在开展"健康城市"建设项目；对贵阳市"健康城市"建设项目开展的相关活动，13.3%的调查对象表示非常了解和比较了解，61.8%表示不了解，其中20.9%的完全不了解。578 人（18.3%）表示没听说过贵阳市健康城市建设项目，63.1%的调查对象听说过"生态文明示范城市建设"。了解途径以"电视、报纸、广播电台等传统媒体"为主（58.5%），"微信、微博等新媒体"也占有较大比例。

（三）居民对健康城市建设的态度

91.1%的调查对象对贵阳市健康城市建设表示非常支持和比较支持，不支持者（不太支持和很不支持）仅 1.1%；关于贵阳市健康城市建设的参与意愿，85.8%的调查对象表示非常愿意和比较愿意，非常不愿意者仅 0.6%。见表 19-1 和表 19-2。

表 19-1　居民对贵阳市健康城市建设的支持情况

支持情况	人数	构成比（%）
非常支持	2477	78.3
比较支持	405	12.8
基本支持	248	7.8
不太支持	16	0.5
很不支持	18	0.6

表 19-2　居民对贵阳市健康城市建设的参与意愿

参与意愿	人数	构成比（%）
非常愿意	2043	64.6
比较愿意	671	21.2
一般	398	12.6
不太愿意	32	20.0
非常不愿意	1	0.6

（四）居民对健康城市建设参与角色的认知情况

63.0%的调查对象认为主要参与角色是"市级、区级等各级政府部门"，58.9%的认为居民在健康城市建设中角色为参与者，32.5%则认为居民是主导者，仅 8.6%的认为居民是旁观者。73.5%的调查对象认为"健康城市是每个人自己的事"，仅 0.9%的认为健康城市建设"是你叫我做的，我应付你"。约 89%的属于主动参与，被动参与仅 2.9%。见表 19-3。

表 19-3　居民个人参与贵阳市健康城市建设情况的态度

参与类型	公众参与程度	参与态度	人数	构成比（%）	合计（%）
主动参与	自主参与	健康城市是每个人自己的事	2325	73.5	89.0
	互动参与	有政策，我来干，你来帮	491	15.5	
功能参与	咨询参与	健康城市是政府的事，既然你问我，我就答	205	6.5	8.1
	激励参与	要不是有奖励，我无所谓	53	1.7	
被动参与	强制参与	你叫我怎么做我就怎么做，以免受罚	62	2.0	2.9
	应付参与	是你叫我做的，我应付你	28	0.9	

（五）居民参与健康城市建设情况

1185 人（37.5%）表示参与过贵阳市健康城市建设的相关活动，62.5%的则表示没有参与过。在参与过相关活动的调查对象中，674 人（56.9%）参与过"全民科学健身"，598人（50.5%）参与过"少盐少油、控糖限酒"，559 人（47.2%）参与过"健康村镇、健康社区、健康单位、健康家庭等健康细胞建设"，550 人（46.4%）参与过"公共场所全面推行禁烟"；57.8%的参与渠道是单位组织，46.3%是社区组织，自行组织占 37.6%，还有 19.2%则由社团组织。44.0%的人偶尔参与，31.5%的人则表示大部分参加。67.1%的对象更愿意参与文体类健康城市建设活动，选择"体育类"和"文艺类"的分别为 34.3%和 32.8%。而 55.0%和 26.8%的调查对象对参与活动表示非常满意和比较满意，不满意者仅占 0.5%。见表 19-4 和表 19-5。

表 19-4　居民对贵阳市健康城市建设相关活动形式的参与意愿

参与形式	人数	构成比（%）
体育类	407	34.3
文艺类	389	32.8
讲座类	268	22.6
竞赛类	105	8.9
其他	16	1.4

表 19-5　居民对贵阳市健康城市建设相关活动参与的满意情况

满意情况	人数	构成比（%）
非常满意	652	55.0
比较满意	318	26.8
基本满意	186	15.7
不太满意	23	1.9
很不满意	6	0.5

（六）居民对健康城市建设的满意度

对于贵阳市目前开展的健康城市建设，调查对象"非常满意"比例居前三位的主要是城市规划、园林绿化以及空气质量，"很不满意"比例居前三位的是交通状况、食品安全以及医疗卫生服务和居民就业，见表 19-6。

表 19-6　居民对贵阳市健康城市建设的满意度

内容	非常满意		比较满意		基本满意		不太满意		很不满意	
	人数	构成比（%）	人数	构成比（%）	人数	构成比（%）	人数	构成比（%）	人数	构成比（%）
城市规划	1000	31.6	912	28.8	965	30.5	230	7.3	57	1.8
城市管理	839	26.5	867	27.4	1007	31.8	368	11.6	83	2.6
园林绿化	994	31.4	940	29.7	1003	31.7	189	6.0	38	1.2

续表

内容	非常满意		比较满意		基本满意		不太满意		很不满意	
	人数	构成比（%）	人数	构成比（%）	人数	构成比（%）	人数	构成比（%）	人数	构成比（%）
城市居住环境	857	27.1	813	25.7	1088	34.4	333	10.5	73	2.3
文化建设	841	26.6	856	27.1	1173	37.1	249	7.9	45	1.4
公共锻炼设施	782	24.7	691	21.8	1061	33.5	525	16.6	105	3.3
居民素养	708	22.4	676	21.4	1098	34.7	559	17.7	123	3.9
社会保障	783	24.7	697	22.0	1136	35.9	426	13.5	122	3.9
医疗卫生服务	769	24.3	721	22.8	1113	35.2	429	13.6	132	4.2
社会治安	814	25.7	836	26.4	1135	35.9	305	9.6	74	2.3
居民就业	709	22.4	677	21.4	1172	37.0	472	14.9	134	4.2
公共交通系统	774	24.5	741	23.4	1135	35.9	398	12.6	116	3.7
交通状况	694	21.9	657	20.8	986	31.2	618	19.5	209	6.6
食品安全	665	21.0	647	20.4	1111	35.1	552	17.4	189	6.0
饮水卫生	723	22.9	697	22.0	1259	39.8	369	11.7	116	3.7
空气质量	862	27.2	827	26.1	1122	35.5	265	8.4	88	2.8
健康细胞建设	786	24.8	723	22.9	1279	40.4	295	9.3	81	2.6

（七）居民对健康城市建设的期望

72.5%的调查对象希望贵阳市的健康城市建设能促进社会文明程度的提高；44.7%的调查对象认为贵阳市进行健康城市建设下一步需要加强的最主要问题是"食品安全卫生"，其次是环境卫生（15.6%）和交通状况（14.5%）。97.7%的调查对象认为贵阳市进行健康城市建设"有必要（非常有必要和有必要）"，其中 72.5%的对象认为"非常有必要"，仅 0.3%认为"完全没必要"；79.3%的调查对象对贵阳市进行健康城市建设"有信心（非常有信心和比较有信心）"，其中49.5%的对象认为"非常有信心"，仅 0.6%认为"很没有信心"，见表 19-7 和表 19-8。

表 19-7　居民对贵阳市进行健康城市建设必要性的认知

内容	人数	构成比（%）
非常有必要	2294	72.5
有必要	796	25.2
可有可无	52	1.6
没必要	12	0.4
完全没必要	10	0.3

表 19-8　居民对贵阳市进行健康城市建设信心的认知

信心	人数	构成比（%）
非常有信心	1566	49.5
比较有信心	942	29.8

信心	人数	构成比（%）
一般	583	18.4
没信心	54	1.7
很没有信心	19	0.6

二、主 要 发 现

（一）居民对贵阳市开展健康城市建设支持态度明确且有较大信心

本研究显示，55%的调查对象知道贵阳市正在开展健康城市建设项目。调查对象对贵阳市开展健康城市建设的态度非常明确，91.1%表示支持健康城市建设，且79.3%的调查对象对贵阳市进行健康城市建设有信心，97.7%的调查对象认为贵阳市进行健康城市建设有必要，说明贵阳市健康城市建设有较好的群众基础。

（二）居民参与健康城市建设项目意愿强烈但参与度需要提高

85.8%的人表示愿意参与贵阳市健康城市建设，说明公众对于健康城市建设参与意愿较为强烈；且89%的对象均属于主动参与类型，说明个人对于参与健康城市建设情况的态度是比较积极的。37.5%的调查对象表示参与过贵阳市健康城市建设的相关活动，62.5%的人则表示没有参与过，说明公众整体对于健康城市建设项目参与度不够高。其中参与渠道包括单位组织、社区组织、自行组织以及社团组织等，呈现出多元化特点。67.1%的对象更愿意参与文体类健康城市建设活动，提示今后贵阳市健康城市建设可多开展体育类和文艺类活动；虽然调查对象参与频率不高，但参与过健康城市建设相关活动的人中表示满意的占81.8%，满意度较高。

（三）居民对城市规划、园林绿化及空气质量满意度较高但交通状况和食品安全等还需加强

对于贵阳市目前开展的健康城市建设，居民"非常满意"比例居前三位的主要是城市规划、园林绿化以及空气质量三个方面，"很不满意"比例居前三位的是交通状况、食品安全以及医疗卫生服务和居民就业三个方面。44.7%认为贵阳市进行健康城市建设下一步需要加强的最主要问题是"食品安全"，其次是环境卫生和交通状况。72.5%的对象希望贵阳市的健康城市建设能带来社会文明程度的提高，其次为居住环境的改善和"对食品卫生更放心"。说明食品安全、交通状况、医疗卫生及环境卫生等仍是社会普遍关注的基本民生问题。

（四）健康城市建设管理多方合作协调机制不够完善

地方政府从政策支持、行动计划制订、建设项目开展等方面在健康城市建设中充分发

挥主导作用。访谈结果提示，虽然政府部门组织成立了健康城市建设的专门机构，制订了相应的职责，但现阶段还未建立有效且完善的多部门协调机制，在多方合作推动健康城市建设的过程中，存在"多头领导、职能重叠"的情况，可能导致一定程度的零散性、无序性等；且多个健康细胞建设单位缺乏专项经费，健康单位建设资金需从有限的办公经费或单位其他费用中支出，经费保障不足。

（五）部分机构对健康城市理念认识不到位

访谈中发现，健康细胞建设单位对贵阳市开展健康城市建设态度较为积极。但部分机构对健康城市理念认识不足，对健康城市的认识仍停留在"爱国卫生"运动阶段，甚至是一些肩负信息传播主要职责的媒体单位，也存在同样的问题；而基层健康细胞建设单位较为普遍的存在人员少、事务繁杂等共同问题，负责健康城市建设工作多为兼职人员，专门人员缺乏，一定程度上影响了健康细胞单位的建设。

（六）部分社区尝试动员社会组织积极参与但保障机制有待建立

访谈发现，部分健康细胞建设单位在建设过程中进行积极尝试，注意引导并发动社会团体的力量，如组建社区志愿者组织开展居民养老服务、社区居民创业就业、促进居民心理健康等公益活动，作为政府及各部门开展健康城市相关活动的有益补充，为其他社会团队组织参与健康城市建设相关活动提供了宝贵经验。但整体而言，社会团体组织参与度不高，参与方式不够多样化，且由于在人员的编制、资金的筹集、场所的固定等方面存在不少困难，保障机制有待建立。

三、对策与建议

（一）搭建平台，优化多元主体平等协商合作共治机制

健康城市建设涉及国家机关、企事业单位、社会团体、社区、家庭和个人等多个主体，参与主体具有广泛性。因此，多元主体平等协商合作共治机制亟待建立。在健康城市建设的实践中，一方面，需要在取得共识的基础上搭建国家机关、企事业单位、社会团体、社区等多个参与主体之间相互合作和交流的平台，提供各方协商、合作及互动的渠道和途径；另一方面，政府部门应制定相应的法律法规，明确多元主体在健康城市建设中的地位、责任、权利和义务，逐步建立和完善多元主体参与的合作、互动、监督、问责机制。

（二）创新宣传模式，提高健康城市理念传播的广度和深度

健康城市建设是全球倡导的一项旨在应对快速发展的城市化进程所带来的严峻挑战的战略。在健康城市的建设中，全社会应形成共识：健康城市的创建并非是一个结果而是一个过程，它所指的并不是一个已达到特定健康状况的城市，而是一个对自身城市健康有着较为清醒地认识并愿意付出努力为之改善的城市。因此，需要大力开展健康城市建设的专

题宣传活动，加大宣传力度，将公众需求结合健康城市传播路径研究；在宣传手段和模式上，可结合贵阳市大数据、云平台等载体，加大利用互联网、微信、微博、APP 等新媒体宣传平台，如开设贵阳市健康城市建设专题栏目、拍摄健康城市建设主题情景剧等；另外还可增加有代表性的媒体宣传单位作为健康细胞的建设单位，在进行自身建设的同时发挥良好的示范作用，为公众了解和获取健康城市信息、健康城市建设进程提供有效途径；将健康城市的理念进行科学有效、广泛深入的传播，让建设健康城市成为全市居民的美好愿景和共同目标。

（三）提升多元主体对健康城市建设的参与度，把建设健康城市由"政府工程"转变为"全民工程"

不同的社会主体有着不同的组织活动方式，不同的利益导向、不同的目标追求以及不同的特色和优劣势，通过搭建多元社会主体参与健康城市建设的平台，如开展不同类型健康细胞单位的创建，为不同的政府组织、企业、各类社会组织和社会公众等提供有效参与渠道，通过鼓励、引导多元主体以各种方式支持、参与建设健康城市行动以及决策，主动为建设健康城市提出意见和建议，提升多元主体投入健康城市建设的参与度，从而真正实现"人人为我、我为人人"的理念，把建设健康城市由"政府工程"转变为"全民工程"。

（四）倡导"知行合一，协力争先"的城市精神，以阳明文化为载体提升居民健康素养

世界卫生组织驻中国代表处斐雷博士表示，在应对城市化给健康带来的挑战时，一个城市应提高居民的健康素养，倡导和养成健康的生活方式；城市应不断评估居民的健康状况，并在城市规划与资源分配中以"人的健康"为中心。借用明代著名哲学家王阳明"知行合一"的合理内核与积极因素的基础上，赋予其时代内涵，贵阳市提出了"知行合一，协力争先"城市精神，对于提升素质、塑造理想人格、开启人们的主体道德意识有着特别积极的意义。因此在贵阳市进行健康城市建设过程中，政府部门可以"阳明文化"为载体，全面倡导"知行合一，协力争先"的贵阳精神，提升居民健康素养。

（五）引导企业履行社会职责，激发企业参与健康城市建设的动力

企业作为健康城市建设的多元主体之一，其积极参与是健康城市建设的有益补充。而企业参与动力何在，需结合企业的价值观，企业的行为就取决于企业的价值观。企业价值体现在企业目标和社会利益的统一上，而企业形象除了在于其能否提供优质的产品和服务外，还与其所具有的社会责任感和对社会、公众的回报密不可分。因此，在健康城市建设过程中，政府相应部门可鼓励企业在自身价值观的引导下，激发企业参与健康城市建设的内生动力，通过将其突显企业自身价值观和社会责任感以及树立企业良好社会形象紧密结合起来，特别是在就业、福利和社会保障等领域彰显良好的社会责任，从而实现企业和社会的双赢。

（六）加强社会组织的建设，为其参与健康城市建设提供保障机制

国外健康城市建设发展经验表明，在一些发达国家，公民参与公共事务绝大部分都由非政府组织牵头与负责，而在我国，社会组织发展相对较为迟缓。在健康城市建设过程中，应该认识到社会团体即非政府组织的有序参与可以成为"助推器"。因此，健康城市建设应加强社会组织的建设，并为其功能的发挥提供保障。首先，适当降低准入门槛，在注册等环节合理降低条件，在资金、政策方面给予一定支持的同时也给予相应的监督，促使社会组织规范发展；其次，健全各类社会组织的内部治理机制，如准确定位，完善内部决策、激励、融资及人力资源管理等机制，提升各类社会组织参与健康城市建设的能力和水平；再次，提高组织成员素质，提升其自治、自立和自律能力，并强化各类社会组织的社会责任意识，提高其社会公信力，进而实现与政府在更高层次、更广领域的有效合作。

（七）强化社区在健康城市建设中的重要作用，有效推进社区居民主动参与

2016 年 11 月 21 日，在第九届全球健康促进大会出台的《健康城市上海宣言》指出：社区行动在健康城市建设中起着重要作用，作为健康城市的细胞工程，没有健康的社区就没有健康的城市，社区可为公民的广泛参与建设健康城市提供一个非常好的平台。当前，不管是发达国家还是发展中国家，坚持重心在社区，以社区为基础的组织行动或项目行动均取得了肯定的效果。因此，在健康城市建设过程中，可依托健康社区的创建及示范点的辐射作用，通过社区行动进行广泛动员并组织力量参与健康城市建设，满足和维护社区居民的需求和利益，充分发挥城市社区的功能，促进城市的全面发展。

（刘海燕　汪俊华）

参 考 文 献

耿香玲，顾微，周蓓，2012. 健康城市建设中合作共治理论的探索与实践——以江苏常熟市为例. 苏州科技学院学报（社会科学版），29（6）：19-23

罗勇，2011. 中国健康城市发展现状、问题及对策. 中国公共卫生，27（10）：1229-1230

宋君，2014. 健康城市建设中多部门合作现状与对策研究. 医学与哲学，35（7A）：54-57

夏娟，王继伟，余金明，2017. 第九届全球健康促进大会：健康城市专题解读. 健康教育与健康促进，12（1）：12-14

袁相波，胡本祥，刘建武，2016. 区域视角下健康城市愿景调查分析. 卫生经济研究，3：13-16

第二十章 贵阳市居民健康生活方式与健康教育策略研究

随着城市化进程的加快，人们的生活水平、生活方式及社会行为发生了重大变化，继而对健康产生了影响，受不良行为生活方式影响较大的慢性非传染性疾病成为目前威胁人群健康的最主要疾病。行为生活方式对健康的影响具有自创性和可改变性的特点，即它在所有影响健康的因素中虽然影响重大，但针对个体来说也是最具有干预可能性的一类因素。因此，WHO 围绕行为生活方式提出人类健康的四大基石，《"健康中国 2030"规划纲要》中也提出了健康中国的建立要着眼提高全民健康素养，普及健康生活方式。贵州省虽位于西部偏远地区，但是城镇规模扩大呈加速推进态势。贵阳市的城镇化率在 2014 年就已超过50%。为应对城市化建设过程中的人群健康问题，贵阳市于 2017 年开始了"健康城市"的创建工作，有效地开展全民健康教育、培养健康生活方式。基于此，本课题组于 2018 年应用定量研究与定性研究结合的方法开展了研究，为从健康教育、培养健康生活方式的角度培育健康人群提供参考依据。

一、贵阳市居民健康相关生活行为方式现状

本次调查共回收问卷 3164 份，其中男性 1017 人，占 32.1%，女性 2147 人，占 67.9%；平均年龄为（34.30±9.23）岁；汉族 2512 人，占 79.4%；小学及以下文化程度 446 人，占14.1%，初中文化程度者最多，共 1019 人，占 32.2%，高中/中专文化程度 626 人，占 19.8%，大专文化程度 513 人，占 16.2%，本科及以上 560 人，占 17.7%。

（一）居民危害健康生活方式占比不同，缺乏运动是最主要的健康行为问题

贵阳市居民危害健康生活方式排序见表 20-1。每周缺乏运动位列第一，近半数调查对象每周运动不足 1 次。由于科技发展对人类生活条件的影响，加之现代社会对人们的工作要求发生改变，越来越多的人空闲时间较少，而各种便利工具可及性及舒适性增高，使人们体育运动减少。一项西部地区社区居民健康促进生活方式研究也显示，人群对运动重要性的忽略程度最高。

而每周食用 2 次及以上不健康食品（煎炸食品、烧烤食品、腌制食品、工业加工食品）者达占 36.7%，位居第二位；有 28.6%调查对象早餐不规律（从来不吃或每周仅吃 1~3 天）位列第三。

表 20-1　2018 年贵阳市调查对象危害健康生活方式占比排序

危害健康生活方式	占比（%）	排序
每周缺乏运动	49.6	1
每周食用 2 次及以上不健康食品	36.7	2
早餐不规律	28.6	3
睡眠时间不足	25.7	4
每天非通信目的使用手机超过 4 小时	23.8	5
偏好盐/油/糖	21.9	6
饮酒	16.9	7
吸烟	14.9	8
熬夜	5.3	9

　　饮食行为是人类生息相关的行为，涉及可能的风险范围较广，本次研究将只要有任意一种不健康行为即判断为不健康行为，本次调查显示其为贵阳市居民中居第二位的危害健康行为。年轻人群（40 岁以下人群）中男性早餐不规律的情况较为普遍，而对煎炸、烧烤食品和腌制食品的喜好者比例也较多。这可能与贵阳居民传统的饮食习惯有一定关系，偏好辣、香类口味。相对而言，对盐和油偏好的则较少，可能与慢性病健康教育提倡少盐、少油饮食的普及性和有效性提高有关系。

　　调查人群中每天睡眠不足 7 小时所占比重排序为第三位。贵阳市调查人群中 20～29 岁男性人群该行为占比高于其他人群。

　　吸烟、饮酒是全球公认的危害健康的生活方式，也是目前显示对健康影响最大的生活方式。本次调查中吸烟率、饮酒率并不高，这是因为调查人群中女性多于男性。在进行性别分层后可见男性中具有吸烟、饮酒行为人群占比分列第二、第三位，结合各种行为对健康影响程度分析，吸烟、饮酒应是男性人群的最危险行为，详见表 20-2。

表 20-2　2018 年贵阳市调查对象按性别分层后危害健康生活方式占比排序

危害健康生活方式	男性		女性	
	占比（%）	排序	占比（%）	排序
每周缺乏运动	46.5	1	56.0	1
吸烟	41.6	2	2.2	9
饮酒	39.5	3	6.2	7
每周食用 2 次及以上不健康食品	35.8	4	37.1	2
早餐不规律	32.5	5	26.7	3
睡眠时间不足	28.9	6	24.1	5
偏好盐/油/糖	23.3	7	21.2	6
每天非通信目的使用手机超过 4 小时	21.1	8	25.1	4
熬夜	7.0	9	4.5	8

（二）居民危害健康生活方式具有性别差异，男性具有较高健康风险

按性别进行分层后，如表 20-2 所示，除缺乏运动不论男女均占首位外，其余生活方式男女排序不同。男性危害健康行为的暴露风险大于女性，主要表现在吸烟、饮酒、不健康饮食行为、不健康睡眠行为等方面。其中吸烟、饮酒两类行为的占比均在 40% 左右。此外，根据 WHO 的标准，男性每日饮酒量不超过 20g，402 名男性调查对象中饮酒量超过标准量的有 148 人，占 36.8%。暴露机会多和男性心理特征可能是主要原因，男性由于心理特质更趋向于勇敢、尝试，且传统上生活、工作的社会角色不同，导致其行为生活方式对健康的影响亦更大。

（三）年轻人群的危险健康行为突出，潜在健康风险不容忽视

此次调查如表 20-3～表 20-5 所示，几乎所有健康生活方式都有其年龄分布特征。吸烟、饮酒行为基本趋于随年龄增长而增加的趋势，60 岁及以上组调查对象略有下降。

表 20-3　贵阳市居民不健康生活方式性别年龄分布（占比，%）

不健康生活方式	性别		年龄（岁）					
	男	女	<20	20～29	30～39	40～49	50～59	≥60
吸烟	41.6	2.2	11.7	9.3	13.8	21.6	27.1	17.9
饮酒	39.5	6.2	10.9	13.8	16.3	21.1	27.1	17.9
睡眠不足 7 小时	28.9	24.1	12.4	22.3	24.7	29.7	40.3	56.4
熬夜	7.0	4.5	9.5	6.7	4.5	5.9	3.9	0.0
偏好盐	7.0	5.5	3.6	6.3	5.1	5.9	7.8	5.1
偏好油	10.7	7.0	4.4	6.4	7.9	6.0	4.7	7.7
偏好糖	13.3	14.1	25.5	15.4	11.9	13.6	22.5	23.1
早餐不规律	32.5	28.6	24.1	34.5	28.1	24.8	27.9	28.2
每周食用 2 次及以上不健康食品	35.8	37.1	42.3	44.1	35.6	31.5	34.1	30.8
运动每周不足 1 次	46.5	49.6	38.7	56.6	50.6	45.8	39.5	25.6
每天非通信目的使用手机超过 4 小时	21.1	25.1	21.8	35.8	22.5	17.6	15.5	14.3

表 20-4　贵阳市居民不健康生活方式文化程度分布（占比，%）

不健康生活方式	文盲、半文盲	小学	初中	高中及中专	大专	本科及以上
吸烟	22.4	12.1	16.1	17.9	15.0	10.5
饮酒	16.3	9.3	14.8	17.3	21.6	21.6
睡眠不足	36.7	24.7	27.5	23.8	24.2	25.5
熬夜	6.1	7.1	6.4	5.8	3.1	3.6
偏好盐	8.2	3.8	6.8	4.3	5.8	5.2
偏好油	12.2	8.3	6.1	7.2	8.2	5.7

续表

不健康生活方式	文盲、半文盲	小学	初中	高中及中专	大专	本科及以上
偏好糖	16.3	15.6	13.4	13.3	13.3	15.5
早餐不规律	42.9	33.0	36.5	29.7	21.8	14.6
每周食用 2 次及以上不健康食品	38.8	33.5	38.0	37.2	36.3	36.1
运动每周不足 1 次	53.1	47.9	52.7	45.8	50.3	48.4
每天非通信目的使用手机超过 4 小时	21.1	15.3	23.3	24.1	29.7	25.4

表 20-5　贵阳市不同特征居民生活方式分布差异的卡方检验结果

生活方式	性别		年龄		文化程度		民族		婚姻状况		家庭月收入	
	χ^2	P	χ^2	P	χ^2	P	χ^2	P	χ^2	P	χ^2	P
吸烟	843.687	0.001	47.678	<0.001	18.668	0.002	3.013	0.083	6.697	0.244	20.730*	<0.001
饮酒	543.428	<0.001	21.682*	<0.001	31.299*	<0.001	0.029	0.865	10.993	0.052	82.248*	<0.001
睡眠时间不足 7 小时	10.081	0.001	37.214*	<0.001	8.205	0.145	5.569	0.018	17.467	0.004	26.379*	<0.001
熬夜	7.724	0.005	6.389	0.172	10.904	0.053	0.037	0.848	38.196	<0.001	7.438*	0.006
运动每周不足 1 次	5.687	0.017	11.533*	0.001	8.583	0.127	7.273	0.007	1.874	0.866	5.800*	0.016
每天非通信目的使用手机超过 4 小时	5.013	0.025	39.785*	<0.001	12.575*	<0.001	0.067	0.795	84.783	<0.001	3.553	0.314
早餐不规律	11.605	0.001	18.94	0.002	91.139*	<0.001	0.893	0.345	14.292	0.014	23.734*	<0.001
偏好盐	6.334	0.012	4.095	0.536	8.030	0.155	0.638	0.424	5.579	0.349	0.686	0.877
偏好油	32.83	<0.001	5.451	0.363	7.033	0.218	0.003	0.954	4.967	0.420	0.300	0.960
偏好糖	0.774	0.379	40.426	<0.001	2.940	0.709	0.085	0.771	22.213	<0.001	3.239	0.356
食用非健康食品行为	0.490	0.484	21.935*	<0.001	2.767	0.736	0.077	0.782	35.917	<0.001	5.793	0.122

*趋势卡方值。

调查对象中 699 人近半年来规律运动（每周运动超过 3 天），仅占 22.1%。近一半（46.5%）调查对象每周运动不足 1 次，其中年龄 20～29 岁、40～49 岁组人群不运动情况最突出，占比均在 50% 以上；20 岁以下人群次之；60 岁及以上的人群相对较好。睡眠不足率呈现随着年龄增长而增加的趋势；但近半年来有熬夜习惯者（超过凌晨 0 时上床睡觉）以年轻人特别是男性较突出，20～29 岁男性高达 20%，20 岁以下及 30～39 岁两个年龄段均有 14% 左右的男性在凌晨 0 点后上床；女性睡眠习惯相对较好，但亦有超过 10% 的 20～29 岁女性在凌晨 0 点后上床睡觉。

调查对象中每天吃早餐的 1483 人，占 46.9%，每周吃早餐 4～6 天者共 777 人，占 24.6%，有 28.6% 调查对象早餐不规律进食（从来不吃或每周 1～3 天）。其中男性（32.5%）高于女性（28.6%）；20～29 岁组对规律早餐重视程度最不够，约有 35.8% 的人不规律用早餐，其次是 20 岁以下组的调查对象，随着年龄的增长，不规律用餐情况有所改善；调查对象中每周食用任意一种非健康食品（煎炸食品、烧烤食品、腌制食品、工业加工食品）超过 2 次以上者共 997 人，占 36.5%。年轻人中此种不健康生活方式更明显，30 岁以下人群此类行为率均高于 40%。

平均每天非通信目的使用手机时间中位数为 2（1，4）小时。按照上四分位数（每天使用手机超过 4 小时）标准划分后，发现每天使用手机时间超过 4 小时的 651 人中 20～29 岁组最高（35.8%），30～39 岁组、<20 岁组人群次之，三组人群中超过 20%每天非通信目的使用手机时间超过 4 小时。

综合看来 20～39 岁人群生活方式中存在的健康行为问题较多。这类人群由于机体处于人体健康水平的巅峰时期，加之生活行为方式对健康的影响是持续累积的，存在较长诱导期，可能会麻痹年轻人群，导致他们不在意这种风险，从而存在侥幸心理，挥霍自己的健康。

（四）居民不健康生活方式存在文化程度、经济收入等差异，需重点关注低文化程度、低经济收入及婚姻状况不稳定者

贵阳市调查对象中不健康生活方式的人群分布特征表 20-4、表 20-5 及图 20-1 所示，文化程度对吸烟、饮酒、睡眠不足、早餐不规律、每天非通信目的使用手机超过 4 小时等不健康行为有影响，除饮酒、使用手机外，其余不健康生活方式随文化程度增高而减少。

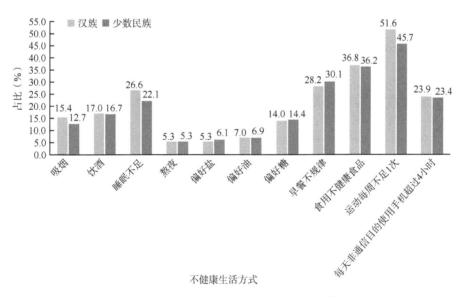

图 20-1 贵阳市居民不健康生活方式民族分布特征

经济收入对贵阳市居民健康相关生活方式产生影响，受到家庭收入的限制，低收入者吸烟、饮酒两类不良行为会减少。但相对于最低收入者，收入状况更好的人群可能是因为对生活多了一些保障，少了一些焦虑，其睡眠行为也相对好些。

贵阳市不同民族居民睡眠不足和缺乏运动等生活方式存在差异，汉族睡眠不足较多，而缺乏运动则在少数民族中体现较多。

不同婚姻状况者的睡眠、食用早餐、手机使用等行为有所不同。相对于未婚人群，在婚、丧偶及其他每天非通信目的使用手机超过 4 小时的情况均较少，未婚者时间相对自由而会不限制使用手机；在婚及其他更倾向于良好的睡眠习惯，熬夜相对较少，而未婚人群可能因不用承担一些家庭责任，有更多自由，睡眠行为不够健康。总体而言，有稳定的婚姻更有利于建立良好生活方式。

二、贵阳市健康教育实施现状及存在的不足

为维护健康，世卫组织西太平洋办事处提出了 21 世纪卫生保健的战略纲领《人类健康的新地平线》，明确了健康教育与健康促进将是 21 世纪维护人们健康的主要方法。本研究对健康教育专业机构专业人员、健康细胞健康教育工作人员进行访谈，对贵阳市开展健康教育内容、形式、效果等进行分析如下。

（一）健康教育开展有一定进步，健康细胞建设拓宽了健康教育的范围

目前开展健康教育的专业机构最主要是在疾病预防控制中心及其指导下的基层医疗机构（社区卫生服务中心/乡镇卫生院），机构内一般设有健康教育人员，按基本公共卫生服务要求开展健康教育。部分非专业机构亦开展健康教育工作，特别是从贵阳市创建健康城市以来，以健康细胞为抓手，健康教育取得一定成绩。各健康细胞单位对健康教育重视程度提高，对服务对象及员工通过讲座、宣传栏、举办趣味活动等形式开展了健康教育工作，拓展了既往健康教育机构服务的覆盖范围。

（二）健康教育机构体系已形成，但机制有待健全

访谈发现贵阳市健康教育机构主要是疾病预防控制中心指导下的基层医疗机构及特殊机构（如学校、社区），专业机构有健康教育的优势，其他非专业机构需要依赖于辖区内外专业机构的指导，以开展专业的健康教育，但健康教育机构间缺少一定沟通协作机制。

地方政府在制定公共政策以及政策执行、监督、反馈、激励、约束机制和配套措施等方面对健康教育发挥支持作用不足，这在不同程度上制约了健康教育事业的发展，造成需求不能得到及时有效的满足。

（三）健康教育专业人员配置参差不齐，服务与需求存在差距

贵阳市依然呈现健康教育专业人员数量不足，部分基层医疗机构缺少专职健康工作人员，健康教育人员甚至兼职多项工作等现象。虽然疾病预防控制中心每年会对基层医疗机构健康教育人员开展培训工作，但仍然有许多人员没有接受过健康教育专业的规范化培训，对健康内涵的理解不到位，缺乏开发健康教育工具和传播的能力，健康教育工作人员整体素质亟待提高，服务能力与健康教育的需求还存在很大差距。

（四）健康知识内容丰富性需要提高，宣传模式需要创新

目前健康教育专业机构开展的活动最主要范围是基于基本公共卫生服务的要求，而非专业机构则相对更缺乏全局性，健康生活方式指导内容少，健康教育方法和内容不能满足社会发展需求。同时健康教育工作多依靠传统单一的宣传方式，没有注重形成更多的健康促进行为，跟不上健康教育服务的发展形势。

（五）全民健康教育氛围尚未形成，居民参与度有待提高

健康教育工作者尚未有效发挥社会动员、健康知识传播的作用。由专业健康教育机构开展的健康教育主要针对老年人群和学生群体，健康细胞的健康教育干预虽起到一定的弥补作用，但受众面较小，社会各界参与健康教育的积极性未得到有效激发。在既往健康教育开展时最大的问题是居民参与度不高，特别是贵阳市具有不良生活方式比例最高的青年及中年人群，缺少相应的意识、参与的时间以及行之有效的手段。

（六）健康教育多从单个层面着手，健康教育工程设计系统性不足

现有健康教育方式多针对一个健康问题开展相应的讲座，多数讲座并未在开展前进行问题分析，且往往仅覆盖一个人群的某一方面，虽然可产生一定效果，但缺少系统性的扩展与跟进。而行为、生活方式是具有相对稳定性且不容易改变的，由于后续干预未跟进，无法实现持续性的效果，不利于行为、生活方式改变。

三、对策与建议

（一）坚持以问题为导向的策略，有计划开展针对性的健康教育

有效的健康教育应在开展前进行问题分析，针对服务对象存在的主要健康和生活方式现状，确定优先解决的问题，这样才能将目前有限的资源最大效率化利用。针对本研究结果中贵阳市居民的主要健康相关生活方式，建议贵阳市整体性健康教育从运动、吸烟、饮酒等生活方式展开，各健康教育机构在此基础上有针对性地提出相应的健康教育计划并实施评价。

（二）开展有贵州特色的少数民族健康文化活动，促进全民健身氛围形成

贵阳市是多民族聚居的地区，特别是农村中有许多少数民族聚集地，研究亦显示，民族活动对运动产生影响，因此可根据民族特色，利用民族节日开展与健康相关的民族文化活动，通过活动进行健康教育，并有计划地吸引汉族人群到这些活动中来，形成全民健身的氛围。

（三）继续发挥健康细胞作用，营造全民参与的氛围

健康教育与健康促进是动员全社会和多部门的力量，营造有益于健康的环境，传播健

康相关信息，提高人们健康意识和自我保健能力，倡导有益健康的行为和生活方式，促进全民健康素质提高的活动。要想取得良好的效果，应重视健康促进工作，从政府层面制定相应的政策，提供相应的经费，以社区为单位营造健康教育氛围，以家庭为单位掌握健康生活方式技能，同时注重开发形式多样的活动，将居民的被动接受转化为主动参与，在专业机构发挥指导作用下保证正确的知识传播、有效的行为改变。

健康细胞是传播健康的媒介，其对象包含了具有高危行为且一般健康教育难以覆盖的个体。应强化健康细胞健康教育功能，通过健康细胞的相关政策直接干预相关对象的生活方式，并重视健康细胞辐射作用，逐渐形成健康教育系统和网络。

（四）健全健康教育机制体制，发挥各类健康教育机构作用

从政府行政部门角度成立健康教育组织领导小组，确定区域内健康教育机构成员单位，明确相应职责、确定执行机构，充分发挥健康教育专业机构与非专业机构的优势作用，实现互补，共同将健康教育工作向规范化、科学化推进。

加强健康教育分层管理，规范健康教育工作。专业机构按健康教育计划—实施—评价的步骤开展，并逐渐形成制度化的工作程序。非专业机构分阶段推进健康教育工作，从健康宣教—行为管理—效果评价步骤开展，初期结合健康教育对象及机构特点，从健康宣教开始，联合专业机构，传递正确知识；当健康宣教逐步巩固，转向以行为转变为核心的健康教育工作。

（五）完善多层面、全方位、系统性策略，促进多种健康教育干预措施的落地

行为生活方式的健康教育要取得良好效果，需要开展持续性的、多层面的健康干预。相关机构应从全局出发，制订持续、全面、多层次健康干预策略，从政策干预、环境干预、信息干预、人际干预、服务干预等方面努力创造多层次、全方面的系统性、可持续性健康教育策略。

鼓励各单位开展针对性健康教育干预措施，出台相关文件政策；加强健康教育信息传播；建设有益的健康环境，利用社会示范、从众等社会心理开展干预。加强社区健康促进，完善运动康体、禁烟、绿化等基础设施建设；通过社区卫生服务中心等基层机构以医疗卫生服务项目为依托开展社区健康教育服务。

（六）强化健康教育人员专业培训，深化对健康教育内涵的理解

健康教育的核心是促使人们放弃不健康的生活方式和行为习惯，通过减轻或消除影响健康的危险因素来促进健康。应加强专业培训，使健康教育人员改变仅知识传播是健康教育的想法，将目前仅限于卫生宣教的初级阶段提升到有效开展行为生活方式的改变阶段。

（七）坚持与时俱进，推进多样化健康教育工具开发与形式创新

目前健康教育以传统形式为主，受众面较小，多为老年人群，接受度有限。而本次调

查显示，中青年特别是青年人群对健康的忽略度高，还应结合这类人群特点大力研发有效的健康教育工具。一是专业机构人员要改变被动完成工作任务的思想，主动思考，结合所辖地区、机构特点开发适宜的健康教育项目及健康教育工具；二是利用网络、自媒体等传播工具提高受众范围，结合传统媒体与新媒体开展教育；三是利用宣传机构的大众媒体宣传工具，实施公益宣传；四是充分利用社区阵地，组织开展健康教育活动，如居民消暑纳凉健康晚会，知识竞赛等增加民众的兴趣，进一步激励居民成为健康教育的宣传主体，主动开展健康教育内容、工具的制作；五是重视健康教育广告的运用，政府、宣传等部门积极开发健康教育宣传广告，利用车载广告、公众宣传栏、宣传物品等开展健康宣传，强化居民意识；六是通过购买服务的形式，吸纳专业宣传机构，研发健康教育产品并推广运用。

（八）充分发挥贵阳市大数据产业优势，拓展贵阳特色健康教育模式

自贵阳市政府发展大数据产业以来，大数据发展风生水起，贵阳市正逐渐成为"中国数谷"。开展全民健康教育应充分利用好这一平台，一方面利用大数据监测居民生活行为方式，及时发现存在的问题和影响因素，为有效开展全民健康教育提供依据；另一方面，应结合大数据发展的优势，发掘新的全民健康教育模式，将全民健康教育推向新的高峰。

（汪俊华 刘海燕）

参 考 文 献

戴恒玮，夏庆华，张佳蕾，2018. 创新循坏式健康宣教项目探索与实践. 健康教育与健康促进，13（3）：283-284
高永彦，黄山，姜雪，等，2017. 西部地区社区居民健康促进生活方式及影响因素分析. 世界最新医学信息文摘，17（26）：5-7
王翔朴，王营通，李珏声，2000. 卫生学大辞典. 青岛：青岛出版社，24（7）：123-125
叶旨微，2004. 天津市城市社区健康教育与健康促进研究（硕士学位论文）. 天津：天津大学.
张小红，2014. 健康教育与健康促进研究概述. 健康教育与健康促进. 9（1）：36-40，44
中华人民共和国卫生计生委，2017. "十三五"全国健康促进与教育工作规划. [2018-10-20]. http：//www.gov.cn/xinwen/
    2017-01/12/content_5159232.htm

第二十一章　贵阳市健康文化传播效果的实证研究

"城市是文化的容器"，文化是城市最美的风景，由文化产生的凝聚力、创造力和竞争力，是一个城市最可依靠、最为持久的发展力量。在《全国健康城市建设指标体系（2018）》中明确了健康文化为其五大核心内容之一，而健康文化的建设离不开健康文化的传播。"传播是社会的耳目。它为社会提供做出决断的途径，它为社会提供认识自身的集体声音，它是传达社会价值观的主要源泉"，因此，传播也是生产力，能创造过往时代无法想象的价值。贵阳市自成为国家首批健康城市建设试点城市以来，各级政府和媒体做了大量健康文化传播工作，构建了富有特色的传播模式，初步形成了较为立体的健康文化传播平台和体系。

一、贵阳市健康文化核心内涵与传播要素

传播力的形成离不开传播四要素：信息控制者、内容、媒介、受众。在四要素中，内容是最为核心的部分。传播中，无论传播手段和技术如何变化，富有内涵的文化内容永远是最有魅力的。健康文化内涵是健康文化传播素构成的核心要素，有效的健康文化传播依托于核心健康文化内涵。2018年7月至11月，本课题组开展了现场调研，访谈了贵阳市健康城市建设各级主管单位的相关人员。本课题组成员与受访者一致认为，贵阳市健康文化核心内涵应包括生态文化、心态文化、风俗文化、数据文化，它们是贵阳健康文化的关键组成部分，可从这些维度提炼、概括贵阳健康文化资源禀赋的特质和标志。

（一）生态文化

生态文明成为解决全球发展所面临难题的最佳路径，传统的生态上升到文明的高度，成为新时代社会发展的衡量标杆。贵阳市是这一发展路径的城市引领者，贵阳市的生态文明举世瞩目。若选择对贵阳市关注度、美誉度最高的词汇，毫无疑问，生态文明应该是首当其冲。健康生态文化是生态文明的精神灵魂和内核，也是贵阳市健康文化的核心。在贵阳市独特的自然生态环境下，贵阳人长期与自然和谐相处所形成的优秀生态文化传统是贵阳市建设健康城市重要支撑和铺垫，是贵阳市健康文化的基本构成要素。

（二）心态文化

心态文化指在一定的时间和空间里，人们的生产方式和生活方式孕育出的一定的心理状态和特征，进而影响到人们的日常思维和行为。心态文化是贵阳健康文化的另一大内涵。

首先，心态文化是指贵阳市居民千年来与自然的感应和和谐形成绿色的生活方式和安静、简单的绿色心态。贵阳市居民长期以来让心灵与自然相融合，随天地之性而适。他们对绿色生态之心的执着守护和涵养，形成个体和社会永恒的价值信仰和心灵标记，使得贵阳拥有全世界独特的健康文化形态。其次，心态文化是指以阳明心学为代表的中国传统文化中的心性之学。阳明文化有丰富的人文精神，强调人内心的心态，贵阳是阳明心学的文化高地，养生、养心理念深入人心。阳明文化能为贵阳健康文化提供独有的气质和创意。养生的最高阶段是养心，养心是养生之主。

（三）风俗文化

贵阳市健康文化的第三个内涵是风俗文化，其核心是各民族风情与自然生态的完美融合。淳美的民间风俗、多彩的风俗风情是贵阳市连接现代的一条大纽带，也是实现"乡村振兴"的核心动力，也是贵阳市健康文化的又一黄金富矿。在全球化急剧发展的背景下，现代时尚日新月异，人们已经越来越远离传统风俗了，这些传统风俗成为弥足珍稀的世界健康文化资源，风俗所表征的情志也越来越被现代人所珍爱。因此，围绕这些元素的传播会更符合传统文化和社会心理，更为受众所接受。

（四）数据文化

贵阳市是中国大数据之都，贵阳市用大数据服务大民生，满足人们日益增长的美好生活的需要。大数据不仅是科技符号，也是文化符号，健康大数据的蓬勃发展，疾病精准防治给贵阳市的健康城市建设注入了智慧元素，数据文化所带来的准确、客观和贵阳市的人情之美相互融合，形成一种新型的独特健康文化形态，而大数据倡导的新型节约型形态，数据共享、多部门合作协调等与贵阳市包容并蓄的城市精神完美契合。

这些健康文化内涵得到了受访者的共识，其内在包括了历史、地理、心理三重维度。在健康城市的文化传播中，可以围绕这些文化内容设计好媒介议程，持续推动贵阳市的健康城市建设。

二、贵阳市健康文化传播的主要模式

健康城市的信息常常依赖媒介的传播，各种政策、法规绝大部分是通过媒介这一传播渠道到达居民。根据受众的心理接收层次，居民对贵阳健康文化传播接收过程可分为四个层次：①对健康知识的了解；②对健康城市意义的认识；③对健康的意识和态度；④健康行为。依托这四个层次，在大众传播、人际传播和健康教育三个维度上，探讨贵阳市健康文化传播模式。

（一）大众传播模式

大众传播模式主要针对城市公共空间层面的传播路径进行建构。从大众传播层面看，贵阳健康文化传播以电子媒介和纸媒为核心，配以户外投放和主题活动宣传，形成了文化传播传媒合力。纸媒以健康城市宣传手册、健康城市读本、《贵阳日报》《贵阳晚报》为主阵地；电媒以市爱卫办"健康贵阳"微信公众号为龙头，辐射到贵阳网、新华网和人民网。同时，结合运用了广告式营销宣传，在户外投放了 6 块宣传大屏幕，宣传健康贵阳建设相关内容。另有大量的健康城市主题活动宣传，仅 2018 年上半年，贵阳市全市范围内就举行了 7 次大型的"健康城市进社区"主题活动。

（二）人际传播模式

人际传播（小团体传播）模式的建构，主要是立足于社区层面的健康文化传播模式建构。从人际传播层面看，贵阳市建构了实践指导与讲座相结合的人际传播模式。由贵州省卫生发展研究院负责，对全市 50 余家健康细胞单位进行实践指导，在实践指导的同时，卫生发展研究院还负责举办了面向全体居民的健康知识讲座，通过讲座，很好地设置了媒介议程，在居民中传播了健康知识和健康理念。同时，小区的健康体育和其他健康主题活动、讲座等也有效地发挥了传播效力。

（三）学校和社区的健康教育模式

从健康教育的角度看，初步探索了贵阳市学校和社区的健康教育模式。发行了贵阳市健康城市建设知识读本，贵阳市健康城市建设知行读本，组织编写中小学健康教育教材。在小学中推广"开笔教育"，在社区中推广家风建设、居民公约（个人品德建设）等健康文化育人活动。健康文化传播助力社区文化、家庭文化建设并富有成效。

三、贵阳市健康文化传播效果调查分析

通过访谈和问卷量化进行实证性的分析，调查内容包括受众的媒介接触行为、受众的传播需求以及媒介传播的效果三个方面，主要调查结果如下：

（一）被访者基本情况

本次调查共计 568 人，男性占 50.9%、女性占 46.4%（其中 14 人未回答性别选项）；年龄为 12～70 岁，以 25～65 岁为主；受访者本科以上学历者接近 3 成；职业情况以离退休被访者比例最高（16.7%），其次是学生（14.8%），其他占 12.9%（包括下岗者、待业者和家庭主妇等）。

（二）不同媒介接触情况

包括上网、看电视、听广播和看报纸等不同媒介的接触情况。被访者绝大部分（94.6%）有平时上网的习惯。在接触程度上，被访者在 1 天中上网的时间（工作除外），以 1～3 小时为主，占半数左右，4 小时以上者也有相当的数量，占 21.0%。电视接触明显少于网络，

但被访者绝大部分（91.2%）在平时有看电视的习惯；接触程度上，被访者在一天中看电视时间以 1～3 小时为主，超过半数，达 62.9%，3 小时以上者也有一定数量，为 34.8%。报纸的接触程度没有网络和电视高，但平时看报纸的被访者也达到了 75.3%；大多数有读报习惯的受访者读报时间在 1 小时以内；广播接触习惯则与其他媒介有较大差别，接近 7 成左右受访者平常都不听广播；在接触广播的被采访者中，收听时间每天在 1 小时以内的接近半数。见表 21-1。

表 21-1　被访者对不同媒介接触情况（n=568）

| 每日接触时间 | 网络 | | 电视 | | 报纸 | | 广播 | |
（小时）	人数	占比（%）	人数	占比（%）	人数	占比（%）	人数	占比（%）
<1	83	14.6	103	18.3	388	68.3	103	18.2
1～2	144	25.3	137	24.1	83	14.6	48	8.3
2～3	160	28.3	117	20.5	20	3.5	12	2.2
3～4	89	15.6	95	16.6	11	2.0	12	2.1
4～5	34	5.9	45	7.9	16	2.9	6	1.0
5～6	16	2.7	27	4.7	—	—	1	0.2
6～7	15	2.6	16	2.7	—	—	2	0.3
7～8	6	1.1	6	1.2	—	—	1	0.2
8～9	3	0.6	4	0.7	—	—	2	0.3
9～10	5	1.0	5	1.0	—	—	0	0.0
不选择该媒介	—	—	—	—	43	7.5	381	67.1
无回答该题	13	2.3	13	2.3	7	1.2	—	—

每种媒介接触的程度上，根据调查所得的时间长度进行分段。以网络为例，依据平均每天上网时间，将调查人群分为低上网人群（60 分钟以内的人群）、中等程度上网人群（61～210 分钟）、高上网人群（平均每天上网时间为 210 分钟及以上）。而电视观看情况同样分为低收视人群（每天 30 分钟以内）、中等程度收视人群（31～90 分钟）、高收视人群（90 分钟以上）三类。报纸和广播的分段标准与电视相同。

从接触时间来看，四种媒介中上网占据了受众较多时间，中等程度上网率和高程度上网人群的比例合计达到 67%；广播的市场占有率最低。接触网络媒体的比例明显要高于其他媒介，网络媒体的接触行为中，高上网人群的比例不容忽视。

（三）受众获取健康文化信息的传播渠道以及渠道的传播效度

从一年来健康城市建设中部分较为聚焦性的信息中，选取了以下三条健康文化信息作为调研项：①贵阳正在建设全国健康城市；②贵阳将打造以生态为特色的世界旅游名城；③贵阳健康城市标志发布。

对"贵阳正在建设健康城市"的调查中，高达 93.7% 的人知道贵阳在建设健康城市，仅有 31 人表示不知道。通过网络知道此信息的被访者接近一半（45.1%），其次是通过报纸阅读知道这一信息（18.3%），再次是其他渠道（13.7%），其他渠道主要是各类以社区为主体的健康文化传播活动。对于"贵阳将打造以生态为特色的世界旅游名城"，通过网络知道的占37.8%。通过报纸知道的为第二位，占15.8%，其他渠道知道的为11.2%，至今不知道的有8.2%。对于"贵阳健康城市标志发布"，接近四成的受访者是通过网络获知此信息的，占34.7%，通过报纸、口传或其他渠道方式获知的被访者分别占15.5%、11.4%、12.8%。见表21-2。

表 21-2　被访者健康文化信息获取渠道（n=568）

健康文化信息获取渠道	贵阳正在建设健康城市		贵阳将打造以生态为特色的世界旅游名城		贵阳健康城市标志发布	
	人数	占比（%）	人数	占比（%）	人数	占比（%）
网络	256	45.1	226	39.8	197	34.7
阅读报纸	104	18.3	90	15.8	88	15.5
收看电视	32	5.7	61	10.7	32	5.6
听广播	29	5.1	25	4.5	23	4.1
听别人说的	34	5.9	42	7.3	65	11.4
其他渠道	78	13.7	64	11.2	73	12.8
至今不知道	31	8.2	46	8.2	71	12.5
无回答	4	0.8	14	2.5	19	3.4

综合三条信息传播的调研结果，受众对三条健康文化信息知晓度的平均值为89%，处于较高的水平。在后两条健康信息的传播上，相比第一条，不知道的比例要高，说明大家对这些方面的信息了解程度还不够，也与全国健康城市建设目前尚处于起步阶段，健康文化传播时间尚短有关。受众获取信息的主要媒介排序是网络、报纸、电视和其他渠道（社区健康文化传播），其中社区也是健康文化传播的重要一环。

（四）媒介传播效果调查

该调查包括健康文化传播对受众的健康认知、健康心理、健康行为和生活方式以及良好社会适应能力形成的影响。认为"健康文化传播对于其拥有健康的行为和生活方式有帮助"的被访者占绝大多数（91.7%，其中认为很有帮助的占32.7%），仅有5.6%认为没有帮助（完全没有帮助和没有多少帮助）；认为健康文化传播对保持心理健康有帮助（有点帮助、有帮助、很有帮助）的被访者占多数（84.2%），11.1%受访者认为没有帮助（完全没有帮助和没有多少帮助）；74.7%的受访者认为健康文化传播对拥有良好的社会适应能力有帮助（有点帮助、有帮助、很有帮助），其中认为很有帮助和有帮助的各占34.3%和16.3%，认为没有帮助（完全没有帮助和没有多少帮助）的为19.9%；认为健康文化传播对了解一些基本的健康知识有帮助（有点帮助、有帮助、很有帮助）的占90.6%，认为没有帮助（完全没有帮助和没有多少帮助）的仅占5%，见表21-3。

表 21-3　健康文化传播对受众的健康认知、健康心理及健康行为形成的影响（n=568）

对受众的帮助	健康行为和生活方式形成		心理健康		良好社会适应能力形成		健康知识	
	人数	占比（%）	人数	占比（%）	人数	占比（%）	人数	占比（%）
完全没有帮助	7	1.2	20	3.6	16	2.9	5	0.9
没有多少帮助	25	4.4	43	7.5	97	17	23	4.1
有点帮助	90	15.8	122	21.4	137	24.1	87	15.3
有帮助	245	43.2	249	43.9	195	34.3	194	34.2
很有帮助	186	32.7	107	18.9	92	16.3	234	41.1
无回答	15	2.7	27	4.7	31	5.4	25	4.4

研究结果可见，贵阳健康文化传播成效显著，自成为全国健康城市试点城市后，贵阳市整合自身健康文化核心资源，充分发挥"健康文化+"效应，以健康文化传播助力健康城市建设，打造"以文化城"的健康城市的"贵阳样板"。一年多来，贵阳市健康文化传播规模广、力度大，各级宣传部门和媒体发挥了多种载体的传播功能，大部分居民对健康文化传播的内容是很信任的。

四、思考与建议

贵阳市拥有得天独厚的健康文化氛围，无论是生态文化、心态文化、风俗文化，还是数据文化，均以其不可复制性、独特文化内涵和精神高度成为贵阳健康城市发展强大传播力的核心资源，助力健康城市建设形成强大传播和扩散路径，构建强大传播场。通过健康文化传播，这些健康文化亦直接表现为城市的温度和态度，前者为人文关怀，可表述为自然之性、伦理之善、人情之美；后者体现人文立场，可表述为人们健康的生活态度和价值观。

健康城市的推进过程其实也是主流意义逐渐形成和不断强化和内化的过程，健康文化的传播就起到了基础性支撑作用。健康城市建设也有力触动了人们思想意识，健康文化传播强化了居民的健康意识，公众的积极参与成为健康城市建设的一个关键环节和强大动力。在健康文化传播的过程中，城市各级管理、服务部门与居民基本达成了一种主流共识，那就是健康文化对贵阳健康城市建设意义深远。

传播导向符合一个总体方向，即让全市人民都来关注贵阳健康城市的建设，使大家感到这是全体贵阳市居民的共同事情。调研结果显示，贵阳市健康文化传播基本实现了"全民动员"的方针，建立了有效的传播模式，在大众文化传播、人际传播、健康教育等传播模式的建构上，在全国健康城市建设中做了具有示范性的探索和实践。贵阳市专门的健康文化传播实践时间还较短，而城市健康文化传播在国内健康城市建设中也是刚起步，没有现成的、可供复制的模板，一切需要先行先试，需要在实践中不断改进和完善。具体而言，有如下五方面建议。

（一）持续发挥传统纸质媒介在大众传播模式中的作用，强化专业网络健康传播媒体建设

大众传播中以报纸为代表的纸媒的健康文化传播力度可进一步加强。报纸在传递公共意识时的效果要好于其他媒介。受众读报纸时需要注意力集中，而其他的媒介，受众可以一边看一边做其他事情。而且，受众在回忆报纸报道的内容时会更详细，因而其影响性极大。另外，加大对报纸之外的纸质媒介的经费支持力度，如各类宣传手册的印制需要较多的经费投入。当然，随着网络的蓬勃发展，网络媒介具有灵活、高效等特点，已经成为健康文化传播的重要力量，但其知识内容的专业性等需要专业机构的介入加以提高，以便更好地发挥快速传播健康文化的功效。

（二）做好主题活动、健康讲座等与社区文化活动的深度融合

在人际传播模式中，社区是健康文化宣传的核心阵地，居民对社区在健康文化宣传中的期待特别高。健康讲座普及了健康知识，增强了人们的健康意识，指导了人们的健康实践，是健康文化传播中的重要载体，但是如何让健康讲座与社区健康文化传播实现大融合，是今后仍需要发力的一个重点方向。各社区在健康文化宣传中做了大量的工作，但社区健康文化宣传在总的思路设计和具体路径上还要进一步明晰，在传播健康基本知识的基础上，要围绕各社区特色，依托健康讲座、健康宣传栏、社区广播、小区公众号等软硬件平台，与各级医院、医学院校等合作，并结合慢性病自我管理小组、社区基本公共卫生服务等形成健康文化传播阵地，长期化、系统化、规范化地传播健康知识、健康文化。

（三）加强信息传播、话题传播与观念传播路径的构建

健康文化传播可围绕健康文化内涵和传播元素，通过对贵阳城市健康文化传播主题词的设定、解读、推广等，建构专门针对城市形象营销层面的传播路径，在贵阳大数据、大生态、大旅游等的形象建设中全面融入健康文化，来构建整个贵阳健康城市的文化形象。

（四）探索大数据层面传播模式的构建，精准传播健康文化

目前最新的传播学已经有传客、维客等传播模式的引入，贵阳市是全国大数据之城，可以在这方面有所探索和实践，试验将大数据的传播与健康文化的传播结合起来。通过大数据识别不同群体的健康知识和健康服务需求，精准推送和传播健康知识，推荐经济、优质的健康服务或保健方法等。

（五）将健康融入学校各项教学工作，形成高效健康教育方式

下一阶段的健康文化传播中，学校健康教育应是一个重大突破点。教育能强烈地影响人们的认知和行为，是最为有效和持久的影响人的方式。除健康教育课程外，可将健康教育化整为零融入所有教学工作中。健康文化通过学校健康教育，一点点渗透到人们的心中，

在潜移默化中形成民众的健康意识和健康素养。此外，持续完善个体化、差异化的健康教育体系，针对不同年龄段、不同专业的同学提供普适性和有针对性的健康知识和文化作为教学内容，有序地促进大健康成为贵阳市各级各类学校教育的题中之意和核心目标。

（马　海）

参 考 文 献

辜胜阻，2006. 经济转型需重视文化重塑与软实力提升. 中国经济时报，1，19

洪浚浩，2014. 传播学新趋势. 北京：清华大学出版社

沃纳·赛佛林，小詹姆斯·坦卡德，2006. 传播理论：起源、方法与运用. 郭镇之等译. 北京：华夏出版社

第二十二章　贵阳市健身运动产业发展现况与分析

健身运动是以体育运动为主要形式的一种活动，是在现代社会快节奏的工作和生活环境下，人们利用闲暇时间，主动、随意地体验各种以身体活动为基础的娱乐、健身过程，是身体放松必不可少的一种运动。健身运动产业是社会发展到一定高度后的必然产物，从某种程度上来说，健身运动是一个地区社会发展的重要体现。健身运动产业结合了休闲、运动、健康、调养、互动等多功能经营形态，从而让消费者达到身心、交际等多方面的舒缓与调节。本章在了解贵阳市健身运动产业的基本现状以及居民对健身运动的态度和行为情况基础上，分析健身运动产业目前存在的问题，并为其发展提出相关对策、建议。

一、贵阳市健身运动产业现况

（一）贵阳市健身运动产业基本情况

1. 2013～2017 年贵阳市健身运动产业相关指标逐年增加

2013～2017 年贵阳市健身运动产业规模相关指标逐年增加，其中以 2017 年增加幅度最大，城市人均体育场地面积达到 $2.99m^2$，比 2016 年增加了 99%；每千人拥有社会体育指导员人数为 3.19，较 2013 年增幅达七十多倍，提示政府对于健身运动产业及人才配置情况重视逐渐增加，两项指标均已提前达到《贵州省全民健身实施计划（2016—2020 年）》中要求的人均体育场地面积达到 $1.5m^2$，人均体育场地面积达到《健康中国》要求的 $2.3m^2$，以及《社会体育指导员发展规划 2011—2015 年》中所要求的每千人拥有社会体育指导员人数为 1 的要求。

表 22-1　2013～2017 年贵阳市健康城市中健身运动产业相关情况

年份	建成区体育场地面积（室外+室内）（万平方米）	建成区当年常住人口数	城市人均体育场地面积（万平方米/人）	市域内社会体育指导员人数	市域内当年常住人口数	每千人拥有社会体育指导员人数
2013	10.23	4 152 900	0.25	189	4 152 900	0.04
2014	36.18	4 556 000	0.79	1 680	4 556 000	0.36
2015	36.18	2 772 321	1.30	1 265	4 621 800	0.30
2016	20.72	2 799 087	1.50	1 341	4 696 800	0.29
2017	1020.3	3 410 700	2.99	15 300	4 802 000	3.19

注：评价指标：①城市人均体育场地面积（万平方米/人）=建成区体育场地面积（室外+室内）（万平方米）/建成区当年常住人口数；②每千人拥有社会体育指导人员数=市域内社会体育指导员人数/市域内当年常住人口数×1000。

2. 2016 年较 2013 年贵阳市体育场地建设数目增加

贵阳市健身运动产业体育场地数目从 2013 年的 4106 个增加至 2016 年的 5362 个，增幅达 31%。场地类型涵盖体育场，田径场，各种球类运动房，室内、室外游泳馆，棋牌房，摔跤、柔道、拳击、空手道、跆拳道房（馆），棋牌房等常见运动类型场馆，也包括马术房、射击场、水上运动场、攀岩场、高尔夫球场等运动场馆，为居民健身运动选择多样化、特色化提供基础保障。

南明区、白云区、开阳县、息烽县、修文县体育场地数目均有增加，观山湖区作为新独立的重点打造区域，体育场地的数目也较为可观。云岩区与花溪区的体育场地数目不增反减，乌当区体育场地数目下降较大。详见表 22-2。

表 22-2　2013 年与 2016 年贵阳市健身运动产业体育场地数目及分布（区域）

区域（贵阳市）	2013 年		2016 年	
	场地数目	占比（%）	场地数目	占比（%）
云岩区	904	22.0	899	16.8
南明区	374	9.1	416	7.8
乌当区	636	15.5	458	8.5
白云区	200	4.9	255	4.7
花溪区	441	10.7	434	8.0
开阳县	432	10.5	720	13.5
修文县	304	7.4	573	10.7
息烽县	306	7.5	448	8.3
清镇市	480	11.7	780	14.6
小河区	29	0.7	—	—
观山湖区	—	—	379	7.1
合计	4106	100.0	5362	100.0

从对比中可以看出，2016 年较 2013 年各个系统场地数目均有上升，其中贵阳市体育场地在教育系统中最多，其次为其他系统，铁路系统最少。详见表 22-3。

表 22-3　2013 年与 2016 年贵阳市健身运动产业体育场地数目及分布（系统）

系统（贵阳市）	2013 年		2016 年	
	数目	占比（%）	数目	占比（%）
体育系统	114	2.8	391	7.3
教育系统	2309	56.2	2582	48.1
铁路系统	6	0.1	9	0.2
其他系统	1677	40.9	2380	44.4
合计	4106	100.0	5362	100.0

2016 年与 2013 年相比，贵阳市体育场地修建数目大幅提升；但区域、系统分布不均，

特别是乌当区体育场地数目有较大幅度减少，可能与城区建设有关。

3. 2012～2017年贵阳市健身运动产业工程建设逐步发展

调查显示贵阳市健身运动产业建设从建设项目、建设资金投入力度上，每年均呈现不同幅度增长，提示政府重视，投入力度较大。详见表22-4。

表22-4　2012～2017年贵阳市健身运动产业工程建设情况

年份	全民健身工程（个）	全民健身路径工程（个）	村级农民体育健身工程（个）	乡镇农民体育健身工程（个）	投入资金（万元）
2012	216	40	50	10	620
2013	286	141	124	21	—
2014	460	156	279	25	2214
2015	377	720	828	81	1450
2016	225	98	69	1	6854
2017	974	—	882	82	—

4. 2018年贵阳市健身运动产业建设持续推进

2018年度贵阳市在全市投资续建或新建13个健身运动项目，总投资66.02亿元。其中南明区1项（炮台山生态体育公园），花溪区4项（贵州骏驰汽车运动产业园、中国超级摩托车锦标赛场地、CTCC中国房车锦标赛场地、中国方程式大奖赛场地），乌当区2项（东风风情特色小镇，松溪河、环溪河抗体运动公园），修文县2项（县体育场、县玩易窝公园），息烽县3项（息烽县体育馆、西望山第三届国际越野跑挑战赛场地、西望山第三届滑翔伞邀请赛场地），双龙区1项（国际山地旅游联盟总部）。

5. 2012～2017年贵阳市多次举办健身运动活动及比赛

贵阳市2012～2017年每年均举办或参与数十次洲际级、国际级、国家级、省级、市级等大型健身运动群众体育和竞技体育赛事，社区级别健身运动活动次数更多。由此可见，贵阳市体育产业蓬勃发展，且居民热情高涨，参与度高。详见表22-5。

表22-5　2012～2017年贵阳市举办健身运动活动及比赛情况（部分）

年份	全民健身活动	角色	赛事级别	赛事类别
2012	开阳南江大峡谷自然水域激流越野邀请赛	协办	国家级	群众体育
2012	清镇市运动休闲避暑游全国太极精英演示会	承办	国家级	群众体育
2012	2012全国百城健身气功交流展示系列活动	承办	国家级	群众体育
2012	第十一届亚洲越野锦标赛	协办	洲际级	竞技体育
2012	贵阳国际山地自行车邀请赛	承办	洲际级	竞技体育
2012	2012年中超联赛开幕式及贵阳赛区比赛	协办	国家级	竞技体育
2012	中国业余网球公开赛（CTA-OPEN）"中天城投杯"贵阳钻石赛	主办	国家级	竞技体育

续表

年份	全民健身活动	角色	赛事级别	赛事类别
2012	2012 "俊发杯" 全国山地自行车邀请赛	承办	国家级	竞技体育
2013	2013 贵阳国际山地自行车邀请赛	协办	洲际级	竞技体育
2013	2013 开阳南江大峡谷自然水域激流越野邀请赛	主办	国家级	竞技体育
2014	2014 驻华外交使团体育系列赛	协办	国际级	群众体育
2014	"谁是球王" 贵阳赛区比赛	协办	国家级	群众体育
2014	首届贵阳国际半程马拉松赛	承办	国际级	竞技体育
2014	2014 中国足球协会超级杯赛	协办	国家级	竞技体育
2014	第十二届全国越野跑锦标赛	协办	国家级	竞技体育
2014	2014 南江大峡谷全国漂流越野邀请赛	主办	国家级	竞技体育
2015	2015 年国际田联世界越野锦标赛	承办	国际级	竞技体育
2015	贵阳国际拳击季比赛	协办	国际级	竞技体育
2015	2015 贵阳国际马拉松赛	承办	国际级	竞技体育
2015	WBO 洲际拳王争霸赛	协办	洲际级	竞技体育
2015	中国足球协会超级联赛贵阳赛区比赛	承办	国家级	竞技体育
2016	2016 贵阳国际马拉松赛	承办	国际级	竞技体育
2016	2016 国际拳击季比赛	协办	国际级	竞技体育
2016	IFT 国际女子网球巡回赛-贵阳站	协办	国际级	竞技体育
2016	2016 年中甲足球联赛	主办	国家级	竞技体育
2016	2016 全国健身气功站点联赛（南部赛区）	承办	国家级	竞技体育
2016	2016 "郑洁杯" 网球赛	主办	国家级	竞技体育
2017	2017 贵阳国际马拉松赛	承办	国际级	竞技体育
2017	第二届西望山山地越野挑战赛	协办	国家级	竞技体育
2017	2017 年中超足球联赛	主办	国家级	竞技体育

6. 贵阳市体育场馆提供健身运动项目种类相对单一

目前贵阳市体育场馆对外开放项目多集中在居民自由锻炼、篮球、羽毛球、游泳、足球等项目上，项目多对贵阳市居民免费或低费开放。详见表 22-6。

表 22-6 贵阳市体育场馆开放信息

名称	开放项目	服务性质	备注
贵阳市民健身中心	游泳、篮球、羽毛球、击剑	有偿、低收费	部分时段免费
贵阳市人民体育广场	早锻炼、晚锻炼	免费	
贵阳市体育训练馆	羽毛球、乒乓球、篮球	有偿、低收费	部分时段免费
贵阳市奥体中心	五人制足球、篮球	有偿、低收费	
	副场锻炼（广场健身器材）	免费	
修文县体育馆	乒乓球、羽毛球、舞蹈训练、健身操、广场舞、室内篮球、室外篮球、早锻炼、晚锻炼	免费	

名称	开放项目	服务性质	备注
开阳县体育馆	篮球、羽毛球	免费	
	田径、足球、健身	免费	
开阳县市民健身活动中心	游泳、水上活动	半年免费开放、半年低收费	

（二）贵阳市部分典型健身运动产业现状

1. 贵阳市市民健身中心

贵阳市市民健身中心于 2010 年建成并投入使用，是一个具有现代化标准的公益性体育场馆，总投资 5500 万元，属于政府营利性健身运动产业。2018 年固定资产达 7486.56 千元，年度支出金额为 3405.68 万元。该中心设有室内（恒温）游泳馆、标准篮球比赛场、羽毛球练习场、击剑馆、箭道馆（因 2018 年城区改造暂时拆除并预计于改造结束后重新开馆）、跆拳道馆、大众桌球馆，同时依托室外银杏休闲广场开设体育舞蹈、健身操等户外健身场地，每年接待 30 万～40 万人次，以中青年为主。居民选择的运动前三位分别为游泳、羽毛球、青少年篮球。该中心配置专业社会体育指导员共计 7 名，目前尚未与健康养老、医疗卫生产业融合。健身项目种类仍相对单一，尽管收费较低廉，但吸引的居民人群相对较少，场地面积仍然有限，不足以满足居民健身需求。

2. 社会参与健身运动产业发展

贵阳市存在一些社会办健身运动产业，如健身会所提供健身运动服务种类涵盖：器械锻炼、游泳、有氧课程、球类运动等多种项目，年龄层主要集中在 20～40 岁。居民选择的运动前三位分别为健身运动、跑步、跳操。每家分店均有 10 余名获得国家专业资格的健身教练随时为居民提供科学健身指导，且专业健身教练被居民选择比例达到 20%～30%。社会参与健身产业还没有与相关健康养老、医疗卫生产业融合，提供运动项目种类较多，但受众相对狭窄，集中在中青年人群，产业市场相对比较饱和，产业间竞争激烈，同质化较为严重，教练员水平良莠不齐，且缺乏有贵州民族特色的健身运动产业。尽管近 5 年间均发展迅速，产业规模不断加大，产业服务内容呈现多元化趋势，但仍难以充分满足居民健身需求。

（三）贵阳市居民健身运动态度及行为问卷调查

1. 贵阳市居民健身运动知识知晓情况

本次调查中根据贵阳市政府办公厅下发文件的分类方法共设置 5 大类型健身运动，其中五项全选者视为知晓健身运动类型，未全选对者表示知晓率不足。结果显示共有 79 人（18%）的选择为完全正确，55 人（13%）表示不知道什么是健身运动，而大部分人群（295人，69%）未能完全选对。提示贵阳市居民对于健身运动的了解程度仍然不足，对健身运动的认知仍然停留在常见的普通的运动类型上，大部分居民并没有把民族特色运动视为健身运动中的一项。

2. 贵阳市居民参与健身及每年健身花费情况

本次调查显示，共有 262 人（61%）表示有健身习惯，这些居民的健身运动项目多数并非单一选择，前三位分别是散步 208 人（79%），跑步 129 人（49%），球类运动 64 人（24%），而 167 人（39%）表示平时无健身习惯。有健身习惯的居民中，坚持每天健身者有 131 人（50%），每周健身者有 68 人（26%），每月健身者有 4 人（0.2%），不定时健身者有 66 人（25%）；锻炼时长不超过 0.5 小时/次者有 72 人（27%），不超过 1 小时/次者有 144 人（55%），不超过 2 小时/次者有 42 人（16%），不超过 3 小时/次者有 11 人（0.4%）。以坚持每天锻炼和锻炼时长维持在 1 小时左右者占多数。但居民对于健身的花费较少，被调查者中 54% 以不花钱的锻炼方式为主，29% 的年均健身消费不超过 100 元。

二、贵阳市健身运动产业目前存在的不足

（一）特色化产业不足，且场地建设地区分布不均

近年来，贵阳市健身运动产业及相关指标逐年增长，但产业结构相对单一，主要集中在常见的运动项目中，如球类、游泳、跑步、跳舞等。马术、射击、攀岩等产业发展较薄弱，这些均为未来健身运动潜在增长点。产业地域与系统分布不均，这可能与当地政府部门投入力度有关。有研究显示贵阳市全民健身路径在环境设置、布局安排、管理与维护方面不能满足居民健身需求。

（二）健身项目种类相对单一，与其他产业融合不足

贵阳市健身运动产业提供的健身运动项目种类单一，以球类运动为主，参与锻炼的人群以中青年为主；私营健身产业市场同质化较为严重，竞争激烈，易形成恶性循环，相关研究亦显示贵阳市商业俱乐部规模大小不一，以中小俱乐部为主，健身器材种类有限，影响居民健身效果；教练员整体素质不高；管理制度不完善；且缺乏相关政策支持和引导；不管对公立还是私营健身运动产业的调查来看，健身运动产业缺乏与其他相关产业（如医疗、健康养老、旅游）的融合，但这却是未来健身运动产业发展的必然趋势，应引起重视。

（三）居民对健身运动了解不足，健身消费较少

居民对健身运动了解不足，提示健身运动的宣传力度可能还不足。部分体弱或有基础性疾病的人群可能无法选择适合自身的健康锻炼方式及方法，这可能也是导致居民健身方式选择较为单一的原因。居民锻炼多选择以不花钱的方式为主，健身消费水平远低于国际

水平，亦低于国内其他城市消费水平，这与居民有良好的健身意愿与健身行为相矛盾，也很不利于贵阳市健身运动产业的发展。而且由于居民多数选择自行锻炼，可能会有一些不健康的锻炼方式或方法造成关节、身体损伤而致无效健身或有害健身。

三、思考与建议

健康城市是指从城市规划、建设到管理各个方面都以人的健康为中心，保障广大居民健康生活和工作，成为人类社会发展所必需的健康人群、健康环境和健康社会有机结合的发展整体。在此定义中，最核心的就是健康的人群，它是健康城市建设的基础。

民众的健身意愿和行为在一定程度上与健身运动产业相互制约、相互影响，健身运动产业归根结底是为民众的健康服务；贵阳市作为贵州省的省会，是我国西部地区的重要代表城市，作为全国首批、全省唯一健康城市建设试点，其健身运动产业的发展有着举足轻重的意义。基于此，本章针对在此次调查中发现的问题提出以下几点建议：

（一）强化政府引导，营造多元化建设投资氛围

体育设施是人们参加健身运动活动的载体，也是健身运动产业的重要组成部分。相关部门应通过政府引导、施行优惠政策，鼓励企业、个人集资等多种方式加大对健身运动场所的投资、建设力度，鼓励社会资本开办康体、运动康复等机构，加快引导贵阳市多样化、特色化健身运动产业发展。

（二）鼓励企业创新，提升产业竞争力与吸引力

健身运动产业本身范围界定广泛，既包括参与性活动项目，也包括与之相关的服务项目。因此，产业管理者、经营者应不断创新思路，使产业规划、布局更合理，进行产品开发，积极推动互联网+健身运动模式。另外，健身运动产业还应加强与其他产业的融合，推进体医融合发展，探索制订运动与健康促进发展方案；大力发展运动康复医学，积极引入国际国内品牌健身医疗机构，建设具有体能检测、运动处方、养生医疗、健身锻炼等综合功能的健身医疗综合体，力争形成连锁机构。贵州省是少数民族聚集地域，少数民族传统活动中有不少兼具健身运动，可大力发展少数民族特色产业，将民族特色文化与健身运动融为一体，增加健身运动产业的吸引力。

（三）推动全民健身，促进健身运动产业整体发展

优化资源配置，改造老旧或废弃场所等闲置资源为健身运动场所，加大城乡地区公共或免费健身场所/路径（特别是室内健身场所）的建设力度，促进全民参与健身；提高产业质量，以满足居民日益增长的健身需求。充分调动社会力量，发挥社会体育指导员在社区中的作用，推动社会体育指导员与居民全面对接，加大健身运动相关知识和技能的宣传力度，普及科学健身；发挥健康细胞的作用，营造全民健身的良好氛围，提高居民运动健身

参与度，全面推动贵阳市健身运动产业发展。

（郭浩冉）

参 考 文 献

范红梅，裴立，2017. 安徽省健身休闲会所发展现状及对策研究. 阜阳师范学院学报（自然科学版），34（2）：104-108

贵州省人民政府，2016. 关于印发贵州省全民健身实施计划（2016—2020 年）的通知. [2018-1-30]. http：//www.gzlps. gov.cn/zw/jcxxgk/zcwj/szfwj/201612/t20161202_1244513.html

国家体育总局，2011. 社会体育指导员发展规划（2011—2015 年）. [2018-1-30]. http：//www.gov.cn/gzdt/2011-04/11/ content_1841532.htm

郝秀君，金卫东，李丹，2012. 河北省体育健身娱乐业发展对策研究. 河北学刊，32（4）：238-240

李红军，2011. 贵阳市商业健身俱乐部发展现状调研. 当代体育科技，1（1）：68-69

梁皓，张颖，2015. 台湾休闲运动产业的带动作用探析. 天津商务职业学院学报，3（4）：26-28

林鹏杰，冯卫，李品芳，2015. 广州市居民健身消费力现状及影响因素主成分研究. 广州体育学院学报，35（6）：11-14

王延婷，吴柏慧，许月云，2017. 福建省体育健身休闲产业的现状与发展策略.厦门理工学院学报，25，（2）：22-26

韦佳，2011. 贵阳市全民健身路径现状调查与分析. 湖北体育科技，30（1）：27-29

徐育东，陈三平，2013. 福建省体育健身休闲娱乐活动统计调查报告. 福建体育科技，31（1）：10-12

张益增，2012. 大连市城乡居民健身休闲与体育消费调查分析. 福建体育科技，31（6）：9-11

朱小芳，曾文华，徐康康，2017. 广州市体育健身休闲产业发展研究. 体育科技文献通报，25（9）：75-78

第二十三章　贵阳市健康城市大讲堂建设研究

目前，贵阳市已通过多渠道开展健康城市宣传，将人民共建共享健康城市等内涵融入其中。健康城市大讲堂是传授健康城市相关知识、传播健康理念、倡导健康生活方式的城市课堂形式，也是健康教育与健康管理的一项重要举措。健康城市大讲堂是健康城市建设的重要内容，对于促进健康城市的建设发展具有重要的作用。本章针对贵阳市健康城市健康大讲堂的现状，结合需求分析和国内典型城市健康大讲堂情况，对贵阳市健康大讲堂的建设进行了思考和分析。

一、贵阳市健康城市建设相关讲座现状

（一）贵阳市健康城市建设相关讲座规模及效果

为提升市民素质、增强市民健康素养，贵阳市各区县大力推动健康战略精神进企业、农村、机关、校园、社区、军营、网站，自开展健康城市试点建设以来，全市共举办健康主题活动千余次。市爱卫办先后组织召开专题会 8 次，投入建设资金 800 余万元。贵阳市各单位、部门陆续举办健康相关主题讲座，其中 2017 年共计近千次，涉及健康行为、生活方式、慢性病和职业病防治、心理健康、女性健康知识、环保宣传以及家庭教育等内容，讲座受众涵盖不同年龄、性别、职业等。贵州医科大学附属医院 2018 年举办的健康大讲堂，每月组织不同专业临床医师联合贵州电视台，向广大市民宣讲不同专业的健康保健知识。贵阳市图书馆针对到访读者举办"市民文化讲坛"系列公益讲座，宣讲人文知识，以提升市民人文素养。为了宣传健康城市理念，推进贵阳市健康城市建设。2018 年贵阳市爱卫办与贵州医科大学联合举办健康城市大讲堂，围绕健康城市建设主题开展 12 场大型讲座，培训受众约 2000 人次。可见，贵阳市已举办一定数量的健康相关讲座，内容涵盖了健康相关知识、健康城市理念等。

（二）贵阳市健康城市相关讲座存在的不足

当前讲座在举办时间、举办规模和举办地点上欠统一，针对的受众较为单一，整体安排欠系统，较难促进实现健康公平。《"健康中国 2030"规划纲要》中提出健康中国的建立要着眼提高全民健康素养，普及健康生活方式。为进一步提升讲座效果，采用问卷调查方式了解贵阳市居民健康素养水平及其对讲座的需求。课题组调查结果显示，2018 年贵阳市居民健康素养水平为 14.2%，整体水平尚有待提高；贵阳市居民六类健康问题素养水平由高到低依次为安全与急救、科学健康观、传染病防治、慢性病防治、健康信息、基本医疗；

整体发展不平衡，农村居民、老年人群、低文化水平人群健康素养水平较低。而就讲座举办方式、时间、地点，各人群倾向不同，其中老年人倾向社区内现场讲座的形式；青年人则希望讲座形式不要局限于线下模式，从而不受时间、地点限制。因而，讲座的举办应科学系统地切实贴近市民现状与需求，方能有效提升贵阳市民整体健康素养水平，助力"健康贵阳"建设。

二、贵阳市健康城市大讲堂建设的重要性

（一）健康城市大讲堂是贯彻"健康贵阳"全局理念的有效方式

贵阳市健康城市建设尚处于初期阶段，健康城市理念相对淡薄，建设健康城市大讲堂便于科学、有效地在全市宣传贯彻"健康贵阳"理念。

（二）健康城市大讲堂是提升健康城市建设工作人员业务能力的必要手段

全国爱卫办制定的《全国健康城市评价指标体系（2018版）》是评价健康城市工作进展的重要依据，其包括健康环境、健康社会、健康服务、健康人群和健康文化5个一级指标，20个二级指标和42个三级指标。这些指标的落实需要不同部门、单位工作人员加强自身业务基础，而健康城市大讲堂有助于快速提升工作人员健康城市理论知识和实践能力。

（三）健康城市大讲堂是提高全市居民健康素养的重要途径

"健康贵阳"建设的各项工作推进、实施都离不开全体市民的配合与努力，因而增进市民的健康素养、加强市民对健康城市的认识、促进市民充分参与健康城市建设至关重要。大讲堂是普及健康教育的重要方法，是提高居民整体素质和健康素养的重要途径。

健康城市建设过程是一个持续改进、不断完善的过程，需科学推进贵阳市健康城市大讲堂建设，系统、严谨地组织健康城市大讲堂系列活动，进而助推贵阳市又快又好地建设成为我国有代表性的健康城市。

三、国内代表性城市大讲堂建设经验

（一）上海市健康大讲堂实施情况

自2008年以来，上海市健康教育所作为面向市民开展健康教育的专业机构，每年联合相关部门、机构举办市级讲堂活动20余场，小区讲堂活动200余场，20余万市民直接受益。同时上海与当地主要媒体联合打造解放健康讲坛（高端定制，每季度主题发布），新民健康大讲堂（深入基层群众，每月1次），文汇中医药文化讲堂，徐汇健康30分讲堂等子品牌，其中2018年部分大讲堂举办情况见表23-1。

表 23-1　上海市 2018 年部分大讲堂举办情况

主办部门	联合部门	级别	相关主题
上海市卫计委、上海市健康促进委员会	市委宣传部、市文明办、市体育局、市总工会、团市委、市妇联、市交警总队	市级	三减三健,全民行动
上海市健康促进委员会、复旦大学附属华东医院	—	市级	科学健身,健康生活
虹口区爱卫办	区疾控中心、街道爱卫办、社区卫生服务中心等	区级	精准控制血压,拥抱健康生活
静安区闸北中心医院	—	社区级	18 名医院党员专家组成健康宣讲团
宝山区杨行镇爱卫办	镇社区卫生服务中心	社区级	健康生活方式系列主题讲座 4 场
上海市卫计委、上海市体育局、新民晚报	—	新民健康大讲堂	健康身体"管"出来
嘉定徐行镇	复旦大学	月末大讲堂	三高与健康生活方式

上海市健康大讲堂依托专业机构,联合不同部门、机构合作,举办不同规模讲座,并向社区倾斜,使基层群众直接受益;上海市充分发挥当地主要媒体宣传作用,市民参加大讲堂不再受时间、地点限制,进一步扩大受益人群。

(二)杭州市健康大讲堂实施情况

杭州市自 2008 年启动"杭州市全民健康大讲堂",作为杭州建设健康城市主题活动之一,邀请健康相关领域的顶尖专家,传播健康新理念,普及健康新知识。每月举行一期,时间定在每月第三个周六或周日,每年举办地点固定(如浙江图书馆、黄龙体育馆),举办信息提前于当地各大网站宣传。而且,杭州市将大讲堂内容实时录制并可在相关官方网站供市民观看和学习。值得注意的是,杭州市很多小区物业公司也会及时将大讲堂举办信息通知给所辖业主,做好最基层的宣传。另由杭州市科普和全民科学素质工作领导小组联合杭州市不同部门、单位举办"杭州市科普大讲堂"活动,其中 2016 年共举行 112 场,并将讲堂内容录制后放在官方网站,累积影响市民达数万计。详见表 23-2。

杭州市健康大讲堂举办经验提示,举办地点、时间固定有利于提高市民参与度;将大讲堂内容实时录制并可在官网供市民随时观看学习,可扩大受益人群;最后,做好基层社区宣传工作,做到宣传无死角。

表 23-2　杭州市 2012~2018 年部分大讲堂举办情况

年份	活动名称	主办单位	每期主题
2012	杭州市全民健康大讲堂	杭州市卫生局、浙江省黄龙体育中心	科学走路对身心健康的益处;食物如何搭配有营养;赶走坏情绪,解放身心灵;中西医结合讲睡眠;喝水的学问;环境健康,身体健康;要健康,不要损伤;你的选择,决定你的健康
2013	杭州市全民健康大讲堂	市卫生局、市健康办、省黄龙体育中心	政策与健康、运动与健康、心理与健康、营养与健康、饮水与健康、环境与健康、疾病与健康

续表

年份	活动名称	主办单位	每期主题
2016	杭州市科普大讲堂	多部门、单位协作	涉及医疗保健、食品安全、营养健康、传染病预防与控制、饮水健康、生态保护、心理健康、公共安全与自我保护等 112 场讲座
2018	杭州市科普大讲堂	联合多单位、部门，进6区县	社区科普讲座，主题涉及老年人如何吃出健康来、高血压患者的自我生活治疗、不同季节的中医养生保健、"亚运和杭州"、五水共治、糖尿病患者的自我管理、漫谈垃圾分类、均衡营养健康成长、漫谈农产品和食品安全、掌控情绪等共计 32 场

四、思考与建议

健康城市大讲堂是一个系统的过程，包括主题策划、主讲人选择、时间地点安排、宣传通知、现场维持、效果评估等多个环节。每个环节都紧密相扣，无论哪个环节出了问题，都会导致活动不能达到预期的效果。为科学有效地推进健康城市大讲堂的实施，切实保证该项工作的效果，助推贵阳市健康城市建设，本研究基于文献分析、问卷调查、深入访谈，初步探索、思考贵阳市健康城市大讲堂建设，以期为后续贵阳市健康城市大讲堂工作推进及市民健康素养增强工作提供参考。具体建设原则、目标、任务及保障措施如下：

（一）建设原则

1. 坚持政府主导、整合资源，促进社会共同参与

发挥政府主导作用，成立贵阳市健康城市大讲堂领导小组，联合各系统、社团、民间组织，充分发掘整合资源，包括人力、物力、财力，使该项工作具有蓬勃的生命力和凝聚力。

2. 坚持立足实际、突出重点，确保科学持续发展

坚持问题导向与需求导向结合，抓住不同发展阶段主要问题，制订科学、系统的培训方案，动态跟踪评估效果，及时发现问题，及时整改。

3. 坚持共建共治、公平共享，全面提升市民素质

加强统筹规划，覆盖全市居民，普及健康文化，动员全民参与，由"被动吸收"转为"主动学习""主动传播"，促进全市各人群健康素养水平提高。

（二）建设目标

贵阳市健康城市大讲堂建设目标要与建设"健康贵阳"大目标相一致，大力普及健康城市理念，专注提升市民健康素养，推进实现健康公平。每年有计划、按要求举办面向不同人群、规模不一、目标定位明确的各类健康讲座，注重开展效果测评。探索引入社会力

量和社会资源，联手共建相对固定的健康讲堂宣教基地。力争到 2020 年基本建立能够有效激励全市参与健康城市大讲堂的可持续性工作机制。具体建设目标：至 2020 年实现市级大讲堂 20 次/年，社区级大讲堂 240 次/年，初步实现健康城市大讲堂对贵阳市居民全覆盖，助推全市健康知识知晓率和行为形成率，使其分别达 80%、70% 以上。

（三）主要任务

1. 打造不同层次健康城市大讲堂梯队

针对贵阳市不同部门、不同层次人群举办不同水平的健康教育和健康促进相关讲座培训。

首先，针对贵阳市及各区县健康城市建设相关政府部门、单位进行健康城市理论和实践的培训，对其宣讲健康城市国际和国内发展现状、健康城市的理念，以及贵阳市建设健康城市的目标、任务、优势和困难分析，从而使其掌握健康城市的理念，了解本部门/单位在健康城市建设中的目标任务等。

其次，面向全体市民，在全市范围内打造市级、区（县）级和社区三级不同层次的大讲堂。其中市级健康城市大讲堂与贵阳市主要媒体联合，邀请全国知名专家，至少每季度一次，通过不同传播途径向全市宣传健康城市相关理念。各区（县）制订区（县）级大讲堂计划，在市级主管部门的指导下，与贵阳市各主管部门联合实施，至少每月一次。社区参与是建设健康城市的基础，在市、区（县）级主管部门指导下，各社区结合自身特点制订大讲堂计划，至少每月一次，将健康城市理念送到每个家庭，让市民在参与大讲堂活动中获得健康生活新知识、新理念。

2. 推动不同部门牵头相关主题大讲堂

健康城市建设过程中面临的诸多问题常常跨越了多个部门的边界，贵阳市坚持健康城市 "一盘棋" 建设理念，各级各部门需通力合作。建议不同部门根据自身侧重的专业方向及讲座层次、受众人群，制订相应讲座主题内容，并组织完成市级和社区级大讲堂。例如，由市食品药品监督管理局负责食品安全相关主题讲座的内容制订及实施，其中针对社区级的讲座，内容可侧重日常饮食中如何做到食品安全、卫生等（表 23-3）。各区县可定期联系相应部门、单位主讲专家，落实本区（县）内大讲堂工作。

表 23-3　贵阳市健康城市大讲堂安排建议表

主题类别	相关主题方向	牵头部门	实施对象
健康城市理念	健康城市理念	贵阳市爱卫办	健康城市建设参与单位及全体市民
健康环境	空气质量	贵阳市生态文明委	全体市民
	水环境、生活饮用水	贵阳市生态文明委、贵阳市水务管理局	全体市民
	生活垃圾	贵阳市城市管理局	全体市民
健康社会	健身相关	贵阳市体育局	全体市民
	职业安全	贵阳市安全生产监督管理局	相关职业人群
	食品安全	贵阳市食品药品监督管理局	全体市民

主题类别	相关主题方向	牵头部门	实施对象
	文化教育	贵阳市教育局	在校学生
	健康细胞	贵阳市爱卫办	社区、学校、企业相关负责人
健康服务	精神卫生	贵阳市卫生健康局	特殊人群（精神病患者，特殊年龄、职业人群）及其家属
	妇幼卫生	贵阳市卫生健康局、贵阳市妇幼保健院	全体市民
	卫生资源利用	贵阳市卫生健康局	全体市民
健康人群	传染病、慢性病	贵阳市卫生健康局	全体市民
健康文化	健康素养	贵阳市卫生健康局	全体市民
	健康行为	贵阳市卫生健康局、贵阳市体育局	全体市民
	健康氛围	贵阳市文化新闻出版广电局，贵阳市文明办、贵阳市共青团、贵阳市工会	媒体工作人员，全体市民

3. 通过不同途径宣传健康城市大讲堂

由于大讲堂是在一定范围内举办的活动，为扩大其影响力和辐射面，要求工作人员做好讲座宣传工作，尤其与贵阳市主要媒体深化合作，充分发挥大讲堂科普平台作用，可分为前期宣传、中期宣传和后期宣传。

第一，由健康城市工作领导小组牵头，大讲堂实施部门及市文化新闻出版广电局协作，通过宣传手册预报、海报宣传以及利用电视、广播、报纸、网络、公益广告等传播媒介，发布大讲堂举办预告等。其中讲座海报等应设置在人流量大的地方，如大型超市、社区、学校、老年活动中心等地，以方便市民及时获取大讲堂举办信息，从而完成前期宣传工作。第二，中期宣传，可实时大讲堂电视直播、互联网直播。在征得主讲人同意的基础上，实时录制大讲堂内容，充分利用电视、互联网、移动客户端等进行传播，解决市民距离大讲堂路程远、时间不方便、场馆有限等问题。第三，后期宣传，则是需要建立大讲堂数据库、制作大讲堂各类衍生产品（如光盘或纪念品等）、互联网上大讲堂数据库的重播和点播等。

另外，贵阳市需继续扩展健康城市大讲堂宣传阵地。如可利用市区主要干道的公交站牌设置健康城市大讲堂的广告内容；在社区设置健康城市大讲堂宣传栏，包含举办信息及主讲的知识要点等；在社区、学校、医院、车站等公共场所滚动播放相关健康城市大讲堂的视频内容等，进而使相关宣教内容充分深入市民中。

4. 建立不同评估机制分析需求及效果

建立完善群众健康需求信息分析制度和群众参与健康城市大讲堂的有效机制，提高群众参与度和满意度；完善健康城市大讲堂监测体系，建立动态监测和反馈机制，提高监测分析的及时性、全面性和准确性。

首先，邀请专家组设计专业调查问卷，并对问卷的信度和效度进行检验，之后定期组织专家人员或委托第三方专业机构利用调查问卷就贵阳市居民健康需求信息及相关建议、意见进行收集分析，进而及时调整大讲堂的内容、形式、频次等。

其次，建立有效渠道使群众参与到健康城市大讲堂的建设中。建议各街道社区建立健康城市大讲堂联络点，由社区工作人员协调，充分调动社区内离退休人员的积极性，自发形成宣传联络小组，及时向居民传递健康城市大讲堂的举办信息，号召居民积极参与，并向广大市民宣传已开办大讲堂的主讲内容及要点等。

再次，各街道社区健康城市大讲堂联络点动态收集本社区居民就大讲堂内容、形式、频次等的建议、意见，由专业的第三方公司、研究机构或大专院校专家进行汇总分析评估，根据所得专业结论对后续的大讲堂及时调整。

（四）保障机制

1. 加强组织领导，完善合力机制

由贵阳市建设全国健康城市工作领导小组考核推荐相关人员，如市党政领导、市爱卫办相关领导成员及科研院校相关专家等，组成贵阳市健康城市大讲堂领导小组，负责全市健康城市大讲堂工作的统一部署、统筹管理，下设办公室，设置专门工作人员负责日常事务。各牵头部门及相关单位，在领导小组的指导下，制订具体实施方案，明确责任和时间表、覆盖人群类型等，集中力量推进该项工作的落实。同时，鼓励不同牵头部门间及牵头部门与社会组织间，多方通力合作，促进大讲堂的内容、规模、形式等更加完善，进而吸引市民广泛参与，提升市民健康素养。

2. 加强能力建设，提升专业素养

邀请北京、上海、杭州、苏州等健康城市工作开展较优秀城市的专家来贵阳，为健康城市大讲堂实施工作人员进行专业培训，进一步加强实施者的建设能力。同时，组织不同批次相关工作人员到科研院校进行专题学习培训，如由贵阳市和各区（县）针对健康城市大讲堂实施工作人员举行继续教育项目培训，提升专业技能和业务水平，进一步强化该项工作领导者、实施者的专业素养。

3. 加强舆论引导，提高参与水平

健康城市大讲堂工作领导小组号召大讲堂各牵头单位、贵阳各企事业单位和部门，充分发挥各自优势，组织动员群众参与健康城市大讲堂。各级各类机构，尤其是各社区，充分利用工作平台、宣传阵地，将大讲堂举办的日程安排信息以及已办大讲堂的内容要点及时宣传给周围的工作人员、居民群众等。同时，鼓励、扶持群众团体、志愿者队伍等社会组织在健康城市大讲堂的宣传动员、协调实施中发挥积极作用。

4. 加强交流合作，促进创新发展

加强与其他健康城市的交流合作，借鉴其健康大讲堂、健康宣讲团等的成功经验和技术；并组织不同批次工作人员到典型城市进行实地观摩、学习，借鉴对方科学、优秀的组织协调和实施方法等，因地制宜，进一步提升贵阳市健康城市大讲堂实施效果。在贵阳市健康城市大讲堂工作领导小组指导下，积极与国内外科研院校建立良好的沟通渠道，推动

建立稳定的合作机制，及时学习吸纳先进、科学的理念，以指导大讲堂开展和实施。同时，鼓励各类专业学会、协会等社会团体及科研机构为健康城市大讲堂的规划、实施、评估等发挥作用，聚集多层面的智慧力量，开展健康城市大讲堂建设。

5. 加强绩效评估，优化实施效果

健康城市大讲堂工作领导小组会同相关部门定期组织开展督导检查，建立常态化督查考核机制，或委托第三方专业机构进行评估，定期通报工作情况，及时优化实施效果；承担工作任务的各部门每年年底将任务完成情况的自评估报告报贵阳市健康城市大讲堂领导小组。对实施良好的单位部门予以表扬并加以宣传和推广；对工作落实差的予以通报，并加以问责。

（范丽丽）

参 考 文 献

常鹄，昌盛，滕菲，等，2016. 健康大讲堂在医院健康教育中的作用与实践. 中国医刊，51（4）：108-110

李敏，2005. 对健康公平性及其影响因素的研究. 中国卫生事业管理，21（9）：516-518

乔芬芬，魏晓敏，黄晓兰，2017. 上海市民"健康大讲堂"参与和需求情况分析.上海预防医学，29（4）：325-327

全国爱国卫生运动委员会，2018. 全国爱卫会关于印发全国健康城市评价指标体系（2018版）的通知. [2018-04-08]. http：//www.nhc.gov.cn/jkj/s5899/201804/fd8c6a7ef3bd41aa9c24e978f5c12db4.shtml

谢宏，杨鸿敏，2012. 浅议公共图书馆讲座策划与宣传. 管理学家，22：537-538

新华社，2016. 中共中央 国务院印发《"健康中国 2030"规划纲要》. [2016-10-25]. http：//www.gov.cn/zhengce/2016-10/25/content_5124174.htm